临床手术麻醉及并发症处理

LINCHUANG SHOUSHU MAZUI JI BINGFAZHENG CHULI

主 编 韩永彬 芦智波 刘夕江 赵 东 伍 星

科学技术文献出版社
SCIENTIFIC AND TECHNICAL DOCUMENTATION PRESS
· 北 京 ·

图书在版编目（CIP）数据

临床手术麻醉及并发症处理 / 韩永彬等主编. — 北京：科学技术文献出版社, 2018.4
ISBN 978-7-5189-4372-2

Ⅰ. ①临… Ⅱ. ①韩… Ⅲ. ①外科手术—麻醉学②外科手术—麻醉—并发症—处理 Ⅳ. ①R614

中国版本图书馆CIP数据核字(2018)第092730号

临床手术麻醉及并发症处理

策划编辑：曹沧晔　　责任编辑：曹沧晔　　责任校对：赵　瑗　　责任出版：张志平

出 版 者　科学技术文献出版社
地　　址　北京市复兴路15号　邮编 100038
编 务 部　(010) 58882938，58882087（传真）
发 行 部　(010) 58882868，58882874（传真）
邮 购 部　(010) 58882873
官方网址　www.stdp.com.cn
发 行 者　科学技术文献出版社发行　全国各地新华书店经销
印 刷 者　济南大地图文快印有限公司
版　　次　2018年4月第1版　2018年4月第1次印刷
开　　本　880 × 1230　1/16
字　　数　422千
印　　张　13
书　　号　ISBN 978-7-5189-4372-2
定　　价　148.00元

前　言

麻醉是施行手术或进行诊断性检查时，为保障患者安全，创造良好的手术条件而采取的消除疼痛的各种方法，亦用于控制疼痛。如今医学科技高速发展，麻醉学在临床麻醉、急救复苏、重症监测和疼痛治疗等方面均发生了较大的变化，麻醉科医师必须不断学习新知识，掌握新技术，才能满足临床需要。

本书主要论述了现代临床常用麻醉技术及临床各科常见疾病手术中麻醉技术的应用。全书条理清晰，图文并茂，以理论和实践相结合的原则，突出各种麻醉技术的实施。本书覆盖麻醉学的多个领域，相互联系而不重复，各自独立而无遗漏，全面深入而讲究实用，适合麻醉科医师及其他相关人员使用。

本书在编写过程中参阅了许多相关专业的文献，但由于编者较多，文笔不一，加之写作时间和篇幅有限，难免有纰漏和不足之处，恳请广大读者予以批评指正，欢迎提出宝贵建议和意见，以便再版时修正。

编　者

2018 年 4 月

目 录

第一章

绪论

第一节　麻醉技术的发展历史

一、麻醉技术的发展简史

麻醉技术的发展按照时间可以分为古代、现代和当代三个阶段。

人类遭受到伤病及手术所产生的痛苦，逐步寻找解除病痛的方法，是麻醉的发现与萌芽阶段。针刺镇痛是最为古老的麻醉技术，可以追溯到石器时代。后汉名医华佗应用酒冲服麻沸散进行麻醉，进行了剖腹手术。宋朝和元朝分别使用洋金花、草乌散作为麻醉药。国外则采用阿片罂粟、古柯叶、酒精、放血等方法进行外科手术。

现代麻醉学技术的发展可以追溯到一个半世纪前。乙醚等全身麻醉成功地应用于外科手术，揭开了现代麻醉学技术发展的序幕，此后，局部麻醉技术、气管插管技术等诸多技术被发明，逐步应用于临床，为麻醉学奠定了基础。

在当代，随着医学和相关学科的发展，麻醉学技术不断改进完善，麻醉学新技术不断涌现，如：靶控输注技术，喉罩等，这些技术运用于临床为外科手术提供了安全保障，为减轻患者痛苦发挥了重要作用。

二、标志性的麻醉技术发展简史

（一）全身麻醉相关技术的发明

1. 乙醚麻醉和吸入全身麻醉药物　1842 年美国乡村医生 Long 使用乙醚吸入麻醉给患者做颈部肿物手术成功，是试用乙醚作临床麻醉的开创者，只是因为地处偏僻一直到 1849 年才予以报道。1846 年 10 月 16 日牙科医生 Morton 在麻省总医院成功地为一例患者施用乙醚麻醉，Morton 被认为是开创了现代麻醉学的新纪元。

1847 年英国产科医师 Simpson 为产妇实施了氯仿麻醉镇痛，特别提出的是他给维多利亚女皇实施氯仿麻醉生下了王子，从而使氯仿麻醉在英国得到公认。

氧化亚氮（N_2O）早在 1772 年就已经合成，直至 1868 年 Edumnd W. Andrews 发表了 $N_2O + O_2$ 的麻醉方法，才引起人们的重视。

从乙醚、氯仿、N_2O 先后作为吸入麻醉药物用于外科手术后的 80 年中，很少有新吸入麻醉药物问世。仅在 19 世纪 80 年代，氯乙烷被用于吸入麻醉。20 世纪 30 年代发现环丙烷，但其易爆炸的特点使麻醉医师感到恐惧。

20 世纪 50 年代，外科手术对麻醉学提出了更高的要求。1956 年氟烷开始应用于临床，而应用了 110 年的乙醚逐渐退出临床，被称为吸入麻醉的一次革命。但是氟烷对呼吸和循环具有抑制作用，其导致的肝脏毒性引发了人们的担心。

1959 年甲氧氟烷问世，与氟烷相比，不引起心肌的应激性增加，循环抑制轻，最大缺点在于体内代谢产物达 50%，可以导致肾毒性，现在已经退出临床。

1963 年，合成安氟烷，在进行了动物实验和临床研究后，于 1973 年开始应用于临床。

1965 年异氟烷被合成，随后的实验初步阐明了其药理作用，其间出现过异氟烷是否导致肝癌的争论，最终认为其不会导致肝癌，异氟烷于 1979 年开始推广并应用于临床。

1968 年合成了七氟烷，随后对其药理学性质进行了广泛研究，1984 年七氟烷专利被日本购买，随后进行了临床试验，1990 年在日本被批准应用于临床。

地氟烷早在 20 世纪 60 年代就被合成，由于其合成困难、不适用于标准蒸发器而被摒弃，因其具有诱导和苏醒迅速等优点而被重新认识，1990 年在临床试用并迅速推广。

吸入麻醉药物的发现和应用促进了吸入装置和麻醉机的开发研究。最初在实施吸入全身麻醉时，将乙醚、氯仿简单的倒在手巾上进行吸入麻醉。1846 年简单的乙醚吸入器（单向非重复呼吸活瓣系统问世），1847 年 John Snow 发明了非重复呼吸乙醚面罩吸入技术。但是开放点滴吸入麻醉始终存在麻醉药物丢失过多、麻醉深度及呼吸不易控制等缺点。1862—1902 年 Johnston 兄弟发明了简单的麻醉机器。1906 年 Dragerwerk 设计来回式 CO_2，吸收装置，有效解决了全麻期间 CO_2 的蓄积问题。1923 年 Waters 设计出带有简单蒸发器、CO_2 吸收装置及流量计的麻醉机，基本具备了当代麻醉机的一些必要结构。20 世纪 60 年代以后逐渐设计和制造了更为精密复杂的各种麻醉机。

2. 静脉全身麻醉药物及相关技术　静脉全身麻醉药物的发明要晚于吸入全麻药物。第一个真正意义的静脉全麻药物是 1903 年合成的长效巴比妥酸盐——二乙基巴比妥酸，其具有催眠作用。欧洲和美国进行了巴比妥类药物的研发和麻醉作用的研究。1927 年 Bumm 推荐丁溴比妥用于全麻，此后陆续应用了异戊巴比妥钠、苯巴比妥钠等药物。1932 年合成了硫喷妥钠，1934 年硫喷妥钠麻醉开始应用于临床。硫喷妥钠至今还被应用于临床，是静脉麻醉的主要药物之一。

1955 年 Sternbach 合成了第一个苯二氮草类药物氯氮草，1959 年作为麻醉前用药用于临床。1959 年 Sternbach 合成地西泮，1976 年罗氏实验室合成了第一种水溶性的苯二氮草类药物咪达唑仑，其半衰期短、遗忘作用强，成为麻醉领域应用最广泛的药物之一。1979 年合成了苯二氮草受体特异性拮抗剂氟马西尼。

苯环已哌啶类药物最早在 1958 年合成了苯环已哌啶，用于临床后发现精神不良反应非常明显。氯胺酮是苯环已哌啶衍生物，与 1962 年由 Stevens 合成，在 1970 年开始推广临床使用，目前仍广泛应用于临床。

甾类激素在 1927 年就发现具有催眠作用，1934 年就有报道认为甾类药物具有麻醉作用，但因其不能排除激素效应，未能用于临床。1955 年 Laubach 报道羟孕酮几乎没有内分泌作用，一度用于临床麻醉，但其诱导时间长、血栓性静脉炎发生率高而被淘汰。目前的甾类麻醉药有黄体酮、孕二酮、阿法多龙、米那索龙等，其具有治疗指数大，安全范围大，机体清除迅速等优点，但由于其存在静脉炎和过敏反应发生率高、麻醉效能低等缺点，未能在临床得到广泛应用。

丙泊酚与 1970 年由 Glen 合成，随后进行了临床研究。早期使用蓖麻油作为溶剂，但困存在注射痛和类过敏反应未能在临床推广使用。1983 年以脂肪乳作为溶剂获得认可，才正式应用于临床。由于丙泊酚独特的药理学特点，被麻醉医生广泛接受，使得静脉全麻的比例得以迅速增加，是目前临床最常用的静脉全麻药物。

依托咪酯出现在 1973 年，它常被用作静脉麻醉诱导药物使用，其心血管抑制作用轻微，常用于低血容量和严重心脏疾病患者，但经常导致肌肉痉挛。

早在 1682 年 Harvey 发现血液循环的规律，1656 年 Wren 利用动物膀胱和羽毛制成简易注射器，给犬注射吗啡使其意识消失。1662 年首次成功在人体进行了静脉内的药物注射。1836 年法国人 La Fargue 发明了套筒针管，1844 年爱尔兰人 Francis Rvnd 发明了中空的金属针头。1853 年 Alexander Wood 对此进行改进并将之用于静脉注射给药。这些早期的研究发明为静脉全麻的发展奠定了技术基础。

早期的静脉全麻多是采用按照体重单次静脉注射给药，麻醉时间有限，药物在体内呈指数衰减，不能维持药物的有效浓度。后来进行改进，采用多次重复给药法，但重复给药后血药浓度波动较大，不良反应的发生率增加，且药物的血浆浓度与效应部位浓度不能达到满意的平衡状态，很难满足临床麻醉的需要。1968 年 Kruger Theimer 应用药代动力学模型，创立了以血浆药物浓度为目标进行静脉输注给药的新方法。这种方法很快被用于静脉麻醉，即将静脉麻醉药物按一定的量和速度以微泵静脉持续输入以达到比较平稳的麻醉；但这种给药方法要达到稳态血浆浓度需要 4～5 个分布半衰期，使得麻醉诱导时间明显延长，并且很难根据患者的反应和手术刺激随时调整血药浓度。1983 年德国学者 Schuttler 和 Schuilden 首先应用微机辅助输液泵进行静脉麻醉，其给药方法被称为 BET 输注模式。1985 年 Alvis 根据芬太尼药代动力学模型，以血浆药物浓度为靶浓度设计出计算机控制的静脉输注系统（computer assistant contnuous infusion system，CACI），证实其能够维持有效、恒定的血浆药物浓度。CACI 的概念在 1997 年被更名为靶控输注（target controlled infusion，TCI）。Shafe、Marsh 和 Kenny 随后在此方面进行了大量研究，使 TCI 技术趋于成熟。近年来，正在研发运用反馈机制的自动调控静脉给药系统，以便进一步提高静脉麻醉的安全性和可控性。

3. 气管导管和气管插管技术及喉罩　18 世纪，在溺水的患者复苏过程中就已经开始使用气管导管，这些导管是在非直视情况下插入气管，而且也没有用于麻醉给药。William Macewen 是第一个使用经口气管插管实施麻醉的医生。Franz Kuhn 改进了金属管道，使用盲探经口或鼻插管进行口腔部手术的麻醉。20 世纪的最初 10 年，人们开始使用气管内直接插入导管吹入麻醉药，这种方法使气体在连续的压力下进入体内，同时可以通过导管和气管壁之间的空隙呼出。1928 年 Arthur Guede 和 Ralph M. Water 建议采用带有套囊的气管导管，Gale 及 Water 在 1930 年介绍了这种改进后的导管可以用于间歇正压通气及单肺通气。现在，气管插管已经是建立人工气道必备的技术手段，是实施全身麻醉的基本技术。喉罩已经成为困难气管管理必备的技术，喉罩由英格兰的 A. J. Brain 设计，商业化的产品于 1983 年面世。喉罩经过发展，已经由最初的普通喉罩，发展成为插管喉罩，双腔喉罩多种类型的喉罩。

4. 阿片类药物　阿片广义是指与鸦片有关的所有化合物，鸦片一词来源于 opos，希腊语中“汁”的意思，是指从鸦片中提取的药物，包括天然产物吗啡、可待因等。1806 年 Serturner 从鸦片中分离出一种纯净的物质，并以希腊梦神 Morpheus 命名为“吗啡”。1937 年在合成阿托品样类似物时发现了哌替啶具有吗啡样的作用。芬太尼在 1960 年由 Janssen 合成，随后在 1974 年和 1976 年，他又分别合成了舒芬太尼和阿芬太尼，舒芬太尼是镇痛作用最强的阿片类药物。瑞芬太尼由葛兰素威康药厂在 1991 年合成，其作为超短效强效镇痛药物，已经被广泛应用于临床。

5. 肌肉松弛药物　1942 年 Gfiffith 和 Johnson 将箭毒作为肌松药运用临床麻醉，解决了过去长久未能解决的麻醉过深而肌肉不松弛的问题。自箭毒被引进临床后，人们开发了大量肌松药，1947 年开发了戈拉碘铵，由于它对自主神经系统具有不良反应，从而推动了对其他药物的研究。1949 年琥珀胆碱的神经肌肉阻断作用被认识发现，随后被用于临床。此后，大约有 50 种肌松药被合成，但多数不甚理想。而 1966 年合成的泮库溴铵、1980 年合成的维库溴铵、1991 年合成的罗库溴铵则较为安全有效，被广泛应用于麻醉实践。

（二）局部麻醉

1. 局部麻醉药物的发明　1860 年 Nieman 发现了可卡因，1884 年 Koller 根据 Freund 的建议，证明可卡因滴入眼内可产生麻醉，用于眼局部手术。此后，区域阻滞获得了飞速的发展，随着区域麻醉技术的不断成功运用，不断有新的局麻药问世。1905 年 Alfred Einhorn 合成了普鲁卡因，之后更长效的局麻药丁卡因问世。利多卡因则由 Nils Lofgren 和 Lundguist 于 1943 年合成，其具有毒性较低、作用时间适中的特点，至今还在广泛使用。1963 年布比哌卡因发明，但是其心血管毒性作用促使研发更新的局麻药，1996 年罗哌卡因问世，其长效特性为术后镇痛和产科麻醉提供了有力帮助。

2. 区域阻滞、蛛网膜下隙、硬膜外腔阻滞技术的发明　William Halsted 和 AlfredHall 发现将丁卡因注射到神经干周围具有麻醉作用，他们也进行了臂丛阻滞，但都是通过手术暴露神经，然后再注射局麻药。1911 年 G. Hirschel 通过腋窝途径进行了第一例经皮肤的臂丛阻滞，经过多次改进，至今仍是常用的方法。1970 Alon P. Winnie 介绍了斜角肌间臂丛阻滞的方法。此外，1909 年 August Bier 介绍了肢体区域镇痛的新方法，即今天被称为静脉区域麻醉的方法。

1898 年 August Bier 和他的助手 August Hildebrandt 将可卡因注射到蛛网膜下隙，为 6 例手术进行了蛛网膜下隙阻滞，并获得满意结果，他们的报道成为医学史上经典文献。蛛网膜下隙阻滞推出多年后开始了其科学的研究，Arthur E. Barker 确定了影响局麻药在蛛网下腔扩散的因素。Leroy Vandam 和 Robert Dripps 证实脑脊液通过硬脊膜丢失是产生头痛的原因。

1901 年 JeanEnthuse Sicard 和 Fernand Cathelin 分别介绍了将可卡因注射到骶管裂孔从而成为硬膜外间隙阻滞的创始人。1921 年 Fidel Pages 介绍可以在任何节段硬膜外间隙进行普鲁卡因注射，方法是用钝性针头穿刺并注意观察和听针突破黄韧带的声音。1931 年 Achille Mario Dongliotti 对注射液在硬膜外或椎旁扩散的影响因素进行了大量研究，重要的革新是如何判定进入硬膜外间隙，即突破黄韧带后注射器的压力锐减，这也是现在进行判定穿刺针是否进入硬膜外间隙的方法。

（三）其他相关技术

早在 1797 年就有人开始试行全身降温法，1862 年 Walta，1902 年 Simpson 将乙醚麻醉动物降温至 25℃，不继续施用麻醉也可进行手术。1905 年 Bigelow、Swan 等进行体表全身降温，阻断循环，进行心脏手术。1951 年 Delorme 及 Boerema 行血液循环降温法，以后低温及深低温配合体外循环广泛应用于某些复杂的心内直视手术及其他手术。

控制性降压的作用，给某些外科手术创造了良好的手术野，并节约了输血量。1971 年 Cushing 首次阐明了麻醉期间控制性降压的优点，随后控制性降压技术不断得到充实，技术日趋完善。1946 年，Gardner 采用足背放血降低血压，术毕用动脉输血回升血压。1948 年 Griffiths 等试用高平面硬膜外阻滞降压，控制出血效果较好。50 年代初多种短效神经节阻滞药问世，由于降压效果确切，一度颇受推崇，但由于其阻滞副交感神经可以产生多种并发症，现已经弃用。1962 年以后应用硝普钠实施降压，开始了控制性降压的新时代。由于其降压效果确切，可控性强，操作简单，仍是目前临床常用的方法。随后，腺苷、硝酸甘油、拉贝洛尔等相继用于降压，并采用不同方法配合，使控制性降压更为安全。

19 世纪的时候，麻醉医师在实施麻醉的时候，还没有考虑液体平衡的问题，由于没有静脉补给液体，对于外科手术导致的失血，麻醉医师无能为力。手术后输注液体的方法源自 Emil Schwarz 的实验性工作，他观察到盐水能挽救失血兔子的生命。Johann J. Bischoff 则报道使用盐水挽救了大出血患者的生命。20 世纪初的数十年里，手术期间通过胃肠道外途径补充液体还存在困难，多数患者接受从直肠补液，还可以进行口服补液或皮下注射给予，但是效率低，导致围手术期应用盐水的做法逐渐减少。1959 年 G. Shires 提出大手术期间细胞外液体分布到第三间隙，围术期补充盐水再次开始被接受。

1900 年，Karl Landsteincr 描述了三种血型：A、B、O。2 年后 A. V. Decastello 描述了 AB 血型。1906 年 George W. Crile 第一次先作溶血实验后进行了人体输血。1914 年 Albert Hustin 把枸橼酸钠加入血液中，阻止血液凝固。随着同种输血造成的感染增多，自体输血又得以重视，1970 年 G. Klebanoff 介绍了一种一次性自体输血系统装置，并运用于临床实践。

（韩永彬）

第二节 掌握麻醉基本技术

近半个世纪以来，先进科学技术在医学领域应用增多，新的麻醉学技术层出不穷。临床麻醉基本技术可以分为全身麻醉技术、局部麻醉技术和其他相关技术。

全身麻醉技术包括控制气道技术、吸入全身麻醉技术、静脉麻醉技术、监测麻醉处理技术等等。局部麻醉技术包括神经阻滞技术、椎管内麻醉技术。此外，控制性降压技术、控制性低温技术、液体治疗技术等麻醉技术的应用也为保障患者安全发挥了重要作用。为了取得良好的麻醉效果，临床实践中经常采用复合麻醉技术，即同一麻醉过程中同时或先后采用两种或两种以上的麻醉技术。

麻醉学专业的任务及范围比较宽阔，包括临床麻醉、危重病诊疗和疼痛治疗。而临床麻醉是麻醉学的重要内容。掌握这些临床麻醉基本技术是安全实施麻醉的基础。许多临床麻醉技术操作需要多次反复临床实践才能掌握；但是，应当注意应用理论指导实践，不能只重操作，轻视理论，也不能只懂理论，不会技术操作。

（韩永彬）

第二章

气道管理技术

第一节　气管导管与支气管导管

一、气管导管

气管导管历经百余年的发展，现已成为最经典、最可靠、最常用的人工通气道，广泛用于临床麻醉和气道管理。气管导管可以建立确切的人工气道，防止分泌物、血液和反流的胃内容物误吸入气管与支气管；也可以实施正压通气，便于吸除气道分泌物，减少气道解剖无效腔；并且可作为心搏骤停期间急救给药途径。最初的气管插管是硬质无气囊气管导管，Trendelenburg 于 1871 年发明充气套囊气管。1917 年，Magill 红色橡胶气管导管用于临床。1964 年的气管导管和套囊整合在一起的聚乙烯（PVC）气管导管用于临床，但其套囊容量小，必须采用高充气压才能完全密封气道，使气道黏膜缺血损伤的可能性增加，故不适宜用于长期留置气管导管的患者。选择此型套囊气管导管，应尽可能选用患者允许的最大型号气管导管，套囊才能达到最佳密封效果。目前临床常用的气管导管均采用椭圆形高容量低压弹性套囊，充气后形状与气管解剖结构相吻合，气道密闭效果较好，损伤和并发症相对较少，不容易导致气管壁出血坏死，故气管导管可留置较长时间。但此类型套囊较容易破损，与气管壁接触贴合也不是非常紧密，套囊充气后囊壁易形成细小皱褶，有液体渗入风险；且此套囊，呼吸道创伤的发生率亦稍多于低容量高压气囊型导管。

以气管导管内径（ID）进行编号是目前的标准方法。而法制编号法（Fr）是：导管外径（mm）× 3 = 气管导管法制编号（Fr），多与内径编号同时标记在导管上。成人导管壁厚度多数大约为 1mm 左右。气管导管壁厚度对低龄或气道狭窄患者尤为重要，因此内径≤6.0mm 的气管导管应以 mm 标记其外径。气管导管的选择应考虑患者年龄、身高、性别、插管途径、鼻腔通畅度、留置导管时间长短等因素。根据泊肃叶定律（Poiseuile law），气管导管的通气阻力与管腔半径的四次方成反比，与导管长度成正比，选择较大口径气管导管可使气道阻力明显降低。气管导管长度一般在 28 ~ 32cm，随内径增加其长度逐渐延长，导管套囊近端附近有黑色线条或黑色环形标志，用来确定导管进入声门的最大长度，声门最好处于两条环形黑线之间。需要长期留置气管导管者宜选择高容量低压气囊导管。

（一）单腔气管导管

气管导管一般由橡胶、塑料、有机硅等材料制成（图 2 - 1）。橡胶导管，由于相对较硬，组织相容性较差，现在已很少使用。硅胶气管导管质地柔软，组织相容性好，可反复使用，但价格昂贵。目前临床常用的一次性气管导管由聚氯乙烯（PVC）材料制成。

1. 标准的气管导管　包括以下组成：①气管导管远端斜面开口，角度约为 38°，一般开口朝向左侧；②尖端有开口的称为 Murphy 气管导管，尖端无开口的称为 Magill 气管导管。Murphy 孔可以在气管导管尖端堵塞或打折时维持通气；而 Magill 气管导管的套囊与导管尖端距离较近，减少通气过程中气管导管尖端接触气管壁并损伤气管黏膜的风险；③远端附有袖套状充气套囊；④近端有与呼吸器连接的衔接管，其直径统一为 15mm；⑤套囊由细导管与测试小气囊连接，借以了解套囊的胀缩及其充气压力；

⑥小儿气管导管在距前端2cm与3cm处分别标有单个或双个黑圈标记，其目的在于指导导管插入气管的长度，以防止插入过深。有些小儿导管壁上还涂有一条能放射显影的纵向黑线，在X线下可显影，借以了解导管在气管内的位置。6岁以下的小儿多采用无套囊气管导管，以增加使用安全性，这与小儿气道狭窄部在环状软骨处有关。

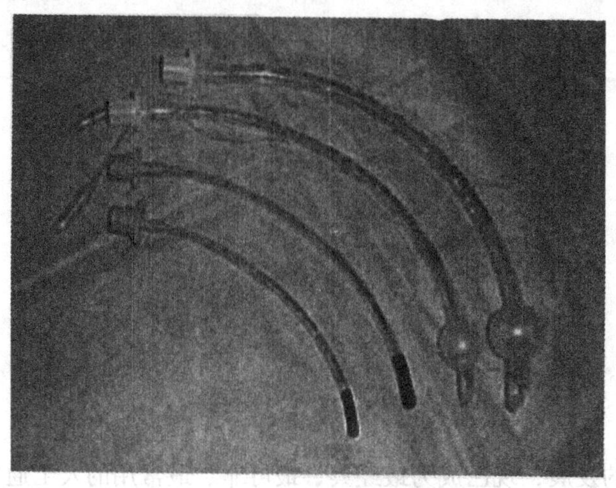

图2－1　一次性PVC单腔气管导管

2. 导管的直径、弯度与长度

（1）气管导管的直径有内径与外径（mm）之分，内径介于2.5～11mm；其长度按cm计算。经口或经鼻气管导管都有半径为14cm＋10%的弯度；弯度与导管内径有关，鼻腔气管导管内径<6mm者则无上述弯度。口腔与鼻腔气管导管前端斜口的角度分别为45°和30°，经口导管前端的斜面都向左侧方向开口；经鼻导管的斜面则有向左或向右侧开口两种。

（2）气管导管的标号通常有三类：①按导管的内径（ID）标号，各号之间相差0.5mm，均印在导管的外壁上，这是目前最常用的标准标号方式；②按导管的法制（F）标号：F为导管的外周径值，F＝导管外径（mm）×3.14。F在导管外壁上均用双号数字10、12、14、16直至42编号标记；③以Magill专利号编号，按00～10标记。

3. 气管导管选择

（1）对气管导管的口径和长度，应根据患者的年龄、插管途径、性别和身材等因素进行选择，一般成人导管长度以稍长于唇至环状软骨水平或稍下处（相当于气管中段）的长度为佳。

（2）可参考下列选择气管导管（ID）：①成年男子可较同年龄的女子大0.5～1.0mm；②发音低沉者可较发音尖细者大0.5mm；③经鼻导管口径需比经口导管小0.5～1.0mm，成人一般用6.5～7.5mm。

（二）套囊（cuff）

气管导管套囊是气管导管的防漏气装置。临床上有带套囊导管（cuff tube）与不带套囊导管（简称“平管”，plane tube）两类。

1. 设置充气套囊的目的　①为施行控制呼吸或辅助呼吸提供气道无漏气的条件；②防止呕吐物等沿气管导管与气管壁之间的缝隙流入下呼吸道（误吸）；③防止吸入麻醉气体从麻醉通气系统外逸，维持麻醉平稳。

2. 套囊的结构　由“充气套囊”、“套囊细导管”及“套囊内压测试小囊”三部分组成，套囊均设于导管的前端，其长度因导管长度不同而有区别，一般为2～4.5cm，与导管前端的距离为1cm。套囊导管一般仅适用于成人和6岁以上的较大儿童，这与套囊可增加导管外径有关。因此，套囊导管不适用于声门、气管内径细小的新生儿、婴幼儿和6岁以内的小儿，此类小儿只能使用不带套囊的平管。使用平管完成气管插管后，可用浸渍液状石蜡油的纱布条，在明视或手指探触下，有次序地围绕气管导管的周围至梨状窝进行填塞以防漏气（称“咽喉填塞防漏法”）。本法也适用于充气套囊突然破裂而又无法临时更换气管导管的特殊场合。

3. 套囊的充气技术 充气量应适中，合理的充气量应是既能控制囊内压不超过30mmHg，又能达到完全防漏和防误吸的效果。充气量过大，气囊内压超过气管黏膜毛细血管正常平均动脉压（32mmHg）时，可导致局部气管黏膜和纤毛压迫性缺血，拔管后可致气管黏膜坏死脱落，纤毛活动停止3~5天，甚至形成局部溃疡，痊愈后可致气管环形瘢痕性狭窄。套囊的充气量不宜固定不变，临床上应以在缓慢不间断充气的情况下，直至挤压麻醉机贮气囊时喉部刚刚听不到漏气声为准。具体的充气技术有两种：

（1）套囊最小漏气充气技术（minimal leak cuffinflation）：为避免囊内压过高引起并发症的可能性，近年来套囊最小漏气的充气技术又再次得到重视，其方法是：先将套囊充气直至听不见漏气声以后，再缓慢逐渐回抽出气体，直至在吸气期时能刚刚听到细微的漏气声为止。此后，为补充漏出的气体量，需要补充注入适量囊内气体，但仍以始终保持能听到细微的漏气声为准。此即为套囊最小漏气的充气技术，可使气管损伤程度降至最轻。

（2）套囊无漏气充气技术（no leak cuff inflation）：套囊最小漏气的充气技术不适用于反复出现误吸、肺顺应性差、采用高呼气末正压通气（PEEP）等需要高压通气的患者。此时需要采用套囊无漏气充气技术，方法是：在上述套囊最小漏气的充气技术基础上，再往套囊内慢慢注入小量气体，边注气边倾听，直至听不到漏气声为止。此后，再定时测定囊内压，待囊内压降低时需重复注入少量气体。

4. 套囊种类 根据套囊的充气容量大小，可分高压或低压套囊二种，分别称为高压低容量套囊（high-pressure low-volume cuff）和低压高容量套囊（low-pressure high-volume cuff）。

（1）高压低容量套囊：其体积较短小，充气容量也较少，具有低容量和低顺应性的特点。套囊充气后，套囊与气管壁的接触面较小，因此可使局部气管壁的黏膜承受高达180~250mmHg的压力，才能产生有效封闭的效果。这样，局部气管壁的原有C外形将丧失，而变为内径缩窄的细管形；更重要的是高压套囊内压远远超过气管黏膜毛细血管灌注压（正常为25~35mmHg），由此可导致气管黏膜缺血、发炎、出血和溃疡形成，同时也可压迫气管后方的食管壁。持续的气管壁缺血，其最终结果是导致气管扩张、肉芽肿形成；或引起气管塌陷、气管壁坏死、气管狭窄；有些患者可出现气管-食管瘘形成，甚至腐蚀无名动脉。因此，目前已基本废弃不用高压容量套囊。

（2）低压高容量套囊：其体积较长大，充气容量也较大，具有较大容量和较高顺应性的特点。在正确充气套囊下，套囊呈匀称性香肠式膨胀外形，与气管的原形比较吻合而不致使气管变形，气管壁受压的范围较广，囊内压相对较低，气管黏膜毛细血管血流受阻较轻。低压容量套囊为目前普遍通用的套囊型。但应注意，套囊内压大于25mmHg时，就有可能引起气管黏膜血流受阻。因此，尽管采用低压容量套囊，也必须重视套囊充气原则：充气应适度，以达到既不漏气，又不影响气管黏膜血流为准。

5. 套囊的应用注意事项 ①重视经常检查套囊内压，套囊一般都与测试小囊相连接，触诊测试小囊张力可随时粗略了解套囊的充气程度或漏气情况。尽管使用低压套囊，其囊内压也可能小于25mmHg，但气管黏膜结构与功能仍可能出现某些影响，表现为局部组织学损伤和纤毛活动受抑制，其影响程度与套囊与气管壁的接触范围与时间长短有密切关系；②对肺顺应性小和气道阻力大的患者，需要较高的套囊内压才能达到密封气道的目的，此时低压高容量套囊可能已不适用，需要采用高压低容量套囊；③N_2O全身麻醉时，由于N_2O能缓慢透过套囊塑料壁，随着麻醉时间延长，套囊内容量和压力均会相应逐渐增高。因此，在施行长时间N_2O麻醉时，更需要随时检查套囊容量，以防囊内压过高。有人建议利用麻醉环路系统内的混合气体充胀套囊（即不用空气），可防止此类过膨胀现象的发生；④长时间插管后囊内压可逐渐降低，但其降低程度与时间无相关性，可能与注入囊内的空气缓慢弥出塑料薄膜有关，需随时检查补注气体；⑤施行正压通气期间，当气道压超过囊内压时，囊内压可出现间断性增高；在呛咳、过度通气，或患者的自主呼吸与呼吸机对抗时，可见囊内压暂时性增高。

6. 套囊内压和容积的监测方法 综上所述可知，套囊内压与气管导管的选择合适与否有密切关系，施行定时监测和随时调整很有必要。方法是：将套囊测试小囊通过三通开关（three-way stoplock）与一个弹簧血压计和空注射器相互连接，在完全密封的条件下，在吸尽咽喉腔内的分泌物后，通过操纵三通开关，利用注射器抽吸出套囊内的气体即可得知囊内的容积，再回注入气体即可测试囊内压。囊内压以维持吸气时为22mmHg（30cmH_2O）；呼气时为15mmHg（20cmH_2O）而无漏气为理想，其测定值都相对较小于实际值，因尚有一小部分气体遗留在囊和测试细管内。

（三）特殊气管导管

为了适应神经外科、口腔科、耳鼻喉科和头颈外科等手术的特殊需要，一些特殊气管导管被用于临床麻醉。

1. 加强型气管导管　加强型气管导管的管壁内镶有螺旋形金属圈或尼龙螺旋形丝圈，目的在防止导管折曲或压扁（图2－2）。适用于头过度屈曲的坐位手术，或俯卧位手术，也适用于气管造口插管患者。相对PVC气管导管来说，该类导管比较柔软，插管时可能需要管芯或弹性探条引导。加强型气管导管可防止气管导管扭结而造成的气道梗阻，虽然有钢丝增加强度，可是一旦被咬瘪后不能自己回弹恢复原有形状（图2－3），应需要特别注意，因此放置牙垫非常必要。

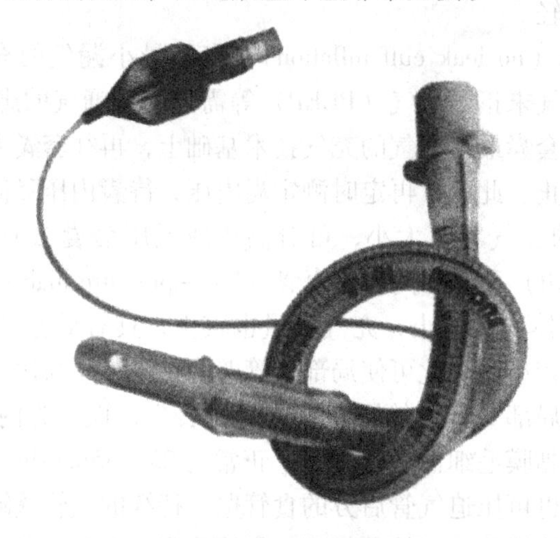

图2－2　加强型气管导管

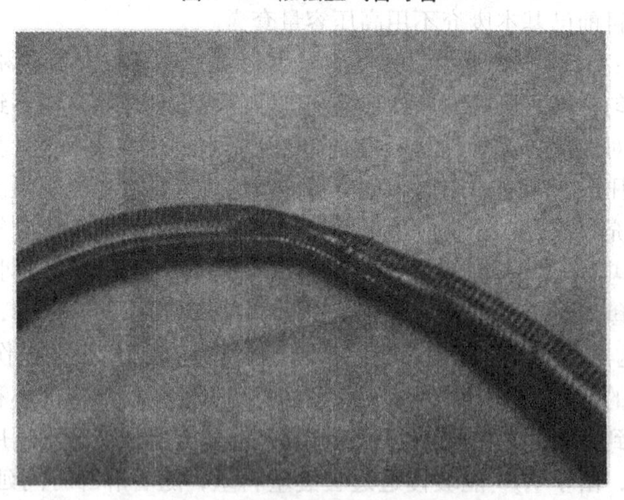

图2－3　被咬瘪的加强型气管导管

2. RAE（Ring－Adair－Elwyn）预成型气管导管　RAE预成型气管导管是为了适应患者面部轮廓而进行了特殊改良，便于头颈部手术时气管导管与麻醉呼吸机回路连接，并减少气管导管变形扭结产生气道梗阻的危险。同时其特殊形态也可减少气管导管对咽喉部的压迫损伤。RAE气管导管型号多样，可有套囊或无套囊，可满足儿童和成人需要（图2－4）。

3. NIM－EMG神经监测气管导管　NIM－EMG气管导管有加强型和普通PVC型。该导管套囊的上方，声门水平两侧各有两条电极，可连接NIM－Re－sponse术中神经监测系统，可在麻醉手术过程中监测喉返神经和迷走神经功能。甲状腺切除等头颈部手术时如果手术操作接近喉返和迷走神经，NIM－Re－sponse术中神经监测系统就会报警；亦可用于术中探测喉返神经和迷走神经，指导手术操作，减少手术损伤神经危险（图2－5）。

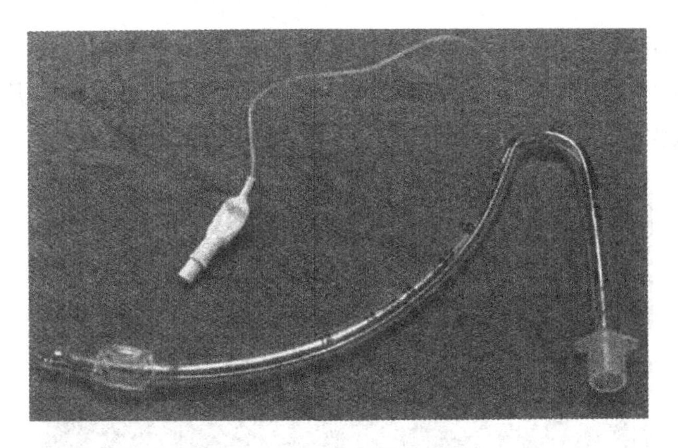

图 2-4 RAE 预成型气管导管

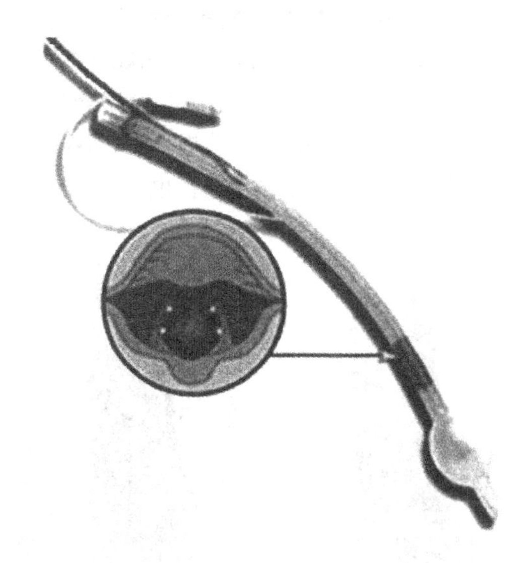

图 2-5 NIM-EMG 神经监测气管导管

4. 激光手术专用导管（laser tube） 20 世纪 70 年代激光手术技术飞速发展，尤其广泛应用于气道手术中。激光用于呼吸道手术时，需要特别注意，有可能发生气管导管起火燃烧的严重事件。激光束可直接点燃气管导管烧伤气道，亦可由燃烧的切除组织吸入导管，间接引燃导管。大多数气管导管由 PVC 制成，但 PVC 为易燃材料，不应暴露于手术激光之下。激光手术气管导管应以金属条和细薄棉布包裹，或导管由不可燃材料制成。气管导管的套囊在激光手术中最易损坏，可套囊内注入盐水，以吸收能量，防止套囊被激光烧穿；锡纸包裹气管导管，也有抗激光效果。金属和硅胶质地的双套囊的抗激光气管导管安全性更好（图 2-6）。

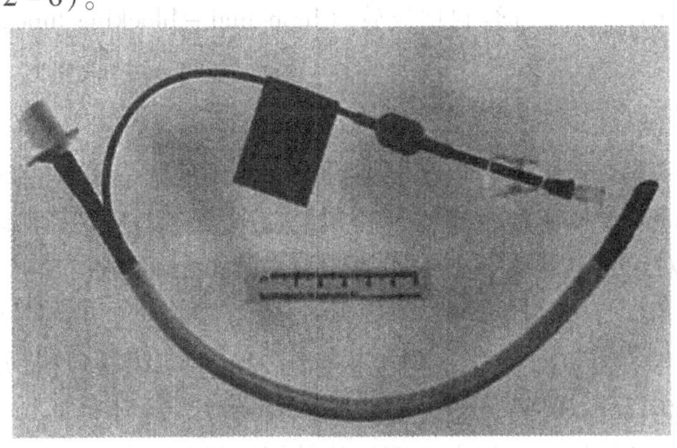

图 2-6 激光手术气管导管

5. Evac 气管导管（Evac tube） 机械通气相关肺炎增加平均住院日，增加医疗费用，同时也会增加院内死亡率。有报道表明，发生机制可能与声门下套囊上区间分泌物聚集，并漏入套囊下进入肺有关。为此，Evac 气管导管在单腔气管导管基础上设计增加了一个吸引通道，开口于套囊上方，以间断吸痰，防止口腔内病原微生物进入肺内引发肺炎（图 2 - 7）。

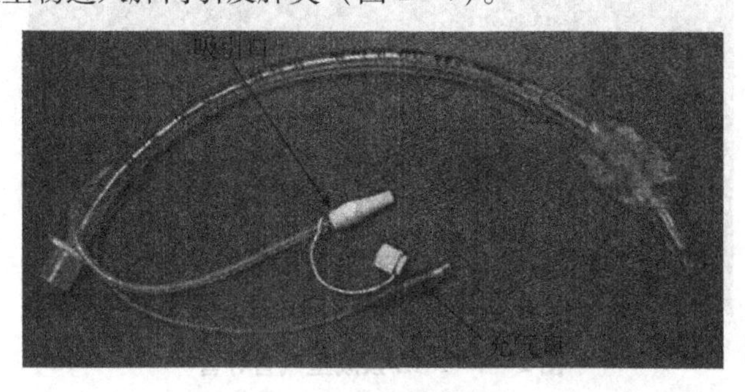

图 2 - 7　Evac 气管导管

6. Parker 尖端柔软型气管导管（Parker flex - tiptube）　Parker 尖端柔软型气管导管曲线型的尖端柔软而富有弹性，似“鹰嘴状”，遇到组织阻挡时，柔软的弹性尖端会弹开，从而改变运动方向，向阻力小的方向移位，不容易卡在气道组织结构上而产生切割性损伤。Parker 尖端柔软型气管导管与管芯类插管辅助设备或纤维支气管镜配合使用进行气管插管时，导管也更容易被引导进入声门（图 2 - 8）。

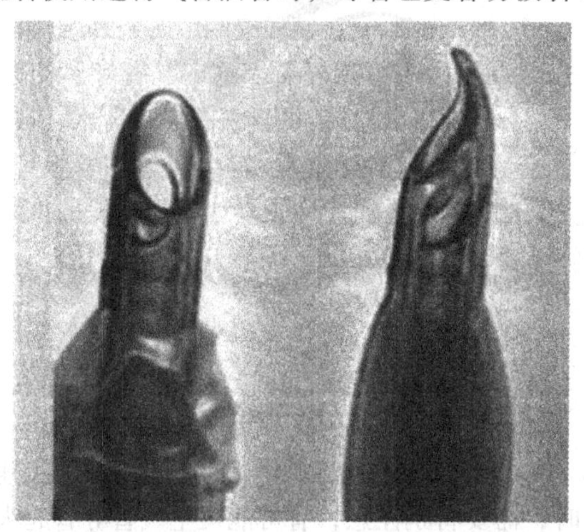

图 2 - 8　Parker 尖端柔软型气管导管（右）

二、支气管导管

肺隔离气管导管可置于左或右主支气管，实施肺隔离和单肺通气，现有三类用于临床：双腔支气管导管（double - lumen tube，DLT）、支气管封堵导管（bronchial - blocking tube，BB）和单腔支气管导管（single lumen bronchial tube）。

（一）双腔支气管导管

双腔支气管导管最早于 1949 年应用于临床，是目前最常用的肺隔离气管导管。

1. Carlens 双腔管　Carlens 双腔管是左侧支气管双腔气管导管。左管开口于远端进入左侧支气管，右管开口于距远端 6 ~ 8cm 处的右侧管壁，其下方有舌状隆突钩，骑跨于隆突上，用来辅助双腔管的放置并最大限度地避免导管移位。导管远端在隆突钩处 45°向左弯曲便于进入左侧支气管；两开口上方各有一个套囊，用于封闭左主支气管和主气道。隆突钩也带来一些问题，包括增加插管难度和引起咽部损伤、隆突钩折断、由隆突钩引起的导管错位和全肺切除时影响术者操作。

2. White 双腔管　White 双腔管是右侧支气管双腔导管。结构与 Carlens 双腔管相似，左管开口于主气道，右管向右弯曲 15°，便于进入右侧支气管，远端有一侧口，是右肺上叶通气口。

Carlens 双腔管和 White 双腔管均为橘红色医用橡胶制品，质地较硬，可反复消毒使用；高容量高压套囊不能被纤维支气管镜观察到，不便于使用纤维支气管镜进行双腔管定位；其质地较硬的隆突钩，对气管隆突形成较大刺激，现已很少用于临床。

3. Robertshaw 双腔支气管导管　Robertshaw 双腔管于 1962 年被应用于临床，是目前应用最广的双腔气管导管（图 2-9）。其结构与 Carlens 双腔气管导管和 White 双腔气管导管相似，但无隆突钩，插管操作相对容易，但导管位置不易固定牢靠，翻身后应再次确认导管位置。

最初的 Robertshaw 双腔支气管导管也是橘红色橡胶制品，可重复使用，分为左侧和右侧支气管导管。质地较硬，插管时造成的气管损伤，而且吸痰管及纤维支气管镜的置入也比较困难。20 世纪 80 年代开始，一次性透明聚氯乙烯（PVC）材料制成的 Robertshaw 双腔支气管导管面市，管腔为 D 形，内径较 Carlens 管大，减少了气道内阻力，并且易于吸痰操作。其分为左侧及右侧两种，其中右侧双腔管在小套囊上有卵圆形的侧孔，以供右上肺通气。双腔管应用大容量低压套囊，且支气管套囊为蓝色，便于纤维支气管下检查定位。在主气管和支气管套囊旁设置不透射线的环状标记，特别在右支气管双腔导管的支气管套囊附近右肺上叶的开口处也设置了标记，可通过 X 线或纤维支气管镜检查导管的位置。通常成人应用 35Fr、37Fr、39Fr 和 41Fr 四种型号即可；现有最细的双腔管为 26Fr（Rusch），可以用于约 8 岁儿童；也有 28Fr 和 32Fr（Mallinckrodt Medical）用于 10 岁以上儿童。

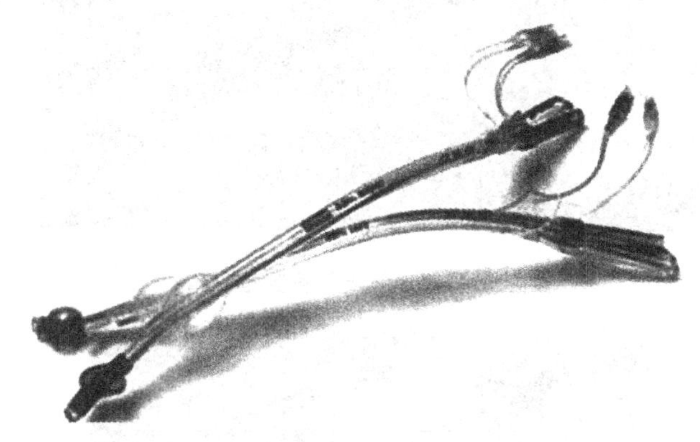

图 2-9　Robertshaw 双腔支气管导管

（二）支气管封堵导管

支气管封堵导管近年来不断发展完善，从早期的 Fogarty 血管取栓导管到 Univent、Amdt 和 Cohen 等，对肺隔离技术进行了创新性的完善和补充。

1. Univent 支气管封堵导管　Univent 封堵管于 1982 年面市（图 2-10）。管壁内有一通道，内置可调整深度封堵引流管。使用时，先将导管插入气管，然后在纤维支气管镜引导下，将封堵管置入左或右支气管，套囊充气封闭一侧支气管，可防止患侧肺内容物侵入健侧肺。套囊排气，即可恢复双肺通气。Univent 支气管封堵导管相对双腔管来说易于插管和定位；术后若需继续呼吸机治疗时无须换管；可选择性进行肺叶封堵；术中可对非通气侧肺实施 CPAP。但是支气管封堵引流管的内径较小，有时手术侧肺排气萎陷较慢，且术侧支气管内的血及分泌物不易吸出。

2. Amdt 支气管封堵导管　具有特殊引导线，封堵导管远端套囊为低压高容型。7F 型号长度为 65cm，9F 型号导管长度 78cm，管腔内有一根柔软的尼龙丝，在远端开口处形成一个柔软的圈套。套在纤维支气管镜上，引导和定位封堵目标支气管。退出引导线，管腔可用于吸痰、吸引排气加速封堵肺叶萎陷，也可对封堵肺叶实施 CPAP。但引导线一旦拔出，就不能再放回。如果术中 Arndt 支气管封堵导管脱出或移位很难恢复，只能更换新导管再次封堵（图 2-11）。

3. Cohen 支气管封堵导管　Cohen 封堵管由美国麻醉医师 Edmond Cohen 发明，长 62cm，外径为 9F，远端具有 3cm 长的软尼龙质地的可旋转角度尖端；近端有一角度调节轮，逆时针旋转角度调节轮可使其远端弯曲 90°以上。其更容易进入目标支气管，实施封堵和隔离（图 2-12）。

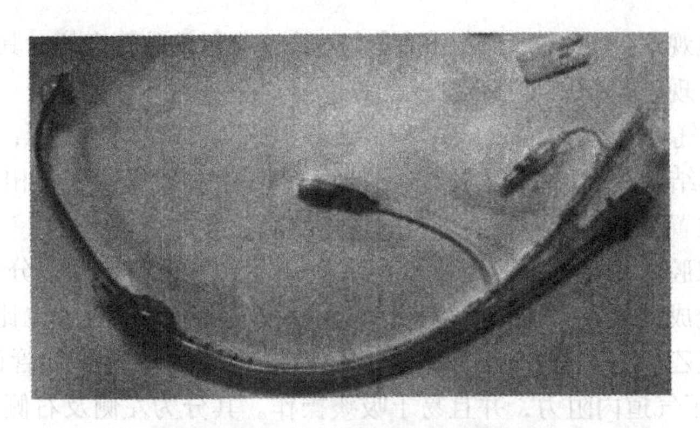

图 2-10 Univent 支气管封堵导管

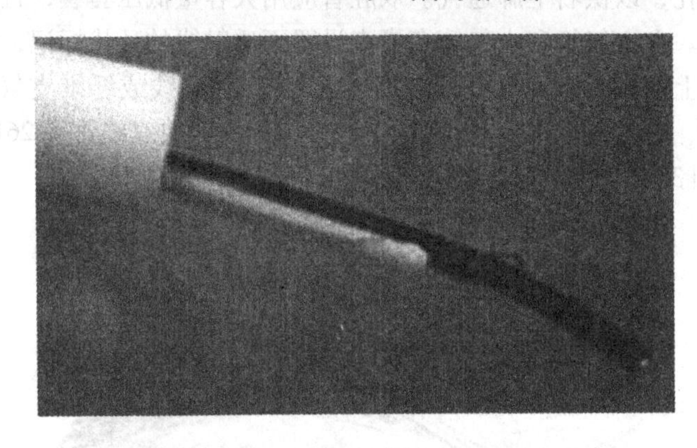

图 2-11 Arndt 支气管封堵导管

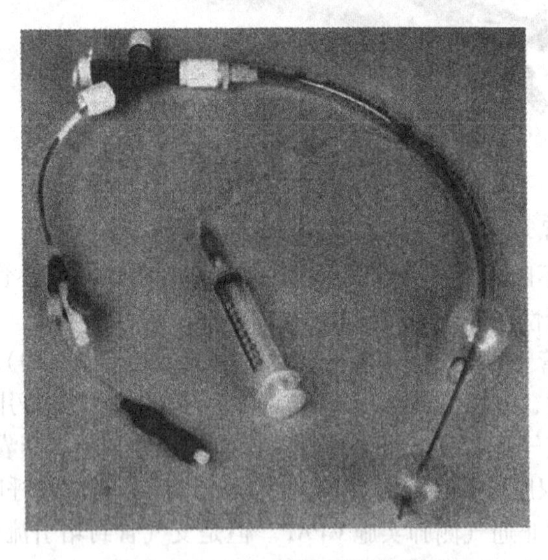

图 2-12 Cohen 支气管封堵导管

（三）单腔支气管导管（single lumen bronchialtube）

单腔支气管导管是安置于支气管内的单腔导管。特点为管体细长，套囊短。为了保证右肺上叶的通气，右支气管导管前段套囊分两段，中间有一侧口对应右肺上叶支气管开口。随着双腔支气管导管和支气管封堵管技术的发展和完善，单腔支气管导管应用已越来越少，但在气管隆突切除及重建等特殊手术的气道管理中，仍能发挥其特殊作用（图 2-13）。

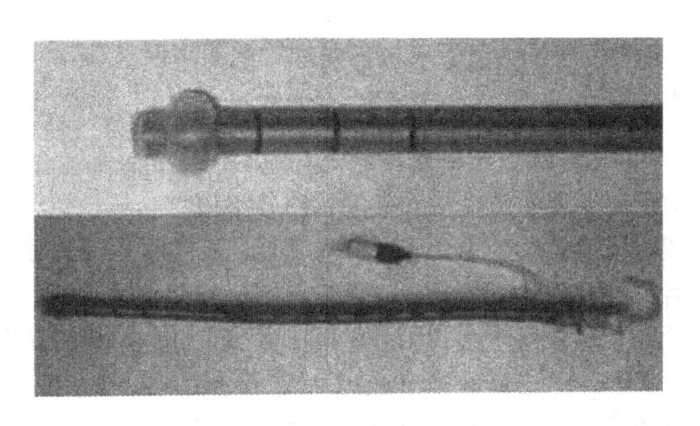

图 2－13　左侧单腔支气管导管

（韩永彬）

第二节　气管内插管方法

在处理气道前，特别是气管内插管前，应首先评估上、下呼吸道的解剖结构及通畅程度，目的是对面罩通气及气管内插管的难易程度做出判断。其次是结合手术部位选择插管径路（经鼻腔、口腔或气管切开造口），并明确气管内插管的适应证与禁忌证，保障气管内插管的质量与安全。因此气管内插管前均应进行上呼吸道评估。做好思想上、人员上和物质上的充分准备，方可降低和消除由此产生的相关风险，以达到安全施行气管内插管的目的。

无论行静脉麻醉或吸入麻醉均有一个使患者从清醒状态转为可以进行手术或操作的麻醉状态的过程，这一过程称为全麻诱导。全麻诱导是预测无明确困难气道的患者气道处理时常用的诱导方式，而对于预测为困难气道的患者，则更多地采用清醒镇静表面麻醉或保留自主呼吸的浅全麻。采用何种诱导方法以及选用哪些药物，主要取决于患者的病情以及对面罩通气和气管内插管的困难程度和风险的估计，同时也应考虑麻醉医师的经验和设备条件。

一、气管内插管的适应证、禁忌证及优缺点

（一）适应证

1. 手术麻醉适应证　指手术麻醉患者的生命安危取决于是否采用气管内插管，否则禁忌在全麻下手术，包括：①全麻颅内手术；②胸腔和心血管手术；③俯卧或坐位等特殊体位的全麻手术；④ARDS患者全麻手术；⑤呼吸道难以保持通畅的患者（如颌面部、颈部、五官科等全麻大手术，颈部肿瘤压迫气管患者，重度肥胖患者等）；⑥腹内压增高频繁呕吐（如肠梗阻）或饱胃的患者；⑦某些特殊麻醉，如并用降温术、控制性降血术等；⑧需用肌松药的全麻手术；⑨简化麻醉管理也可选择气管内插管，如时间长于2h的任何全麻手术以及颌面部、颈部和五官科等中小型全麻手术等，这取决于麻醉医师个人技术经验和设备条件。

2. 危重病症　包括气道保护能力丧失如昏迷患者、严重呼吸功能障碍如而无创处理无效的患者以及严重循环功能障碍如心搏骤停患者等。

（二）禁忌证

（1）喉头水肿、急性喉炎、喉头黏膜下血肿等在插管创伤时可引起严重出血，禁忌气管内插管，除非急救。

（2）呼吸道不全梗阻者有插管适应证，但禁忌全麻快速诱导插管。并存出血性血液病（如血友病、血小板减少性紫癜症等）者，插管创伤易诱发喉头声门或气管黏膜下出血或血肿，继发呼吸道急性梗阻，因此宜列为相对禁忌证。主动脉瘤压迫气管者，插管可能导致动脉瘤破裂，宜列为相对禁忌证；如果需要施行气管内插管，动作需熟练、轻巧，避免意外创伤。鼻道不通畅如鼻咽部纤维血管瘤、鼻息肉

或有反复鼻出血史者，禁忌经鼻气管内插管。麻醉者对插管基本知识未掌握、插管技术不熟练或插管设备不完善者，应列为相对禁忌证。

（三）优缺点

（1）可有效保持呼吸道通畅，便于清除气管支气管内分泌物。

（2）对呼吸功能不全或喉反射不健全患者，可有效施行辅助呼吸或控制呼吸，避免胃膨胀并发症。

（3）对胸腔内手术患者或需要呼吸治疗患者，可按需施行各类正压通气。

（4）允许手术者将患者安置在任何体位（俯卧、侧卧、坐位和头低脚高位等），患者不致产生过分的通气障碍。

（5）允许麻醉科医师远离患者继续有效操控麻醉与通气。

二、气管内插管方法

气管内插管方法有多种，大致有三种分类方法，见表2-1。临床上常规的插管方法是明视经口插管法，其他方法主要为病情需要或为特殊插管患者而设计，可酌情选用。

表2-1　气管内插管方法分类

（一）根据插管途径分类	1. 经口腔插管法	经口明视气管内插管法
	2. 经鼻腔插管法	经鼻明视气管内插管法
	3. 经气管造口插管法	
（二）根据插管前的麻醉方法分类	1. 诱导插管法	慢诱导气管内插管法
	2. 清醒插管法	快速诱导气管内插管法
	3. 半清醒管法	清醒经口或鼻明视插管法
		安定半清醒状态明视插管法
（三）根据是否显露声门分类	1. 明视插管法	直接喉镜明视插管法
	2. 盲探插管法	纤维光导喉镜引导插管法
		经鼻盲探气管内插管法
		经口手指探触引导插管法
		经气管逆行细导管引导插管法

（一）明视经口气管内插管法

经口气管内插管是将气管导管通过口腔、咽腔与声门插入下呼吸道的气管内或支气管内而建立人工呼吸道的一种方法。它是临床上建立人工呼吸道中最基本、最普遍的操作技术。明视经口气管内插管法为麻醉科医师必须熟练掌握的一项基本技能，要求做到安全、正确、无损伤。

1. 插管前的准备　如下所述。

（1）气管导管的选择：成人与儿童气管导管的选择标准不同。

1）成人：男性成人一般需用内径7.5~8.5mm的导管，女性成人需用内径7.0~8.0mm的导管。

2）儿童：气管导管内径需根据年龄大小和发育状况来选择，也可利用公式做出初步估计，选择内径（mmID）=4.0+（年龄/4）的气管导管（适合1~12岁），见表2-2。另外需常规准备上下各一号的导管，根据具体情况再最后选定内径最适合的导管。值得注意的是如果选择加强型气管导管，由于其外径粗于标准的气管导管，所以宜选择内径小约0.5mm的导管。

表2-2　小儿气管导管型号选择与插入深度

小儿年龄	导管的内径（mm）	插入深度（cm）
早产儿	2.5	10
新生儿	3.0	11
1~6个月	3.5	11

续　表

小儿年龄	导管的内径（mm）	插入深度（cm）
6~12 个月	4.0	12
2 岁	4.5	13
4 岁	5.0	14
6 岁	5.5	15~16
8 岁	6.0	16~17
10 岁	6.5	17~18
12 岁	7.0	18~22

（2）导管插入深度：是指从门齿至气管导管尖端的距离。成人导管插入深度一般在女性为 20~22cm，男性为 22~24cm。1~12 岁的儿童导管插入深度可根据年龄用公式估计，经口插管的深度（cm）=12+（年龄/2），并根据儿童发育状况适当调整插入深度。一般认为气管导管最佳深度为导管尖端位于气管的中部，成人一般在气管导管套囊过声门 2~3cm 即可。

2. 气管内插管操作　如下所述。

（1）预充氧：在给予麻醉药物之前，可紧闭面罩下以 6L/min 以上氧流量给患者平静呼吸 3 分钟以上或连续做 4 次以上深呼吸，即达到去氮预充氧的目的。

（2）全麻诱导：常规地静脉注射插管剂量的镇静催眠药、镇痛药及肌松药，使患者达到神志消失、肌肉完全松弛、呼吸停止和镇痛良好的状态，同时在纯氧辅助/控制呼吸后，应用喉镜明视声门下施行气管内插管。必要时也可在清醒表麻下实施。

（3）气管内插管头位：插管前可调整手术台高度，使患者颜面与麻醉者胸骨剑突平齐，以便操作。患者平卧，利用软枕使患者头垫高约 10cm，头部置于“嗅物位”的位置，肩部贴于手术台面，麻醉者用右手推患者前额，使寰枕关节部处于后伸位（图 2-14），以使上呼吸道口、咽、喉三轴线重叠成近似一条轴线，同时张口稍许，以利于弯型喉镜置入。如未张口，应用右手推下颌并用拇指拨开下唇，防止喉镜置入时下唇卷入损伤。

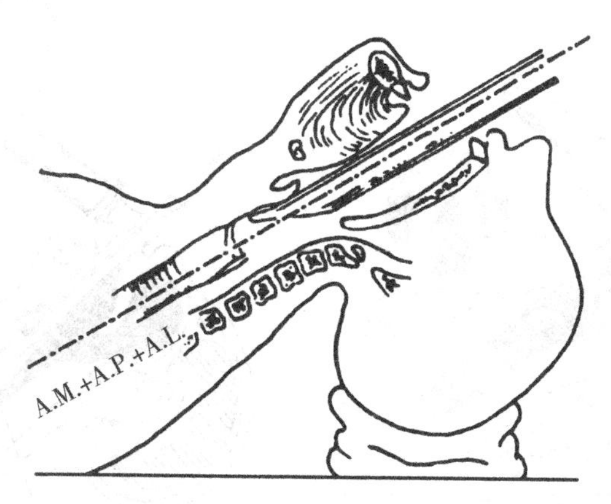

图 2-14　寰枕关节后伸下的轴线变化

（4）气管内插管操作：包括喉镜显露声门和插入气管导管，以下详述常用的 Macintosh 弯型喉镜操作方法。

1）喉镜显露声门：显露声门是气管内插管术的关键步骤。左手持喉镜置入口腔前，用右手拇指将患者下唇推开，以免喉镜抬会厌时将下唇和舌尖夹垫于下切牙与喉镜片之间而引起损伤。用左手持喉镜沿口角右侧置入口腔，将舌体稍推向左侧，喉镜片移至正中位，顺着舌背的弧度置入。在操作过程中，应动作轻柔，逐步暴露，首先暴露腭垂，继续深入可见会厌的边缘，镜片深入至舌根与会厌交界处后，上提喉镜，即可看到声门裂隙。部分患者声门较高，在暴露过程中只能看到喉头而无法显露声门，此时可请助手在环状软骨处采用 BURP（backward - upward - rightwardpress）手法下压，以利显露声门。在喉镜暴露的过程中，着力点应在喉镜片的顶端，并用“上提”喉镜的力量来达到显露声门的目的。切忌以上门齿作为喉镜片的着力支点，用“撬”的力量去显露声门，否则极易造成门齿脱落损伤（图2-15）。而直型喉镜片的着力点与弯型喉镜不同，在看到会厌边缘后应继续推进喉镜越过会厌的喉侧面，然后上提喉镜，以直接抬起会厌的方式显露声门（图2-16）。

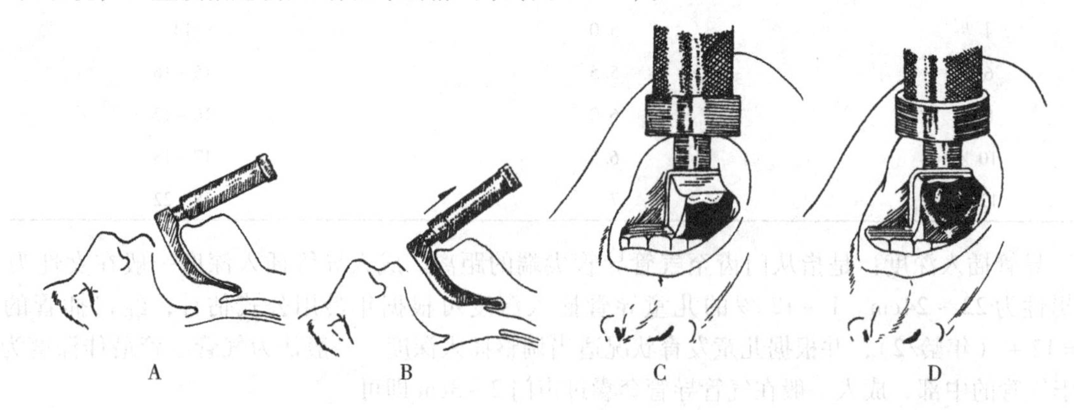

图2-15　弯型喉镜片操作示意图

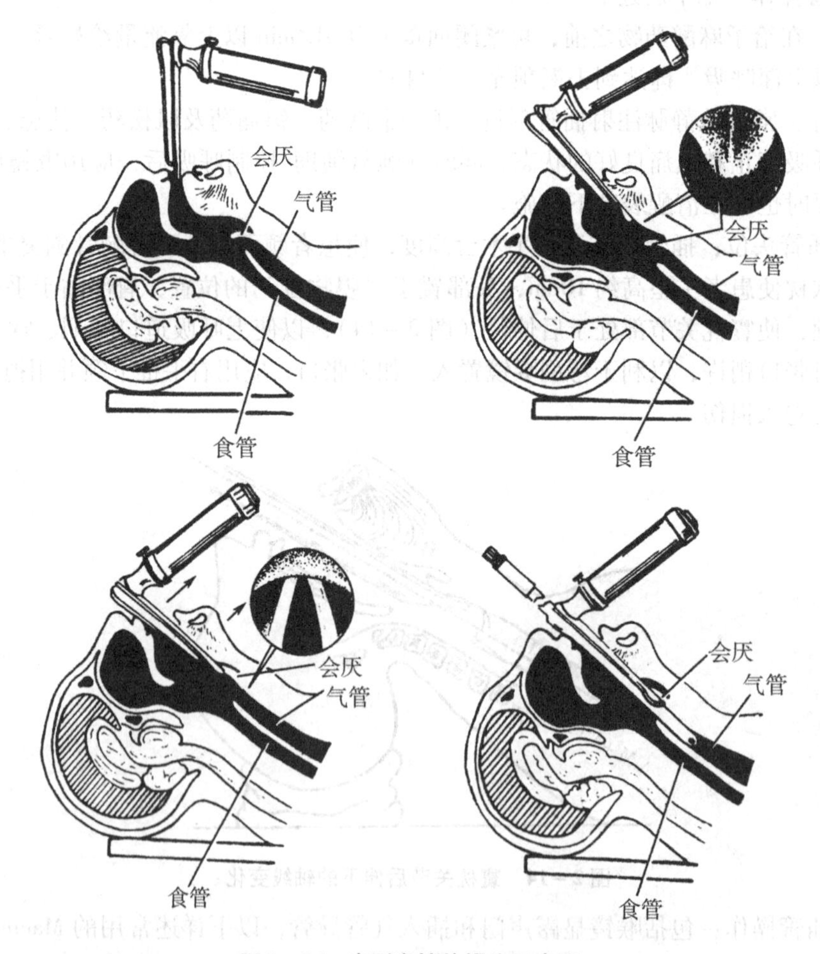

图2-16　直型喉镜片操作示意图

由于存在口咽腔的解剖弧度与插管轨迹，经口腔喉镜直视下气管内插管一般直接利用导管的自然弯曲度进行，也可将金属管芯预先置入导管内，使导管塑成所需弯度，以便于插入气管内。

2）插入气管导管：右手以执笔式持气管导管，将导管前端对准声门后，轻柔地采用旋转推进的方法插入气管内，避免使用暴力。如果患者存在自主呼吸，则在患者吸气末声门外展最大位时顺势将导管轻柔地插过声门而进入气管，一旦进入声门，立即拔去管芯，推入导管进入声门。导管插入气管后，置入牙垫并小心退出喉镜，套囊充气。连接呼吸回路，进行试通气。确认导管位于气管内后，妥善固定导管。

（5）确诊气管导管插入气管内的方法：气管导管插入后，应立即确诊导管是否在气管内，而没有误入食管。直视下看到气管导管在声带之间置入和纤维支气管镜检查可见气管环及隆突是判断导管位于气管内的可靠指标。在呼气末二氧化碳监测仪上可见连续 4 个以上不衰减的正常波形是判断气管导管在气管内的最可靠指标。下列指征也可作为辅助判断指标，但有时并不可靠：①人工通气时可见双侧胸廓对称起伏，听诊双肺可听到清晰的呼吸音且双侧一致；②按压胸部时，导管口有气流；③吸气时透明导管管壁清亮，呼气时管壁可见明显的雾气；④患者如有自主呼吸，接麻醉机后可见呼吸囊随呼吸而胀缩。

3. 插管期间常见的错误与纠正　常见的错误与纠正方法详见表 2－3。

表 2－3　插管期间常见的错误

步骤	错误	纠正
患者的体位	进行呼吸道三轴线的调整	将患者置于嗅花位
口腔张开度	口腔未能最大程度张开	稍推伸头位，或用拇指伸入口腔辅助张口
窥视片选择	尺寸、型号选择不恰当	换用恰当的窥视片
	窥视片未能从舌的右侧插入	拔出窥视片再从舌右侧插入
声带显露	借用喉镜片撬的杠杆作用	改用手腕上提喉镜的力量
导管插入	导管未能达到预期弯度，插入困难	借用导管探条调整导管的弯度
	未能在直视下插入导管	在窥视片直视下重新插入
	喉镜上提过度使气管成角移位	减轻喉镜上提的力量
导管位置	误入支气管或食管	听诊呼吸音判断与纠正或重插
	术中导管不慎脱出	胶布紧固导管

（二）明视经鼻气管内插管法

明视经鼻气管内插管是指先将气管导管前端插入鼻前庭，通过手感盲探将导管穿过下鼻道或总鼻道，再穿出后鼻孔进入咽腔，然后左手持喉镜从口腔暴露声门，直视下将导管插入气管内的方法。

1. 适应证　如下所述。

（1）为手术操作提供便利条件：如经口腔气管内插管会影响术野，或增加术者操作难度，如下颌骨骨折、口腔肿瘤等。

（2）需长期机械通气者：如呼吸功能不全需长期带管行呼吸机治疗的清醒患者，经鼻插管较经口腔插管的耐受性好，且有利于张口、闭口运动和吞咽等。

2. 禁忌证　经鼻插管禁用于颅底骨折、广泛面部骨折、鼻腔不明原因出血、多发性鼻息肉、正在使用抗凝药、鼻腔闭锁、鼻咽纤维血管瘤、鼻骨骨折、菌血症倾向（如心脏置换或瓣膜病）以及全身出凝血障碍等患者。

3. 经鼻气管内插管的准备工作　如下所述。

（1）鼻腔准备：尽可能选择较通畅的一侧鼻侧实施操作。插管前两侧鼻腔务必应用黏膜血管收缩药与黏膜表面麻醉，一方面使鼻腔空间扩大，有利于置入直径较粗的导管，并降低插管摩擦阻力；另一方面可减少或避免黏膜损伤出血，还能减少或降低患者的不适和痛苦。

（2）气管导管的选择：成人选择 ID 6.0～7.0mm 的气管导管，一般成年男性选择 ID 6.5～7.0mm 的导管，成年女性选择 ID 6.0～6.5mm 的导管。专用的经鼻气管导管或尖端较软的气管导管可降低鼻腔损伤的风险。

（3）气管导管的润滑：将气管导管前端及气囊外侧涂抹润滑剂或 2% 利多卡因凝胶，以降低鼻腔沿途插入的阻力及损伤。

（4）其他设备：备好鼻腔插管钳、吸引器以及吸痰管，一旦鼻腔出血流向咽腔应及时吸出。

4. 操作方法　可在全麻快速诱导后或清醒表麻下实施操作。患者头后仰，操作者右手持气管导管以与面部垂直的方向插入鼻腔，沿鼻底部经下鼻道出鼻后孔至咽腔。切忌将导管向头顶方向推进，以免引起严重的出血。此步骤应轻柔操作，遇到异常阻力时应停止，以避免损伤。遇阻力时轻柔旋转导管或改用较细导管或改用另一侧鼻腔。鼻翼至耳垂的距离相当于鼻孔至咽后腔的距离。当导管推进至咽腔后，用左手持喉镜置入口腔暴露会厌。当显露声门后，右手在鼻腔外握持气管导管继续前行，并调整管尖方向，以便对准声门，再顺势插入。窥视导管气囊根部已完全进入声门下约 2～3cm 即可。若经调整后仍无法对准声门时，则可用插管钳经口夹住导管前端，将其送入气管内。目前有条件的单位一般均采用纤维支气管镜引导下实施该操作。

（三）盲探经鼻气管内插管法

盲探经鼻气管内插管完全是靠手感和听诊气流声音进行的，并在其引导下逐渐接近声门而插入气管。本法适用于张口困难、颞颌关节强直、颈椎损伤和口颏颈胸部联合瘢痕形成使头颅无法后仰以及其他无法从口腔置入喉镜进行插管的患者。气管导管出后鼻孔之前的方法与明视经鼻插管法者相同，鼻腔盲探气管内插管要点是务必保留患者的自主呼吸，宜在较浅的全麻下或采用清醒表麻下实施，一方面依靠自主呼吸气流引导插管。另一方面自主呼吸下能满足自身机体氧合需求，创造安全的插管条件。

根据导管内的呼吸气流声的强弱，来判断导管与声门之间的相对位置和距离。导管口越正对声门，气流声音越响；反之，越偏离声门，声音越轻或全无。操作者以右手握持导管的后端，左手托住患者头枕部，并侧耳倾听导管内的呼吸音，当右手将导管缓慢推进时，因导管尖端逐渐接近声门，呼吸音也随之增强，说明导管插入方向正确，待导管内可闻到最清晰的呼吸音时，导管尖端正在声门口处，应在患者吸气时将导管推进，使导管进入气管内。

导管推进过程中如果遇到阻力，同时呼吸气流声中断，提示导管前端已误入梨状窝，或进入舌根会厌间隙，将导管后退至呼吸音最强处，通过左右或上下移动头位来调节咽腔内导管尖端的方向，使管尖向声门处靠拢，并再次注意导管内气流声，一旦气流声顺畅，可迅速将导管插入气管内。如插管失败，可再次调整头位，并依据气流声继续尝试。

若导管插入一定深度仍无阻力，且导管内气流声音随导管逐渐推进而消失，说明导管直接误入食管。此时缓慢后退导管，至听到呼吸音最强时停止，说明导管尖端已退出食管而接近声门，然后使头过度后仰，颈椎前凸，必要时可将套囊充气，可使导管前端上抬，同时继续根据气流声将导管推进。

（四）盲探经口气管内插管法

本法多采用清醒插管方式，最适用于部分张口障碍、呼吸道部分阻塞、颈项强直、颈椎骨折脱臼、颈前瘢痕挛缩、喉结过高、颈项粗短或下颌退缩的患者，其基本方法有两种：鱼钩状导管盲探插管法和手指探触引导经口插管法。

1. 鱼钩状导管盲探插管法　插管前利用导管芯将气管导管弯成鱼钩状，经口插入，利用呼吸气流声作引导进行插管，方法与经鼻盲探插管者基本相同。本法成功的关键在良好的表面麻醉和恰如其分的导管弯度。

2. 手指探触引导经口插管法　术者运用左手示指插入口腔，通过探触会厌位置以作为插管引导。此法适用于多数插管困难病例。本法要求术者有一定长度的示指，同时需要完善的表面麻醉和患者的合作。

具体操作方法如下：①利用导管芯将气管导管弯成鱼钩状；②施行口咽喉头及气管黏膜表面麻醉；③患者取仰卧自然头位；术者站在患者右侧，面对患者；④嘱患者张口，牵出或伸出舌体，作深慢呼吸，并尽量放松颈部、口底和嚼肌肌肉；⑤术者用左手示指沿右口角后臼齿间伸入口腔抵达舌根，探触会厌上缘，并尽可能将会厌拨向舌侧（图 2－17）。如果术者示指不够长，则可改作轻柔按压舌根的手法；⑥用右手持导管插入口腔，在左手示指引导下对准声门，于深吸气之末插入声门。

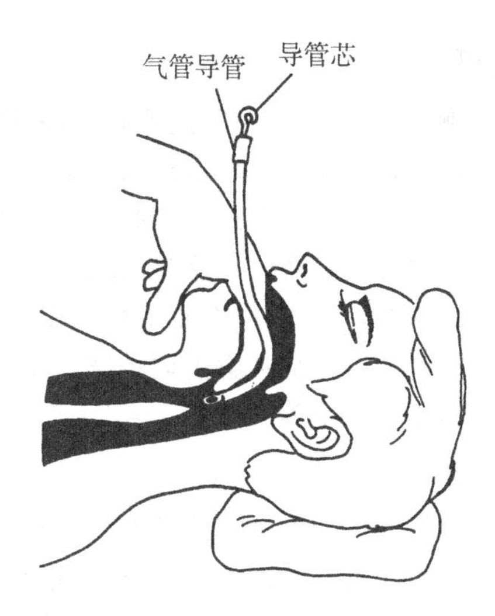

图 2－17　手指触探引导经口插管

（五）逆行导引气管内插管法

1. 适应证　当经喉气管内插管失败，而声门未完全阻塞的情况下，可以施行逆行气管内插管术。可在清醒加药物镇静状态或全身麻醉状态下完成逆行导引经口或经鼻气管内插管。尽管其成功率较高，但无经验者操作费时，创伤较大，患者较痛苦，有时还会遇到困难。因此，一般只是将它作为其他插管方法失败后的插管手段。

2. 操作方法　首先用导针行环甲膜穿刺，然后经导针往喉方向将细导引丝或细导引管（也可用硬膜外导管替代）置入气管，并通过咳嗽反射，使导丝逆行通过声门抵达口或鼻咽腔，再用小钩将它从口或鼻孔牵出，或用钳夹出口腔，顺导丝套入气管导管，顺势推入声门（图 2－18）。若导管尖端受阻于前联合处而不能顺利通过，可适当放松导丝，旋转导管，轻柔地将导管送入声门。

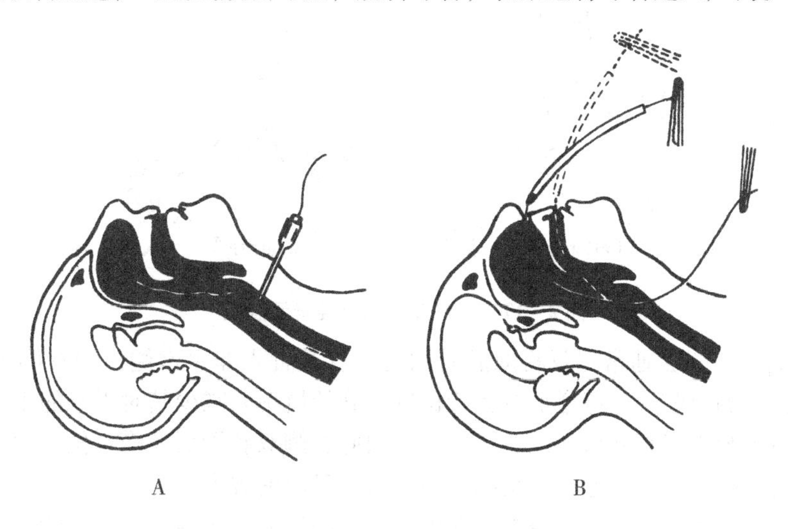

图 2－18　逆行导引插管法示意图

3. 并发症　包括插入导丝不成功、穿刺出血、血肿形成和气压伤等；其他潜在并发症与经皮环甲膜穿刺术和标准经喉气管内插管术相同。

三、支气管内插管方法

随着胸腔手术的发展，要求术中将两肺隔离并能进行单肺通气。通常有三种器具可以为麻醉期间提供单肺通气：双腔气管导管、单腔支气管堵塞导管（如 Univent 单腔管系统）和单腔支气管导管。双腔气管内插管是大多数胸科手术患者首选的肺隔离技术。

（一）支气管内插管的适应证

1. 绝对适应证　包括：①防止患侧肺脓、血等污染健侧肺。健侧肺被脓、血污染可导致严重的肺不张、肺炎、脓毒血症甚至死亡；肿瘤或患侧肺切口所致出血可能导致健侧肺被淹；②支气管胸膜瘘、支气管胸膜皮肤瘘等病变妨碍健侧肺的通气；③巨大的单侧肺大疱或囊肿在正压通气时有破裂的危险，造成张力性气胸；④行单侧支气管肺泡灌洗的患者。在这些情况下，肺隔离能有效防范危险的发生。

2. 相对适应证　为使术侧肺萎陷，暴露手术野，方便手术操作，避免手术器械导致的肺损伤及改善气体交换等情况均是肺隔离的相对适应证。包括：胸主动脉瘤切除、肺叶切除（尤其是肺上叶）、胸腔镜检查、食管或脊柱手术以及一侧肺创伤手术等。

（二）支气管内插管的禁忌证

对气道内存在沿双腔导管通路上有任何病变（如气道狭窄、肿瘤、气管支气管断裂等），或气道外存在压迫（如纵隔肿瘤、主动脉弓动脉瘤）时，均应列为禁忌。相对禁忌证有：①饱胃者；②疑有误吸高度危险者；③正在施行机械通气的危重患者（这类患者不能耐受因换管操作需要短暂停止机械通气的情况）；④估计不能在直视下完成气管内插管的插管困难病例；⑤证明左主支气管呈帐篷式抬高且与总气管呈90°以上角度者（这种情况不仅左主支气管内插管特别困难，且容易发生左主支气管损伤）。

（三）支气管内插管的方法

1. 导管种类的选择　双腔气管导管内含两个腔，可分别为一侧肺通气。常用的双腔管包括 Carlens 双腔管和 Robertshaw 双腔管两种，Robertshaw 双腔管更常用（图 2－19）。

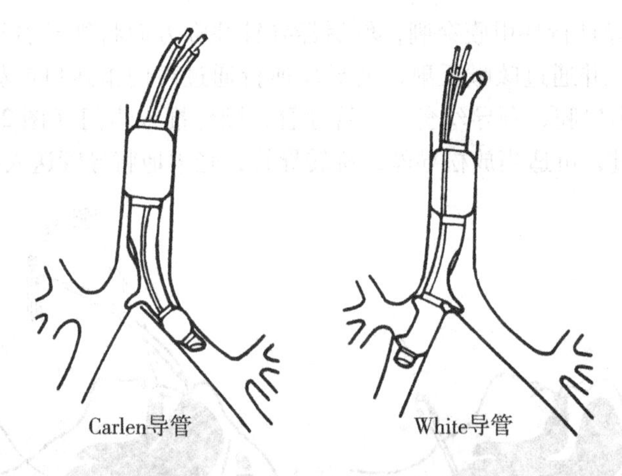

图 2－19　左侧及右侧双腔管示意图

2. 导管侧别的选择　过去通常建议将双腔管的支气管端置入非手术侧，即右侧手术选择左侧双腔管，而左侧手术选择右侧双腔管，可增加双腔管位置正确的概率并减少其对手术的干扰。但因右侧主支气管长度较短，且右上肺支气管开口解剖变异很大，因此右侧双腔管的准确对位非常困难，在左侧胸内手术选择右侧双腔管时存在右上肺通气不足的危险。所以目前的观点认为，尽量选择左侧双腔管，只有当存在左侧双腔管禁忌时才选用右侧双腔管。左侧双腔管的禁忌证包括左主支气管狭窄、左主支气管内膜肿瘤、左主支气管断裂、气管外肿瘤压迫左主支气管及左主支气管分叉角度过大（至90°左右）等。

3. 导管型号的选择　选择的原则是使用最大适合型号的双腔管，可降低通气阻力并有利于吸痰操作及纤维支气管镜检查。双腔管的型号选择与患者的身高、体重有明显的相关性。目前临床上一般成年男性用39Fr、37Fr 号；而成年女性用37Fr 号，体格矮小者可用35Fr 号。

4. 插管前准备　插管前首先检查双腔管的两个套囊是否漏气，连接管是否正确连接。使用水溶性润滑剂充分润滑导管前端及套囊，以减轻插管损伤并保护套囊免受牙齿划破。一般需将充分润滑的可弯曲硬质管芯插入长管腔内，使长管尖端塑形至符合患者咽喉部弯曲的弯度。

5. 插管操作　麻醉诱导及喉镜暴露与单腔管气管内插管相似。对于左侧双腔管，暴露声门后，将双腔管远端弯曲部分向前送入声门，当双腔管前段通过声门后，拔出管芯，轻柔地将双腔管向左侧旋转

90°，继续送管至感到轻微阻力。置入导管的深度与患者身高之间具有高度的相关性。当双腔管到达正确位置时，身高170cm的患者的平均深度是29cm，身高每增加或减少10cm，导管的深度增加或减少1cm。但这只是经验判断，正确的位置判断有赖于仔细的听诊及纤维支气管镜检查。

6. 双腔管位置的确定　双腔管插入后，先充气主套囊，双肺通气，以确认导管位于气管内。然后充气支气管气囊，观察通气压力，听诊两侧呼吸音变化调整导管位置。先进行几次正压通气，双侧应均能听到清晰的呼吸音。若只能听到一侧呼吸音，则说明导管插入过深，两侧导管开口均进入了一侧主支气管。若一侧肺尖听不到呼吸音，则表明双腔管过深阻塞了上叶支气管开口。此时应松开套囊，每次将双腔管退出1~2cm，直至双肺闻及清晰的呼吸音。当双腔管到达正确位置后，夹闭一侧连接管，夹闭侧胸廓无运动，也听不到呼吸音，而对侧可见明显的胸廓运动并可闻及清晰的呼吸音，此时打开夹闭侧管腔帽时，应无气体漏出。

当临床征象判断双腔管位置不正常时，以左侧双腔管为例，存在三种情况（图2-20）：①插入过浅，两侧导管均在气管内；②插入过深，两侧导管均进入左主支气管；③也是插入过深，但两侧导管（至少是左侧管）进入右主支气管。当右侧导管夹闭时，如果左侧管过深进入左主支气管，则仅能闻及左侧呼吸音，若进入右主支气管，仅右肺可闻及呼吸音。若插入过浅，则两侧肺均能闻及呼吸音。在上述三种情况，若夹闭左侧管并将支气管套囊充气，则支气管套囊会阻塞右侧管的通气，造成两肺呼吸音全部消失或非常低沉。此时若将支气管套囊放气，则双腔管进入左肺过深时，仅能在左侧闻及呼吸音；若左侧管过深进入右侧管，则仅能在右侧闻及呼吸音；若双腔管插入过浅时，双肺均能闻及呼吸音。即使插管后双腔管对位良好，但因咳嗽、改变体位和（或）头位及手术操作影响等因素均可导致双腔管移位，故在围手术期当气道压力或患者的氧合状况发生变化时，均应确认双腔管的位置。使用纤维支气管镜定位是最可靠的方法。

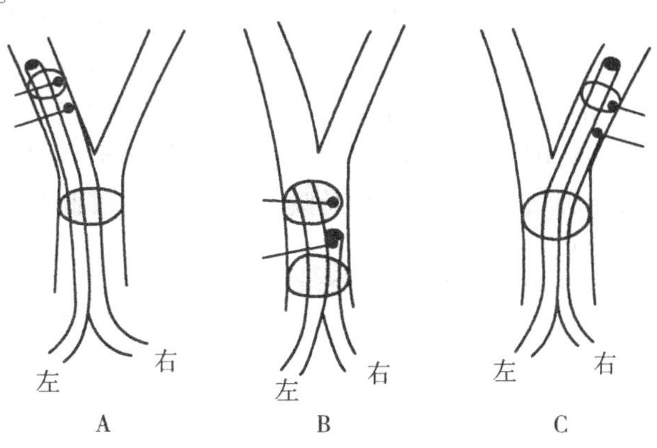

导管位置	夹闭左侧导管(呼吸音) 两个套囊均充气	夹闭左侧导管(呼吸音) 主套囊充气,左套囊放气	夹闭右侧导管(呼吸音) 两个套囊均充气
进入太深,左主支气管(A)	无或少量	左侧	左侧
进入太浅,在气管内(B)	无或少量	左侧及右侧	左侧及右侧
进入太深,右主支气管(C)	无或少量	右侧	右侧

图2-20　双腔管对位不良：左侧双腔管对位不良的三种可能情况。可通过夹闭不同侧管腔及套囊充放气对呼吸音的影响来判断

7. 纤维支气管镜定位　多项研究证实，即使根据听诊等判断双腔管对位良好，仍有25%~78%的患者经纤维支气管镜检查后发现其位置不当。因此单凭听诊常无法正确判断双腔管的位置，纤维支气管镜检查才是快速、准确判断双腔管位置的金标准。

对于左侧双腔管，因左右管开口末端距离为69mm，而普通人左主支气管的平均长度为50mm，所以通过右管若未看到蓝色套囊的上缘，则往往提示导管过深，左肺上叶开口很可能已被阻塞。而只要能看到蓝色套囊的上缘刚好在隆突之下，则左肺上叶被阻塞的可能性就很小。故左侧双腔管的正确位置为通过右侧管腔可直接观察到气管隆突，同时可见蓝色套囊的上缘刚好位于气管隆突之下，而经左侧管腔末端能看到左肺上下两叶的开口（图2-21）。

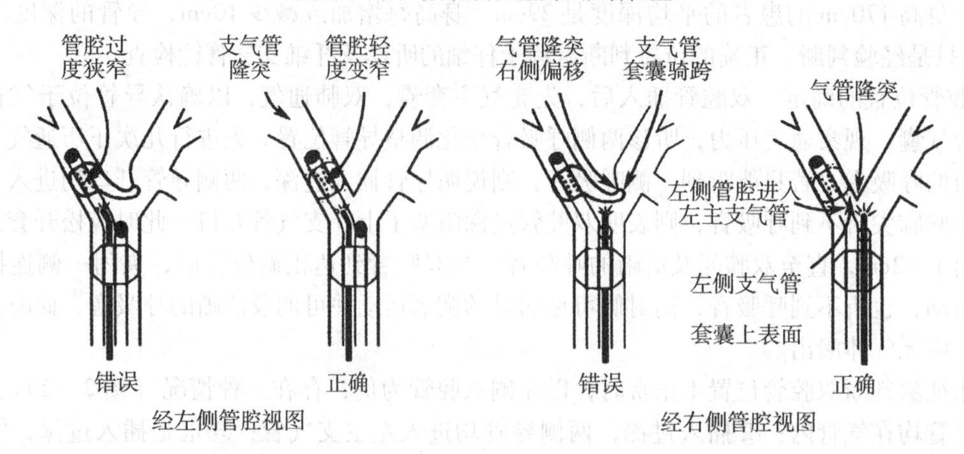

图2-21 使用纤维支气管镜确认左侧双腔管位置。使用纤维支气管镜所见影像：经左侧管腔可见管腔轻度变窄，经右侧管腔可见气管隆突及蓝色的支气管套囊刚好位于气管隆突下方

对于右侧双腔管，从左侧管可看到气管隆突及右侧管进入右主支气管。而通过右管可看到右肺中下叶支气管的次级隆突，并且通过右管上的右上肺通气孔看到右上肺叶开口。

（四）支气管内插管的潜在并发症

1. 通气/灌注比失调　施行支气管内插管最常见的并发症为低氧血症。动脉血氧饱和度下降可能与：①右上肺支气管开口被堵塞引起；②可能与单肺通气继发通气/血流比失调有关，原先双肺通气量进入单侧肺，易致通气过多而相对血流不足，因而肺分流增加。解决的方法是增加 FiO_2 达1.0，同时降低潮气量和增加通气频率（借以保持相同的分钟通气量）；③可能与应用挥发性麻醉药有关，后者可抑制低氧性肺血管收缩（HPV），引起未通气侧肺血管扩张，同样引起肺分流量增加。解决的方法是尽量降低挥发性麻醉药的吸入浓度（1MAC以下）或停用，改用静脉麻醉药；④如果低氧血症持续存在，则需按表2-4所示进行处理。在单肺通气中，通气侧肺吸入 $FiO_2=1.0$；非通气侧肺用纯氧充气，并保持 $5cmH_2O$ CPAP，则持续性低氧血症并不多见。

表2-4　在侧卧位下剖胸手术中的肺通气处理

剖胸侧肺（上位肺）	通气侧肺（下位肺）
CPAP（$5\sim10cmH_2O$），停控制呼吸	正常通气
固定CPAP，间断性控制呼吸	正常通气
不做任何通气处理	加用CPAP $5\sim10cmH_2O$ 通气
高频喷射通气	正常通气，伴或不伴CPAP

2. 导管位置不正确　最常见的原因是导管选择过长，以致插入主支气管太深，可出现气道阻塞、肺不张、肺膨隆不能和萎陷、氧饱和度降低。导管选择过粗则不能插入主支气管也可引起导管位置不正确。解决方法：选择适合的导管，应用纤维支气管镜引导插管。

3. 气管支气管破裂　气管支气管破裂是一个危险的并发症，与操作者缺乏经验、探条的应用不恰当、反复粗暴试插、存在气管支气管异常、气管导管或支气管导管套囊过度膨胀、手术缝合致拔管困难、手术切断导管前端以及组织脆变等因素有关。对气管支气管破裂的确诊可能存在一定的困难，临床征象多数仅为缓慢进行性的出血、发绀、皮下气肿、气胸或肺顺应性改变，有时难以据此做出明确的诊断。对该并发症应从预防着手：讲究探条的质量；支气管导管套囊充气不超过2~3mL；移动患者体位或头位时，应先放出套囊气体；在处理和切断支气管前，应先放出套囊气体，仔细稍稍退出导管的位置；手术结束拔管应是十分容易，拔管无须用暴力，拔管后应检查支气管导管的完整性等。

4. 其他并发症　包括损伤性喉炎、肺动脉流出道阻塞所致的心搏骤停、肺动脉缝线误缝于双腔管壁等。拔管期可发生轻微出血、黏膜瘀斑、杓状软骨脱臼、喉头和声带损伤，偶尔可发生断牙等。

（五）经气管内单腔管的支气管封堵管（Univent 封堵管）

将单腔气管导管与支气管封堵管结合，其单腔管口径大，便于吸引和通气。目前成人最常应用的是 Univent 单腔管系统，简称为“Univent 导管”。

1. 适应证　如下所述。

（1）预计术后须行机械通气的患者：如肺功能差、预计术中有肺损伤、需要大量输血或输液以及预计手术时间长的患者，应用单腔支气管堵塞导管进行肺隔离可以避免术后换管带来的危险。

（2）胸椎手术：术中需要变换体位，应用单腔支气管堵塞导管可以避免导管移位。如果气道严重变形，可能会影响双腔管的放置，而对支气管堵塞导管的影响则很小。

（3）双肺手术：如果双肺都需要阻塞，如双肺手术或待定的手术，最好选用单腔支气管堵塞导管。

2. 禁忌证　因不能对任意单侧肺行间歇正压通气和吸引功能，所以不适于 ARDS 患者的手术。

3. 操作方法　单腔支气管堵塞导管的插管途径和操作方法，基本与经口气管内插管法者相同，不同之处包括：

（1）插管前必须用听诊器仔细作双侧肺呼吸音听诊，右侧插管者要重点听两肺锁骨下区的呼吸音，作为插管后右肺上叶呼吸音变化的参考。

（2）插管前先将活动性套管完全回缩至导管体内，插入导管至气管内。通过连接管上的自封闭隔膜孔，插入纤维支气管镜。将单腔管向手术侧旋转 90°，直视下将支气管阻塞器送入手术侧支气管内。此时将支气管阻塞器的蓝色套囊充气，观察套囊位置是否正好位于隆突下。封堵器位置合适后，应注意其近端刻度，近端小帽应处于封闭状态，以免回路气体泄漏。单肺通气时，将支气管阻塞器套囊充气（最好在纤维支气管镜直视观察下），并移除近端小帽以加速隔离肺内气体逸出（图 2－22）。盲视下放置支气管阻塞器多难以成功，尤其是左主支气管，此外盲视操作容易引起气管损伤，发生出血甚至气胸的可能。

（3）支气管阻塞器套囊充气后，检查气囊压力，用听诊法判断阻塞肺是否完全阻塞，如阻塞侧肺呼吸音消失，气囊放气后呼吸音恢复，证明套囊位置正确，否则需再次调整。

（4）确定内套管位置后，把内套管外管固定帽移至外管末端，内套管固定在主管的固定带上。

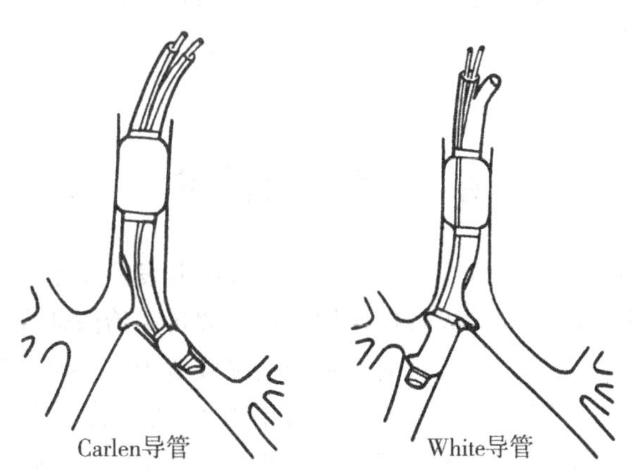

图 2－22　Univent 导管的插入与定位：纤维支气管镜协助 Univent 导管插入左主支气管的步骤

4. Univent 导管的优点　如下所述。

（1）Univent 导管插管的难度与普通单腔管类似，但更易于获得肺隔离，保障患者的安全。

（2）在定位过程中可以通过单腔管持续供氧。

（3）在术后需机械通气时不需要换管，从而避免了换管的风险，而胸椎手术术中需要变换体位时，应用 Univent 导管可以避免导管移位。

（4）可以选择性地阻塞一侧肺的某个肺叶，可明显减少单肺通气对机体氧合功能的影响，避免术中低氧血症的发生。

（5）术中也可通过支气管阻塞器对非通气侧行持续气道正压通气（CPAP），改善术中低氧血症。

5. Univent 导管的缺点　如下所述。

（1）因支气管阻塞器的内径较小，故病变侧肺萎陷时间长。此时可将支气管阻塞器套囊放气，并将呼吸机断开，使气管导管与大气相通，手术医师缓慢地挤压术侧肺，将气体排出，然后重新将支气管阻塞管套囊充气，达到隔离目的。

（2）萎陷侧肺重新充气时间长，此时应松开支气管阻塞器套囊，通过主通气管对术侧肺进行正压通气，使术侧肺缓慢复张。

（3）阻塞器导管管腔很细，易被血液、痰液阻塞，可采用负压吸引清除分泌物。

（4）支气管阻塞器套囊为高压气囊，长时间使用应注意避免气道损伤。

（5）术中支气管阻塞器套囊有时会有小的漏气。

（六）独立的支气管阻塞器

1. Fogarty 取栓管　Fogarty 取栓管内有一硬质管芯，将导管前端弯成一定的弧度后，可较为方便地控制取栓管的运动方向，通过旋转比较容易进入一侧支气管。进入合适位置后，在直视下向套囊内充气 0.5～1mL，封闭手术侧支气管。确认支气管阻断状况后，将取栓管与气管导管固定在一起。本装置的最大缺点在于无法引流隔离肺，此外套囊为低容量高压套囊，长时间充气可导致黏膜损伤，应尽量减少充气量，达到刚好能封闭支气管即可。

2. Amdt 支气管封堵导管　Amdt 封堵导管是一种独立的阻塞导管，远端有一椭圆形或圆形的低压高容蓝色气囊和一可便于定位的引导线。导管中间有一细小的管腔可行吸引、吹氧、高频通气等操作，管腔内有一根柔软的尼龙管芯。近端有一调节阀和指示气球，分别起调节引导线和注气后判断气囊的压力作用。

首先常规插入单腔气管导管。然后将连接器与气管导管连接。经连接器上的阻塞器开口置入支气管阻塞器，再将纤维支气管镜通过连接器的纤维支气管镜开口插入，并将阻塞器前端的线圈套在纤维支气管镜上。继续插入纤维支气管镜，在进镜的同时将支气管阻塞器带入目标支气管。待患者改侧卧位并最后确认好支气管阻塞器的位置正确无误后，拔出引导线。若行肺叶阻塞时，向阻塞器套囊内注气 2～3mL 即可，若行一侧全肺阻塞，则需要注入 5～8mL 空气方能达到阻塞效果。

（韩永彬）

第三节　拔管术

气管拔管是麻醉过程中的一个高危阶段。尽管拔管时各种并发症发生的概率很低，但是确实有不少致伤或致死的情况发生。因此要求所有的拔管操作均应在麻醉科主治医师或主治医师以上人员指导下进行。拔除气管导管前应具备下列条件：①拔管前必须先吸尽残留于口、鼻、咽喉和气管内分泌物，拔管后应继续吸尽口咽腔内的分泌物；②肌肉松弛药的残余作用已经被满意地逆转；③咳嗽、吞咽反射活跃，自主呼吸气体交换量恢复正常。气管拔管主要分为如下几个步骤：①拔管计划；②拔管准备；③拔管操作；④拔管后监护（图 2－23）。

一、拔管计划

拔管计划应该在麻醉诱导前制定，并于拔管前时刻保持关注。该计划包括对气道和危险因素的评估。大体上气管拔管分为“低危”和“高危”两大类，又可分为清醒拔管或深麻醉下拔管两种方法。

（一）“低危”拔管

常规拔管操作即可。患者气道在诱导期间并无特殊，整个手术过程中气道也未发生变化，也不存在某些危险因素。

（二）“高危”拔管

“高危”患者的拔管应该在手术室内或ICU执行。拔管时常存在一些潜在的并发症风险。这些危险因素包括：

1. 预先存在的困难气道　诱导期间可预料的或不可预料的，以及手术过程中可能会加剧的困难气道。包括肥胖、阻塞性睡眠暂停综合征以及饱胃的患者。

2. 围手术期间气道恶化　诱导时气道正常，但是围手术期发生变化。例如，解剖结构的改变、出血、血肿、手术或创伤导致的水肿以及其他非手术因素。

3. 气道受限　诱导时气道通畅，但是在手术结束时受限。例如，与外科共用气道、头部或颈部活动受限（下颌骨金属丝固定、植入物固定、颈椎固定）。

4. 其他危险因素　患者的整体情况也需要引起关注，它们可能使拔管过程变得复杂，甚至延迟拔管。包括呼吸功能受损、循环系统不稳定、神经或神经肌肉接头功能受损、低温或高温、凝血功能障碍、酸碱失衡以及电解质紊乱。

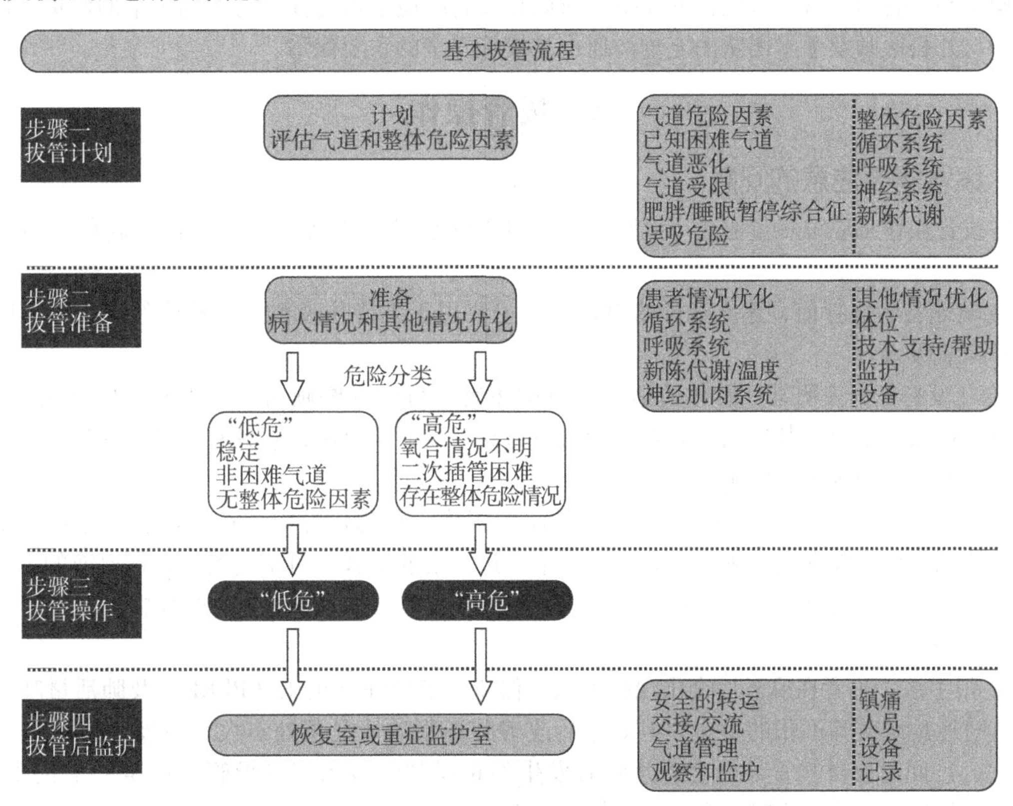

图2－23　基本拔管流程

二、拔管准备

拔管准备是评估气道和全身情况的最佳时机，并为成功拔管提供最佳条件。

（一）评价并优化气道情况

手术结束拔管前需要重新评估并优化气道情况，并制定拔管失败情况下的补救措施以及重新插管计划。评估按照以下逻辑顺序实施。

1. 上呼吸道　拔管后可能出现上呼吸道梗阻的可能性，故拔管前需要考虑面罩通气模式的可行性。水肿、出血、血凝块、外伤或气道扭曲都可以通过直接或间接喉镜发现。但是，必须意识到，气管内插管情况下直接喉镜的检查结果可能过于乐观，而且气道水肿的发展可能极为迅速，造成严重的上呼吸道梗阻。

2. 喉　套囊放气试验可以用来评估声门下口径。以套囊放气后可听到明显的漏气声为标准，如果合适的导管型号下听不到漏气的声音，常常需要推迟拔管。如果有临床症状提示存在气道水肿，那么即便套囊放气后能听到声音，也需要警惕。

3. 下呼吸道　下呼吸道因素也会限制拔管的实施。例如，下呼吸道外伤、水肿、感染以及分泌物等。如果术中氧合不满意，胸片可以用来排除支气管内插管、肺炎、肺气肿或其他肺疾病。

4. 胃胀气　胃胀气可能会压迫膈肌，影响呼吸。在实施了面罩或声门上高压的通气，需要经鼻或经口胃管减压。

（二）评估并优化患者的一般情况

拔管前，肌肉松弛药的作用必须被完全拮抗，以最大限度地保证足够的通气并使患者的气道保护性反射重新恢复，便于排出气道的分泌物。维持血流动力学稳定及适当的有效循环血量，患者的体温、电解质、酸碱平衡及凝血功能保持正常并提供良好的术后镇痛。

（三）评估并优化拔管的物质准备

拔管操作与气管内插管具有同样的风险，所以在拔管时应准备与插管时相同水平的监护、设备及助手。另外，与外科医师及手术团队的充分沟通也是拔管安全的重要保障。

三、拔管操作

（一）拔管需要注意的问题

所有的拔管操作都应该尽量避免干扰肺通气。以下问题对于“低危”拔管和“高危”拔管均需要注意。

1. 建立氧储备　拔管前，建立充分的氧储备，主要用于维持呼吸暂停时机体的氧摄取。因此，在拔管前推荐纯氧吸入。

2. 体位　没有证据表明某一种体位适合所有的患者。目前主要倾向于抬头仰卧位（头高脚低位）或半侧卧位。抬头仰卧位尤其适用于肥胖患者，因为在呼吸力学上说，它具有优势，并且方便气道的管理。左侧卧头低位在传统上主要用于饱胃患者。

3. 吸引　口咽部非直视下吸引可能会引起软组织损伤，理想情况应该在足够麻醉深度下使用喉镜辅助吸引，特别是口咽部存在分泌物、血液及手术碎片污染的患者。对于气道内存在血液的患者，因存在凝血块阻塞气道的可能性，吸引时应更加小心。进行下呼吸道吸引时，可使用细的支气管内吸痰管（合并胃管减压）。

4. 肺复张手法　患者在麻醉后会出现肺不张。保持一定的呼末正压（PEEP）及肺活量呼吸等肺复张手法可暂时性地改善肺不张的发生，但对术后改善肺不张的情况益处不大。在吸气高峰时（给予一次正压充气后）同时放松气管导管套囊并随着发生的正压呼气拔出气管导管可产生一个正压的呼气，有利于分泌物的排出，并减少喉痉挛和屏气的发生率。

5. 牙垫　牙垫能防止麻醉中患者咬合气管导管导致气道梗阻。在气管导管阻塞的情况下，用力通气而形成的高气道负压会迅速导致肺水肿。一旦发生咬合，应迅速将气管导管或喉罩套囊放气，因气体可从导管周围流入，避免了气道内极度负压的产生，可能会防止梗阻后肺水肿的发生。

6. 拔管时机　为避免气道刺激，一般来说，气管拔管可以分为清醒拔管或深麻醉下拔管。清醒拔管总体上来说更安全，患者的气道反射和自主呼吸已经恢复。深麻醉拔管能减少呛咳以及血流动力学的波动，但会增加上呼吸道梗阻的风险。深麻醉拔管是一种更高级的技术，应该用于气道容易管理，并且不增加误吸危险的患者。

（二）“低危”拔管

尽管所有的拔管都有风险，但是对于那些再次插管没有困难的患者，可以常规进行拔管。“低危”患者可选择清醒或深麻醉下拔管（图 2 -24）。

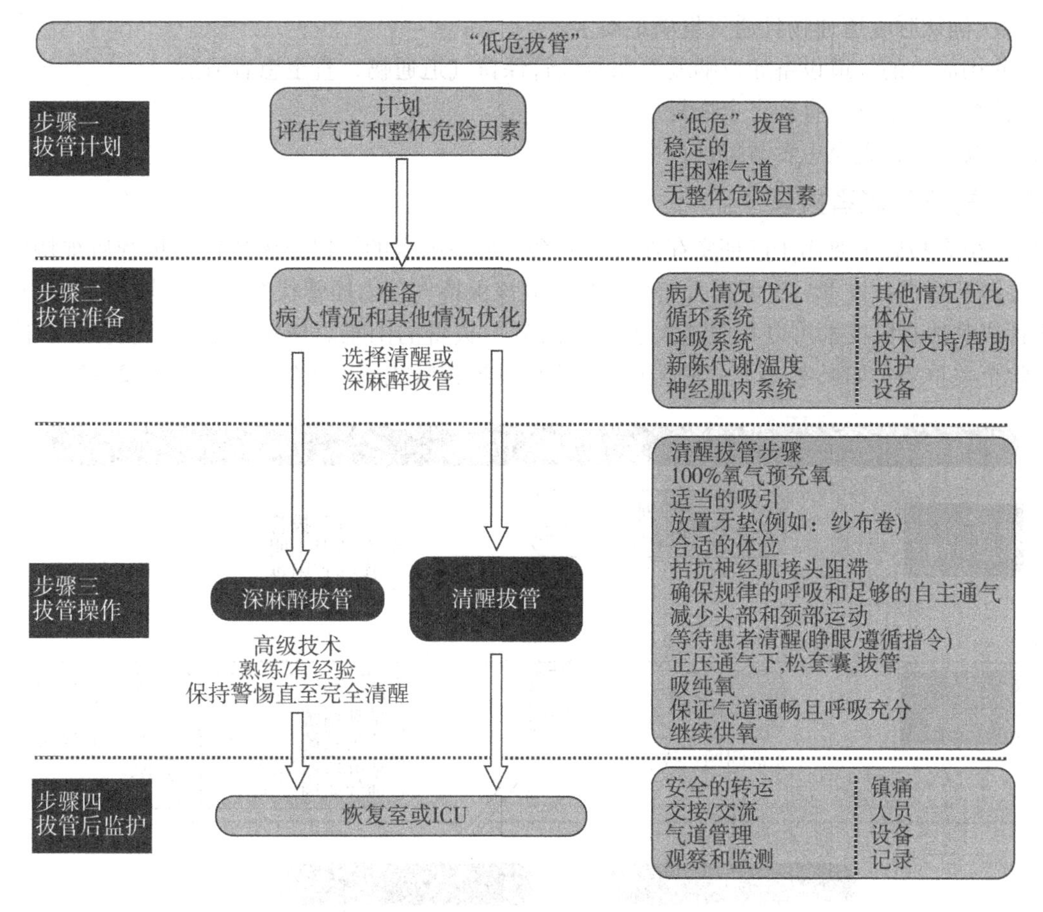

图2－24　低危拔管流程

1. "低危"患者的清醒拔管步骤　如下所述。

（1）纯氧吸入。

（2）使用吸引装置清除口咽部分泌物，最好在直视下操作。

（3）插入牙垫，防止气管导管梗阻。

（4）摆放合适的体位。

（5）拮抗残余的肌松作用。

（6）保证自主呼吸规律并达到足够的分钟通气量。

（7）意识清醒，能睁眼并遵循指令。

（8）减少头部和颈部的运动。

（9）正压通气下，松套囊，拔管。

（10）提供纯氧呼吸回路，确保呼吸通畅且充分。

（11）持续面罩给氧，直到完全恢复。

2. "低危"患者的深麻醉拔管步骤　如下所述。

（1）确保不再存在其他手术刺激。

（2）保证能耐受机械通气的镇痛强度。

（3）纯氧吸入。

（4）使用挥发性吸入药或者全凭静脉麻醉来保证足够麻醉深度。

（5）摆放合适的体位。

（6）使用吸引装置清除口咽部分泌物，最好在直视下操作。

（7）松套囊，任何的咳嗽或呼吸形式改变均应加深麻醉。

（8）正压通气下，拔除导管。

（9）再次确认呼吸道通畅且通气量满足要求。

（10）使用简单的气道设备如口咽或鼻咽通气管保持气道通畅，直至患者清醒。

（11）持续面罩给氧，直到完全恢复。

（12）继续监测，直至患者清醒且自主呼吸恢复。

（三）“高危”患者拔管

“高危”患者拔管主要用于已证实存在气道或全身危险因素的，以致无法保证拔管后维持充分自主通气时。关键问题是：拔管后患者是否安全？是否应该保持气管内插管状态？如果考虑能安全拔管，那么清醒拔管或其他高阶技术可以克服绝大多数“高危”拔管的困难。任何技术都可能存在风险，熟练程度和经验至关重要；如果考虑无法安全拔管，应该延迟拔管或者实施气管切开（图2-25）。

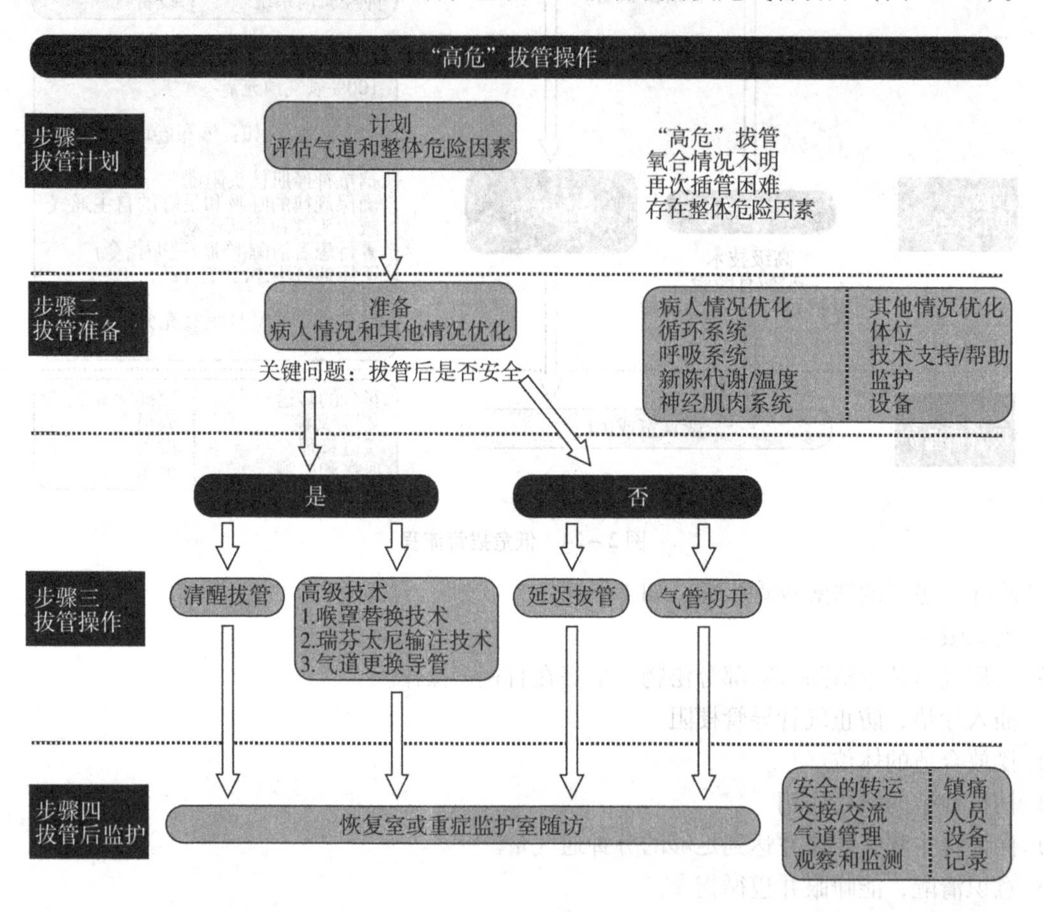

图2-25 高危拔管流程

1. 清醒拔管 “高危”患者的清醒拔管在技术上同“低危”患者没有差别，而且适用于绝大多数的高危患者，例如存在误吸风险、肥胖以及绝大多数困难气道的患者。但是，在某些情况下，以下一种或多种技术可能对患者更有利。

（1）喉罩替换技术：使用喉罩替换气管导管，可以建立一个生理稳定的非刺激气道，并能阻止来自口腔的分泌物和血液对气道的污染。该技术既可用于清醒拔管也可用于深麻醉拔管，主要适用于气管导管引起的心血管系统刺激可能影响手术修复效果的患者，同时对于吸烟、哮喘等其他气道高敏患者可能更有好处，然而对于再插管困难或饱胃风险的患者不适用。该技术需要反复的练习和谨慎的态度，足够的麻醉深度是避免喉痉挛的关键。

喉罩替换拔管技术的具体步骤包括：

1）纯氧吸入。

2）避免气道刺激：深麻醉状态或使用神经肌肉阻滞剂。

3）喉镜下直视吸引。

4）气管导管后部置入未充气喉罩。

5）确保喉罩的尖端置于正确的位置。

6）喉罩套囊充气。

7）松掉气管导管套囊，正压通气下拔除导管。

8）使用喉罩通气。

9）置入牙垫。

10）摆置合适的体位。

11）持续监护。

（2）瑞芬太尼输注技术：气管导管的存在可能引发呛咳、躁动以及血流动力学的波动。对于颅脑手术、颌面手术、整形手术以及严重心脑血管疾病的患者，应避免这些反应的发生。多年来已经证实发现阿片类药物的镇咳效应以及减轻拔管时的循环波动作用。输注超短效阿片类药物瑞芬太尼能减少这些刺激反应，并能使患者在耐管的情况下，意识完全清醒且能遵循指令。很多原因能影响拔管时防止呛咳反应所需的瑞芬太尼的剂量，包括患者的自身特性，手术操作及麻醉技术。

瑞芬太尼的输注主要有两种方式：延续术中继续使用或拔管时即刻使用。成功的关键在于拔管前其他镇静药物（吸入药及丙泊酚）已经充分代谢，以便于更好地滴定瑞芬太尼的用量。文献中报道的瑞芬太尼的使用剂量范围很大，关键在于找到一个合适的输注剂量，既能避免呛咳（剂量过低）又能避免苏醒延迟及呼吸暂停（剂量过大）。

瑞芬太尼输注拔管技术的具体步骤包括：

1）考虑术后镇痛，如条件合适，可以在手术结束前静脉给予吗啡。

2）手术结束前，将瑞芬太尼调至合适的速率。

3）手术适当阶段给予肌松拮抗药。

4）停止其他麻醉药物（吸入麻醉药或丙泊酚）。

5）如果使用了吸入麻醉，使用高流量的新鲜气体洗出，并监测呼气末浓度。

6）持续正压通气。

7）尽量直视下吸引。

8）摆置合适体位。

9）在不催促、刺激的情况下，等待患者按指令睁眼。

10）停止正压通气。

11）如果自主通气充分，拔除气管导管并停止输注瑞芬太尼。

12）如果自主通气欠佳，鼓励患者深吸气并减低瑞芬太尼输注速率；呼吸改善后，拔除气管导管并停止输注瑞芬太尼，冲洗掉管路中残留的药物。

13）拔管之后，依然存在呼吸抑制的危险，应严密监护直至完全苏醒。

14）注意瑞芬太尼没有长效镇痛作用。

15）注意瑞芬太尼的作用可以被纳洛酮拮抗。

（3）气道交换导管辅助技术：对于再插管可能困难的患者，保持气道的可控性十分重要，而气道交换导管（airway exchange catheter，AEC）能解决这一难题。它可在拔管前经气管导管置入气管内。临床上常见的是 Cook 公司生产的气道交换导管（William Cook Europe，Bjaeverskov，Denmark）。AEC 是由半硬质热稳定聚氨酯材料制成的中空细导管。终端圆钝，附侧孔，射线下可视并且外标刻度。可配套 15mm 接头与呼吸回路连接，或连接 Luer 锁头实施高压射频通气。它具有多种型号，其中最适合拔管使用的型号是 83cm 长的 11F 或 14F 的导管。相应的内径分别为 2.3mm 及 3mm，外径分别为 3.7mm 及 4.7mm，适用于内径分别为 4mm 及 5mm 以上的气管导管。当需要再插管时，AEC 可以引导气管内插管，而且还能供氧，辅助再插管的成功率非常高。其并发症的发生与氧合通气及尖端的位置有关。使用时必须小心使导管尖端在任何时间均位于气管的中部。然而当氧合不够，使用高压射频通气时必须非常谨慎，因为它可能导致气压伤，并已有死亡的报道。

“高危”患者的气道交换导管辅助拔管步骤包括：

1）决定插入 AEC 的深度，其尖端应位于隆突之上。必要时使用纤维支气管镜确认尖端位置，在任何情况下正常成人 AEC 插入深度不应超过 25cm。

2）准备拔管时，通过气管导管插入润滑的 AEC 至预定深度。遇阻力时不要盲目用力。

3）拔掉气管导管前提前吸尽气管内及口咽部分泌物。

4）移除气管导管并确认 AEC 深度。

5）用胶条固定 AEC 于脸颊或前额上。

6）记录 AEC 在患者门齿/嘴唇/鼻部的深度。

7）使用麻醉回路确定 AEC 周围有气体泄漏。

8）标记 AEC 以便与鼻胃管区分。

9）通过面罩，鼻氧管或持续正压通气面罩给予氧气吸入。

10）如果 AEC 导致呛咳，确认其末端在隆突之上并可通过 AEC 注入利多卡因。

11）大多数患者依然能够咳嗽和发声。

12）当气道风险消除后，移除 AEC。AEC 最长可以留置 72h。

使用 AEC 再插管具有很高的一次成功率。但较高的成功率依赖于良好的监护设施，训练有素的操作者及充足的器械准备等。并发症比较少见，包括低氧、心动过缓、低血压及误入食管等。

使用气道交换导管再插管步骤包括：

1）使患者保持适当体位。

2）使用 CPAP 面罩吸入 100% 氧气。

3）选择较细的具有柔软、圆钝头端的气管导管。

4）给予麻醉药物或表面麻醉剂。

5）使用直接或间接喉镜挑起舌体，气管导管头端斜面向前以 AEC 做导引置入气管导管。

6）使用呼气末二氧化碳图确认导管位置。

2. 延迟拔管　当气道危险十分严重时，延迟拔管可以作为一种选择。某些情况下推迟数小时，甚至数日，以待气道水肿消失后再拔管是最合适的选择，可增加拔管成功概率及患者安全性。

3. 气管切开　当气道预先已经存在某些问题而有相当大风险时，应当考虑气管切开。这取决于手术的类型，或者肿瘤、肿物、水肿和出血对气道的影响程度。麻醉医师应该与外科医师共同讨论，主要依据以下四点：①手术后气道受累情况；②术后气道恶化的概率；③重建气道的可能性；④显著气道危险可能的持续时间。气管切开减少了长期使用气管导管造成声门损伤的危险，尤其当患者发生喉头水肿或者气道问题短期内无法解决时。

四、拔管后监护

拔管后可能导致生命危险的并发症并不只局限发生于气管拔管后即刻，拔管后应该加强管理、监测，注意以下几方面问题。

1. 人员配置和交流　患者气道反射恢复、生理情况稳定前需要经培训人员的持续护理。比例最好是1∶1，并且恢复室内不得少于两人。保证随时能联系到有经验的麻醉医师，交流亦十分重要。手术结束时，手术医师与麻醉医师应就恢复期的关注点进行交流。回恢复室或 ICU 时，必须保证清楚的口头或书面交接。

2. 监测和危险信号　术后监测包括意识、呼吸频率、心率、血压、末梢血氧饱和度、体温和疼痛程度。使用特制的 CO_2 监测面罩能早期发现气道梗阻。脉搏血氧饱和度并不适合作为通气监测的唯一指标，它容易受到周围环境的影响。危险信号包括一些早期气道问题和手术问题的征象，如喘鸣、阻塞性通气症状和躁动常提示气道问题，而引流量、游离皮瓣血供、气道出血和血肿形成常提示手术方面的问题。

3. 设备　困难气道抢救车应该随手可得，配置标准监护仪和 CO_2 监护设备。

4. 转运 存在气道风险的患者运送至恢复室或ICU时，途中应由有经验的麻醉医师与手术医师护送。

5. 危险气道患者的呼吸道管理 存在气道危险的患者应该给予湿化的氧气，同时监测呼气末CO_2。鼓励患者深吸气或者咳出分泌物，阻塞性睡眠呼吸暂停综合征患者最好保留气管导管进入ICU监护。术后第1个24小时内，应高度警惕创面的出血和呼吸道的梗阻，术后第2天拔管是较安全的选择。拔管后，鼻咽通气管可改善上呼吸道梗阻；头高位或半坐位能减轻膈肌上抬所致功能余气量降低；皮质激素能减轻气道损伤所致的炎症性水肿，但是对于颈部血肿等机械性梗阻无效。

6. 镇痛 良好的镇痛能使术后呼吸功能达到最优化，但是要避免或谨慎使用镇静药物。

（韩永彬）

第三章

吸入全身麻醉技术

吸入全身麻醉是利用一定的设备装置使麻醉气体通过肺泡进入血液循环，作用于中枢神经系统而产生全身麻醉效应的一种麻醉方法。由于其实施需要相应的设备和装置及操控技术，故只有熟练掌握吸入麻醉的基本概念与操作系统，方能将吸入麻醉技术安全有效地应用于临床。

第一节　吸入麻醉药的药理学基础

一、肺泡最低有效浓度

（一）定义

肺泡最低有效浓度（minimum alveolar concentration，MAC）是指在一个大气压下，50%的患者对外科手术切皮引起的伤害性刺激不产生体动或逃避反应时肺泡内麻醉药浓度，一般以所测呼气终末吸入麻醉药浓度予以代表。（表3－1）

表3－1　常用吸入麻醉药的MAC（1个大气压下，37℃）

	0.65MAC	1.0MAC	MACawake	2MAC
氧化亚氮	65.00	105	41.00	202
氟烷	0.48	0.75	0.30	1.50
恩氟烷	1.09	1.7	0.67	3.36
异氟烷	0.75	1.2	0.46	2.32
七氟烷	1.11	2.0	0.78	3.42
地氟烷	6.0	－	－	－
氙气	－	71	－	－

注：氧化亚氮：N_2O。

（二）MAC的临床意义

（1）吸入麻醉药在肺泡与血液内达到平衡后，MAC即可能反映脑内吸入麻醉药分压，类似于量－效曲线的ED_{50}，一般认为可借此评价不同吸入麻醉药的效能，且此时与其他组织的摄取和分布无关。但MAC不能代表反映麻醉深度的所有指标，在相等的MAC下，药物对机体的生理影响并不相同。

（2）由于进入麻醉状态主要取决于麻醉药的分子数量而不是分子类型，因此，MAC具有相加性，即若同时吸入两种麻醉药，各为0.5MAC，其麻醉效能相当于1.0MAC的单一吸入麻醉药。临床上利用此特性复合应用两种吸入麻醉药，以减轻各自的不良反应。

（3）外科手术一般需要1.5～2.0MAC方可达到适当的麻醉深度。

（三）MAC 的延伸

1. MAC_{95}　其意义类同于 ED_{95}，可使 95% 的患者达到对切皮引起的伤害性刺激无体动反应时的 MAC，一般为 1.3MAC。

2. MAC awake　MAC $awake_{50}$，即停止吸入全麻后患者半数苏醒时肺泡气浓度，亦即 50% 患者能执行简单的指令时呼气终末吸入麻醉药浓度（代表肺泡气浓度）；MAC $awake_{95}$ 是指 95% 患者达到上述条件。一般可视为患者苏醒时脑内吸入全麻药分压，不同吸入麻醉药的 MAC awake 均约为 0.4MAC。

3. MAC EI　指患者气管插管时声带不动以及插管前后不发生体动时的 MAC，其中 MAC EI_{50} 为 50% 患者满足上述插管条件时的肺泡气麻醉药浓度，通常为 1.5MAC；MAC EI_{95} 则是 95% 患者满足上述条件时的肺泡气麻醉药浓度，一般为 1.9MAC。

4. MAC BAR　为阻滞肾上腺素能反应的肺泡气麻醉药浓度，MAC BAR_{50} 意即 50% 的患者在切皮时不引起交感、肾上腺素等内分泌反应的 MAC，一般为 1.6MAC；MAC BAR_{95} 则为 95% 的患者不出现此应激反应的 MAC，通常为 2.5MAC。

（四）与 MAC 相关的因素

1. 影响 MAC 的内在因素　具体如下。

（1）体温：在哺乳动物中，MAC 可随着体温下降而下降，此特性系由麻醉气体的液相效能在温度下降时仍能保持相对稳定所决定，但体温每下降 1℃时不同麻醉药的 MAC 下降幅度不一致。

（2）年龄：MAC 值在 6 个月龄时最高，以后随年龄增长而下降，一般年龄每增长 10 年，MAC 值下降 6%，至 80 岁时，其 MAC 仅为婴儿期的一半。

（3）甲状腺功能：在甲亢状态下，由于全身各组织对吸入麻醉药的摄取量相应增加，故 MAC 无明显影响；但亦有学者认为 MAC 值下降。

（4）妊娠：妊娠可使 MAC 降低，尤其是前 8 周，MAC 下降 1/3，产后 72h 后 MAC 即可恢复至妊娠前水平。

（5）血压：平均动脉压（MAP）<50mmHg 时可使 MAC 下降，高血压则对 MAC 影响不大。

（6）血容量：贫血状态时，红细胞压积（Hct）$<10\%$ 可使 MAC 下降，等容性贫血时影响不大。

（7）动脉二氧化碳分压（$PaCO_2$）、动脉氧分压（PaO_2）：$PaCO_2>90$mmHg 或 $PaO_2<40$mmHg（动物研究）时均可使 MAC 下降。

（8）酸碱度：一般认为代谢性酸中毒可降低 MAC。

（9）离子浓度：在动物实验中发现，低钠血症可使 MAC 下降，而高钠血症则升高 MAC，血浆镁离子高于正常值 5 倍以内不影响 MAC，但在 10 倍范围内，则降低 MAC，而高钾血症对 MAC 则无明显影响。

（10）酒精：急性酒精中毒可使 MAC 下降，但长期嗜酒者 MAC 上升。

2. 药物对 MAC 的影响　具体如下。

（1）升高 MAC：使中枢儿茶酚胺释放增加的药物如右旋苯丙胺等。

（2）降低 MAC：使中枢儿茶酚胺释放减少的药物如利血平、甲基多巴等以及局麻药（可卡因除外）、阿片类、氯胺酮、巴比妥类、苯二氮䓬类、胆碱酯酶抑制剂、α-肾上腺素受体阻滞药等降低 MAC。近年来的研究表明，以羟乙基淀粉、明胶、平衡盐等行高容量血液稀释亦可降低 MAC。

3. 其他因素　种族、性别、昼夜变化均不影响 MAC。传统观念认为麻醉持续时间不影响 MAC，但近年来的许多研究表明，吸入麻醉持续时间、伤害性刺激方式和部位均可影响 MAC。在动物研究中，当生物体所处环境压力增加，MAC 则下降，称为“麻醉作用的压力逆转”，其产生机制及意义目前尚无定论。

二、吸入麻醉药的药动学

麻醉气体在各种组织器官的分配系数是决定其摄取、分布、排泄的重要因素，分配系数与麻醉诱导、维持及苏醒过程密切相关。

1. 吸收　所下所述。

（1）吸入麻醉药的吸收过程包括麻醉药从麻醉机挥发罐，氧化亚氮（N_2O）从气体管道经过呼吸管道到达血液循环。在向肺泡内输送气体的过程中，麻醉药吸入浓度越高，肺泡内气体浓度上升越快，此为浓度效应。若两种不同浓度的麻醉气体同时输送，则高浓度气体（称为第一气体）被吸收的同时，可提高低浓度气体（称为第二气体）的吸收速率，此种现象谓之第二气体效应（图3－1）。常用吸入麻醉药的分配系数，见表3－2。

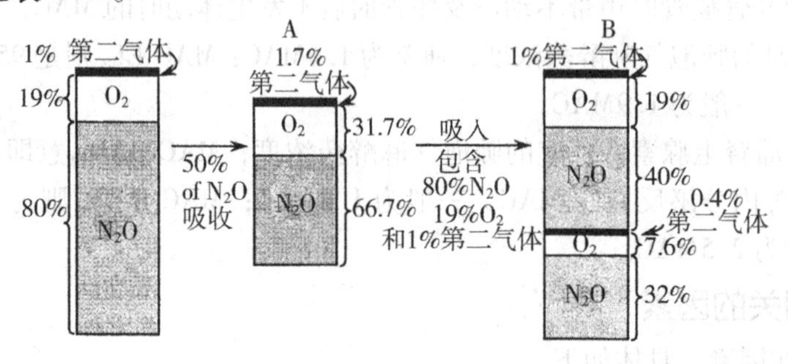

图3－1　第二气体效应

表3－2　常用吸入麻醉药的分配系数（1个大气压下，37℃）

	血/气	脑/血	肌肉/血	脂肪/血
氧化亚氮	0.47	1.1	1.2	2.3
氟烷	2.5	1.9	3.4	51
恩氟烷	1.8	1.4	1.7	36
异氟烷	1.4	1.6	2.9	45
七氟烷	0.65	1.7	3.1	48
地氟烷	0.45	1.3	2.0	27
氙气	0.115	0.13	0.1	–

（2）肺循环对吸入麻醉药的摄取取决于麻醉气体的血/气分配系数（λ）、心排出量（Q）和肺泡－静脉血麻醉药分压差（P_A-P_V），通常用公式"摄取＝［（λ）×（Q）×（P_A-P_V）/大气压］"表示，λ大者，麻醉气体易溶于血，可经肺循环被迅速移走，使肺泡内分压上升速度慢，麻醉诱导时间长；λ小者则相反，其麻醉诱导时间缩短。肺循环与心排出量对肺内吸入麻醉药分压的影响与其同理，肺血流增加以及心排出量增加，均能使药物迅速被血流移走而降低肺泡内分压。而存在心衰、休克等情况时，药物移走速度减慢，肺内分压则很快上升。

2. 分布　如下所述。

（1）吸入麻醉药吸收进入血液循环后，很快随血流到达全身各组织器官。某一组织所摄取的麻醉药量与组织的容积、组织对麻醉药的亲和性或该药的溶解度密切相关。气体麻醉药在各个器官内的分布与麻醉诱导、维持以及恢复均密切相关。

（2）一般根据麻醉药的分布将不同组织分为四组：脑、心、肝、肾、内分泌器官等为血管丰富组织（VRG），在诱导早期便能摄取大量的药物，使组织内麻醉药分压与动脉血分压迅速达到平衡，在4～8min内，便能达到动脉血中的95%；肌肉和皮肤组成肌肉群（MG），在VRG达平衡后的长时间内，MG是主要的麻醉药分布系统，在2～4h内可达到平衡；脂肪群（FG）是MG达平衡后的主要药物贮藏库；由韧带、肌腱、骨骼和软组织等组成的血管稀疏组织（VPG）血流灌注少，所以并不参与麻醉药的分布。

（3）在麻醉诱导开始时，VRG的摄取决定脑内达到所需MAC的时间。在麻醉维持阶段，麻醉药在不同组织内的分布差异相当大，并影响麻醉药的用量以及药物对各器官的作用。当停止输送麻醉气体，机体转入麻醉恢复阶段时，VRG 的分压迅速下降，并与肺泡内分压相等。但对 MG、FG、VPG 而言，麻醉时间长短决定其达到平衡与否及药物摄取量的多少。因此在麻醉恢复中，若麻醉维持时间短，血流灌注量少的组织由于吸入麻醉药量少，此时仍未与血中浓度达到平衡而继续摄取，从而使动脉血中麻醉药浓度下降，对麻醉的苏醒具有促进作用；但长时间麻醉后，上述组织群内吸入麻醉药摄取量增多并已达平衡，一旦血中麻醉药浓度降低，则低血流灌注组织中向血中释放麻醉药，再分布至 VRG，使苏醒时间延长。

3. 转化　各种吸入麻醉药在体内均有不同程度的生物转化，目前在临床应用的吸入麻醉药中，以地氟烷在体内代谢最少。吸入麻醉药脂溶性大，首先要在肝内进行氧化代谢以及与亲水基团结合，最后才能经肾排出体外。肝内的细胞色素 P450，是主要的药物氧化代谢酶。氟烷、甲氧氟烷、N_2O 均有自身酶诱导作用，长时间吸入亚麻醉剂量的健康人，其肝脏药物代谢能力明显增强。

4. 排泄　麻醉气体大部分通过肺部以原形排出，小部分在体内进行生物转化，极少量经手术创面、皮肤排出体外。吸入麻醉药的排泄与麻醉过程相似，亦受吸收及分布等相关因素的影响，其中最大影响因素为血液溶解度、组织/血分配系数、心排出量及肺泡通气量。组织溶解度大者，从组织释放回血液到肺泡的速率则减慢，导致苏醒延长。足够的心排出量可快速将药物从组织带到血液中，再经血液从肺泡排出。目前临床所应用的吸入麻醉药均具有苏醒快的优点，停止吸入后多能在 6～10min 内达到苏醒浓度以下，尤其与 N_2O 合用时，苏醒更迅速、平稳。

三、临床常用吸入麻醉药的药理学特点

（一）氟烷

氟烷（fluothane，halothane）又名三氟氯溴乙烷，1951 年由 Sukling 合成，1956 年开始广泛应用于临床。

1. 药物作用　具体如下。

（1）中枢神经系统：氟烷为强效吸入麻醉药，对中枢神经系统可产生较强的抑制作用，但镇痛作用差，并有扩张脑血管作用，可增高颅内压。

（2）循环系统：氟烷对循环系统有较强的抑制作用，主要表现为抑制心肌和扩张外周血管。由于其抑制交感和副交感中枢，削弱去甲肾上腺素对外周血管的作用，因而交感神经对维持内环境稳定的调控作用减弱，使氟烷对心脏的抑制得不到代偿，两者共同影响使血压下降程度较其他吸入麻醉药强。

（3）呼吸系统：氟烷对呼吸道无刺激，不引起咳嗽和喉痉挛，可用于小儿麻醉诱导，同时由于其具有抑制腺体分泌和扩张支气管的作用，故术后肺部并发症少。

（4）肝脏：对肝脏有一定影响，尤其是短期内再次接受氟烷麻醉者，可出现“氟烷相关性肝炎”。肝损害的表现为：在麻醉后 7d 内发热，同时伴有胃肠道症状，血中嗜酸性粒细胞增多，血清天冬氨酸转氨酶（谷草转氨酶）、碱性磷酸酶增高，凝血酶原时间延长，并可出现黄疸，病死率高。建议在 3 个月内避免重复吸入氟烷。

（5）肾脏：氟烷降低血压的同时可减少肾小球滤过率及肾血流量，直至血压恢复，对肾脏无直接损害。

（6）子宫：浅麻醉时对子宫无明显影响，加深麻醉则可使子宫松弛，收缩无力；用于产科宫内翻转术虽较理想，但可增加产后出血。

（7）内分泌系统：氟烷麻醉时可使血中 ADH、ACTH、肾上腺皮质醇、甲状腺素浓度增高。浅麻醉时升高血中儿茶酚胺浓度，加深麻醉后则无影响。不影响人类生长激素及胰岛素水平。

2. 临床应用　氟烷麻醉效能强，适用于各科手术，尤其适用于出血较多、需控制性降压的患者。对气道无刺激，诱导和苏醒迅速，适用于吸入诱导，尤其小儿麻醉诱导。有扩张支气管的作用，可用于哮喘、慢性支气管炎或湿肺患者。不升高血糖，可适用于糖尿病患者。术后很少发生恶心、呕吐，肠蠕动恢复快。但氟烷具有较强的呼吸、循环抑制作用，不适用于心功能不全以及休克等心血管功能不稳定的患者；由于可增高心肌对肾上腺素的敏感性，从而易致心律失常。安全范围小，镇痛作用弱，肌松不

充分，对橡胶、金属有腐蚀作用，并可发生严重的肝损害，故虽麻醉效能强，但目前已不主张单独使用。

（二）异氟烷

异氟烷（isoflurane，forane）是恩氟烷的同分异构体，合成于 1965 年，自 1978 年始广泛应用于临床。

1. 药物作用　具体如下。

（1）中枢神经系统：异氟烷对中枢神经系统的抑制呈剂量依赖性，在低 CO_2 条件下对颅内压的影响小于氟烷和恩氟烷，吸入浓度达 0.6～1.1MAC 时，不增加脑血流量；1.6MAC 时，脑血流量虽增加，但增幅不如氟烷。深麻醉、低 CO_2 或施加听刺激时不产生恩氟烷样的抽搐，故可安全用于癫痫患者。

（2）循环系统：异氟烷对心血管功能仅有轻度抑制作用。在 2.0MAC 以内，对心肌的抑制小，能降低心肌氧耗量及冠脉阻力，但不减少冠脉血流量；异氟烷致血压下降的主要原因是其降低周围血管阻力。异氟烷能增快心率，却较少引起心律失常。

（3）呼吸系统：异氟烷抑制呼吸与剂量相关，可大幅度降低肺通气量，在增高 CO_2 的同时抑制中枢对其引起的通气反应。异氟烷增加肺阻力，并能使肺顺应性和功能余气量减少。

（4）肝脏：异氟烷物理性质稳定，临床应用证实对肝脏无损害，潜在的肝脏毒性很小。

（5）肾脏：异氟烷在体内代谢少，对肾功能影响小，虽能通过降低全身血压而减少肾血流量，但并无明显肾功能抑制和损害，长时间麻醉后血清尿素氮、肌酐和尿酸不增加。

（6）子宫：异氟烷对子宫肌肉收缩有抑制作用，与剂量相关。浅麻醉时并不抑制分娩子宫的收缩，深麻醉时则有较大的抑制作用，故能增加分娩子宫的出血。浅麻醉时对胎儿无影响，但深麻醉时由于降低子宫血流灌注，可对胎儿产生不良影响。异氟烷类同于恩氟烷，能增加人流术中的子宫出血，故不提倡用于该类手术。

（7）神经肌肉：异氟烷有肌肉松弛作用，能强化去极化和非去极化肌松药的效应，术中可减少肌松药的用量，因此适用于重症肌无力患者。

2. 临床应用　异氟烷具有很多优点，其麻醉诱导迅速，苏醒快，不易引起呕吐，可适用于各种手术。由于其对心血管功能影响很轻，并可扩张冠脉，故可安全用于老年、冠心病患者。不增加脑血流量，适用于神经外科或颅内压增高的手术，尤其是癫痫患者。吸入低浓度异氟烷尚可用于 ICU 患者的镇静。

异氟烷镇痛作用较差，并有一定刺激性气味，麻醉诱导时小儿难以合作。能增快心率；由于扩张阻力血管而降低血压。可增加子宫出血，不适用于产科麻醉。

（三）恩氟烷

恩氟烷（enflurane，ethrane）由 Terrell 在 1963 年合成，于 70 年代应用于临床。

1. 药物作用　具体如下。

（1）中枢神经系统：对中枢神经系统的抑制随血中浓度升高而加深，吸入 3%～3.5% 的浓度时，可产生暴发性中枢神经抑制，脑电图呈现单发或重复发生的惊厥性棘波，临床上可伴有四肢肌肉强直性、阵挛性抽搐。惊厥性棘波是恩氟烷深麻醉的特征性脑电波，也称之为癫痫样脑电活动，低 CO_2 时棘波更多，此种发作为自限性暂时性。在动脉压波动不大时，恩氟烷可使脑血管扩张，增加脑血流量，从而使颅内压增高。

（2）循环系统：恩氟烷对循环系统的抑制程度呈剂量依赖性。增快心率，抑制心肌收缩力，并能减少每搏量及心排血量，使血压下降，而右房压增高。血压下降与心肌抑制相关外，尚由外周血管阻力下降所致。血压下降与麻醉深度呈平行关系，可作为麻醉深度的判断指标。恩氟烷不增加心肌对儿茶酚胺的敏感性，可安全用于嗜铬细胞瘤患者的麻醉。

（3）呼吸系统：恩氟烷对呼吸道无刺激作用，不增加气道分泌物，不引起气道痉挛和咳嗽。但对呼吸有较强的抑制作用，强于其他吸入麻醉药，主要是减少潮气量，也可降低肺顺应性。

（4）肝脏：对肝脏功能影响轻微，研究表明多次重复吸入恩氟烷不产生明显的肝脏损害。

（5）肾脏：对肾脏功能有轻度抑制作用，但麻醉结束后可迅速恢复。恩氟烷麻醉后血清中无机氟可升高，但未超过肾功能损害的阈值，如术前肾功能受损者，需谨慎或避免应用。

（6）子宫：恩氟烷有松弛子宫平滑肌的作用，呈与用药剂量相关性宫缩减弱，甚至出现宫缩乏力或产后出血。

（7）神经肌肉：恩氟烷具有肌肉松弛作用，亦可增强肌松药的神经肌肉阻滞效能，单独使用所产生的肌松作用可满足手术的需要。恩氟烷的肌肉松弛作用与剂量相关，新斯的明不能完全逆转其神经肌肉阻滞作用。

（8）眼内压：恩氟烷能降低眼内压，故可适用于眼科手术。

（9）内分泌：恩氟烷麻醉时可使血中醛固酮浓度增高，而对皮质激素、胰岛素、ACTH、ADH及血糖则均无影响。

2. 临床应用 恩氟烷诱导及苏醒相对较迅速，恶心、呕吐发生率低，对气道刺激性少，不增加气道分泌物，肌松效果佳，可适用于各部位、各种年龄的手术，如重症肌无力、嗜铬细胞瘤手术等。但恩氟烷对心肌有抑制作用，在吸入高浓度时可产生癫痫样脑电活动，深麻醉时抑制循环及呼吸。因此对于严重的心、肝、肾脏疾病以及癫痫、颅内压过高患者需慎用或禁用。

（四）七氟烷

七氟烷（sevoflurane）由Regan于1968年合成，1990年在日本正式开始使用。

1. 药物作用 具体如下。

（1）中枢神经系统：七氟烷抑制中脑网状结构的多种神经元活动，与剂量相关，在吸入4%浓度时，脑电图可出现有节律的慢波，随麻醉加深慢波逐渐减少，出现类似巴比妥盐样的棘状波群。麻醉过深时可出现全身痉挛，但较恩氟烷轻。七氟烷亦增加颅内压，降低脑灌注压，但程度较氟烷弱。

（2）循环系统：吸入一定浓度的七氟烷（2%～4%），可抑制左室收缩及心泵功能，且与剂量相关，对心率的影响不大，但能使血压下降，与其抑制心功能、减少心排血量以及扩张阻力血管有关。

（3）呼吸系统：七氟烷对气道的刺激非常轻，尤其适用于小儿麻醉面罩诱导，此特点与氟烷相似。在麻醉加深的同时，对呼吸的抑制亦相应增强。

（4）肝脏：七氟烷麻醉可使肝脏血流量一过性减少，对门静脉的影响稍大，但均能恢复到术前水平。

（5）肾脏：七氟烷的组织溶解性低，在体内的代谢相对较少，肾毒性小，故目前尚未见七氟烷引起肾脏损害的报道。

（6）神经肌肉：七氟烷与其他吸入麻醉药一样，可强化肌松药的作用。

2. 临床应用 七氟烷因诱导、苏醒快，气道刺激少，麻醉深度容易控制，适用于各种全麻手术，亦为小儿麻醉诱导及门诊手术的良好选择。七氟烷遇碱石灰不稳定，能一过性降低肝血流量，故一月内使用吸入全麻、有肝损害的患者需慎用。当新鲜气流量较少时，管道内可产生化合物A，因而使用七氟烷时需保证足够的新鲜气流。

（五）N_2O

N_2O（nitrous oxide），亦即笑气，1779年由Priestley合成，自1844年Wells用于拔牙麻醉始，广泛用于临床，历史悠久。

1. 药物作用 具体如下。

（1）中枢神经系统：吸入30%～50% N_2O即有较强的镇痛作用，浓度在80%以上方产生麻醉作用，可见其麻醉效能较弱，MAC在所有吸入麻醉药中居于最高，达105，并有增高颅内压的作用。

（2）循环系统：N_2O对心肌无直接抑制作用，不影响心率、心排血量、血压、周围血管阻力等，但在单纯N_2O麻醉下，可出现平均动脉压、右房压、食管温度升高，全身血管阻力增高，瞳孔增大。

（3）呼吸系统：对呼吸道无刺激，不抑制呼吸，术前如使用镇痛药，N_2O可增强术前药的呼吸抑制作用。

2. 临床应用　N_2O 诱导迅速，苏醒快，镇痛效果强，对气道无刺激，无呼吸抑制作用，可安全用于各种非气管插管患者的麻醉，但由于其麻醉作用弱，常需吸入较高浓度，易出现缺氧，故常与其他吸入麻醉药复合应用，并可增强其麻醉效能，同时使麻醉后恢复更趋于平稳。N_2O 对循环影响小，可安全用于严重休克或危重患者，以及分娩镇痛或剖宫产患者。长期使用 N_2O 对骨髓有抑制作用，一般以吸入 50% 48h 内为宜。使用高浓度的 N_2O 容易引起术中缺氧。N_2O 麻醉还可使体内含气空腔容积增大，以吸入 3h 后最明显，故肠梗阻、气腹、空气栓塞、气胸、气脑造影等有闭合空腔存在时，体外循环、辅助体外循环时禁用。近期对于 N_2O 的应用及其相关不良影响，尤其吸入高浓度（70%），存在很大争议。

（六）地氟烷

地氟烷（desflurane）为近年投入使用的吸入麻醉药，1959 年至 1966 年间由 Terrell 等人合成，直至 1988 年方通过鉴定，于 1990 年初在临床试用。

1. 药物作用　具体如下。

（1）中枢神经系统：地氟烷对中枢神经系统呈剂量相关性抑制，但并不引起癫痫样脑电活动，其脑皮质抑制作用与异氟烷相似。如同其他吸入麻醉药，大剂量时可引起脑血管扩张，并减弱脑血管的自身调节功能。

（2）循环系统：与其他吸入麻醉药相似，地氟烷对心功能亦呈剂量依赖性抑制，也可扩张阻力血管，但在一定 MAC 下与 N_2O 合用能减轻其循环抑制及增快心率的作用。在冠心病患者，地氟烷能抑制劈开胸骨时的血压反应，维持正常的心脏指数及肺毛细血管楔压。

（3）呼吸系统：地氟烷对呼吸功能的抑制作用较异氟烷、恩氟烷弱，可减少分钟通气量，增加 CO_2，抑制机体对高 CO_2 的通气反应。

（4）肝、肾脏：地氟烷对肝、肾功能无明显的抑制及损害作用。

（5）神经肌肉：地氟烷的神经肌肉阻滞作用强于其他氟化烷类吸入麻醉药。

2. 临床应用　地氟烷具有组织溶解度低，麻醉诱导、苏醒快，对循环功能影响小和在体内几乎无代谢产物等特点，属于较好的吸入麻醉药，但由于价格昂贵，有刺激性气味，麻醉效能较同类弱，故在实际应用中受限。此外，由于其蒸汽压是其他吸入麻醉药的 4 倍左右，沸点接近室温，因此要用专一的抗高蒸发压、电加热蒸发器。

（七）氙气

氙气（xenon）属于惰性气体，化学性质稳定，不产生环境污染，具备吸入麻醉药的许多理想条件，2001 年作为药物开始应用。

1. 药物作用　具体如下。

（1）中枢神经系统：氙气的麻醉效能强于 N_2O，两者镇痛作用相仿，吸入低浓度的氙气即可提高人体的痛阈，延长对听觉刺激的反应时间，对中枢神经系统具有兴奋与抑制双重作用，当吸入浓度达 60% 时，可增加脑血流量。

（2）循环系统：不影响心肌收缩力，由于此药的镇痛作用而降低机体应激反应，有利于心血管系统的稳定。

（3）呼吸系统：对呼吸道无刺激，由于氙气血/气分配系数低，排出迅速，故自主呼吸恢复较快；其对肺顺应性影响小，适用于老年人以及慢性肺病的患者。

2. 临床应用　氙气的麻醉效能显著强于 N_2O，诱导和苏醒迅速，具有较强的镇痛效应。对心功能无明显影响，血流动力学稳定，不影响肺顺应性，对呼吸道无刺激，是较理想的吸入麻醉药，尤其对心功能储备差的患者。但由于氙气提取困难，且不能人工合成，导致价格昂贵，输送困难，目前在临床不可能广泛应用，尚需进一步深入进行临床应用研究。

（芦智波）

第二节　吸入麻醉技术的设备

一、麻醉机简介

麻醉机是实施吸入麻醉技术不可缺少的设备，其发展过程为提供高质量吸入麻醉管理的关键，从简单的气动装置发展至晚近相当完善的麻醉工作站，从单一送气系统发展至复合型监控反馈系统，使吸入麻醉技术也因此向更加高效、安全、可控的方向发展。

（一）麻醉机基本组成部件

1. 气源　现代麻醉机一般都含有氧气、N_2O 的进气管道，甚至根据需要提供空气进气口。

（1）压缩气筒：压缩气筒是活动式的气体来源，一般医院均有氧气、N_2O、CO_2 以及空气等压缩气筒。压缩气筒要求有明确的完整标签说明所贮气体，应有不同的接头阀门，称为轴针系统，可防止在连接过程中出现错误；同时，在气筒出口应有压力调节器，以调整进出气筒的气体压力。

（2）中心供气系统：多数医院均已有中心供气系统，主要是氧气，目前国内亦有较多医院设 N_2O 中心供气系统。中心供气系统可提供连续、稳定的供气，但必须时刻保证其压力及流量充足、准确，以免造成意外。

（3）压力调节器：也称减压阀，通过减压阀可向通气回路提供低而稳定的压力，一般保证压力在 0.3 ~0.4mPa。

（4）压力表：是连接在气筒阀和减压阀之间的压力提示装置，所指示的是压缩气筒内压力。

2. 流量计装置　流量计可精确控制进入气体出口的气流。常用的流量计有悬浮转子式和串联型流量计。打开气源后，可调节旋钮，气体通过流量管，使活动的指示浮标显示，可得知通过流量控制阀门的流量，流量管上的刻度提示气流速度。

3. 流量控制阀门　由流量控制钮、针形阀、阀座和阀门挡块组成，处于麻醉机的中压系统与低压系统之间，调节流量控制阀门，可调节进入气道的气体流量，在含有两种气体流量计时，可通过配比方式，以机械或联动方式对氧气和 N_2O 流量进行自动调节，防止因气体流量过大而发生缺氧。

4. CO_2 吸收装置　为循环紧闭式麻醉必配装置，内装有碱石灰，可直接吸收气道回路中的 CO_2，在吸收时发生化学反应，同时使指示剂发生颜色变化。在麻醉通气过程中，若碱石灰过于干燥，可增加一氧化碳以及化合物 A 的生成，需予以注意。

5. 麻醉气体回收装置　麻醉气体排放可污染手术室内空气，对医护人员可产生不良影响。因此，在麻醉通气系统的末端，一般装有麻醉废气回收装置，并可通过管道排放至手术室外。

6. 麻醉蒸发器　麻醉机中蒸发器是实施吸入麻醉的主要部件，一般装有 2 ~3 种不同吸入麻醉药的专用蒸发器，并以串联形式相连，但中间装有可防止同时开启的连锁装置。现代麻醉机可排除温度、流量、压力等因素的影响，即所谓温度、流量、压力自动补偿，能精确的稀释和控制吸入麻醉药的蒸汽浓度。

（二）麻醉蒸发器的类型及使用

1. 常用类型　具体如下。

（1）可变旁路蒸发器：如 Datex - Ohmeda Tec 4、Tec 5 和 Tec 7，North American Drager Vapor 19. n 和 20. n 等，可变旁路是指调节输出药物浓度的方法，此类蒸发器通过浓度控制盘的设定决定进入旁路室和蒸发室的气流比例，从而决定输出饱和蒸汽的浓度。适用气体为氟烷、恩氟烷、异氟烷和七氟烷。

（2）地氟烷蒸发器：如 Datex - Ohmeda Tec 6，为地氟烷的专用蒸发器。由于地氟烷的 MAC 是其他麻醉气体的 3 ~4 倍，沸点接近室温，因此需使用专用的抗高蒸发压、电加热蒸发器控制其蒸发。

（3）盒式蒸发器：如 Datex - Ohmeda Aladin，其属于电控蒸发器，可用于氟烷、异氟烷、恩氟烷、七氟烷和地氟烷等 5 种麻醉药，由于该蒸发器采取独特的蒸发器系统，可识别不同气体的药盒，采取不同的蒸发方式使输出浓度均达到要求。是目前较先进的麻醉蒸发器。

2. 影响蒸发器输出的因素　具体如下。

（1）气体流速：当气体流速过高（>15L/min）或者过低（<250mL/min）时，均将降低输出气体浓度。

（2）温度：温度可影响麻醉药物的挥发，目前麻醉蒸发器均有温度补偿系统，可保证蒸发器内温度时刻达到气体蒸发的条件。

（3）间歇性反压力：正压通气以及快速充气时可产生“泵吸效应”，称为间歇性反压力，最终可使麻醉气体的输出浓度高于浓度控制钮设定值。尤其在高频率通气、高吸气峰压、呼气相压力快速下降时，此种效应影响更大。

（4）载气成分：由于 N_2O 在含氟麻醉气体中的溶解度高于氧气，因此，在混合输送气体时，可相应产生浓度变化，在调整输出气体浓度刻度时，需考虑此影响。

3. 使用注意事项　专用蒸发器只可装专用药液；不可斜放；药液不可加入过多或过少，避免溢出或引起输出浓度过低；气流太大或者突然开启可导致药液进入呼吸环路；浓度转盘不能错位，否则可引起浓度不准确；使用前要进行漏气检查，以免泄漏，在进行漏气检查时，需打开蒸发器。

二、麻醉通气系统

麻醉通气系统亦即麻醉呼吸回路，提供麻醉混合气体输送给患者。同时，患者通过此系统进行呼吸，不同麻醉通气系统可产生不同麻醉效果以及呼吸类型。

（一）Mapleson 系统

1. 属于半紧闭麻醉系统，有 A ~ F 六个类型（图 3 - 2），其系统及各部件简单。A ~ F 每个系统中多种因素可影响 CO_2 的重吸收：新鲜气流量、分钟通气量、通气模式（自主呼吸/控制呼吸）、潮气量、呼吸频率、吸/呼比、呼气末停顿时间、最大吸气流速、储气管容积、呼吸囊容积、面罩通气、气管插管通气、CO_2 采样管位置等。目前 Mapleson A、B、C 系统已经很少用，D 和 E、F 系统仍广泛应用，其中 D 系统最具代表性。

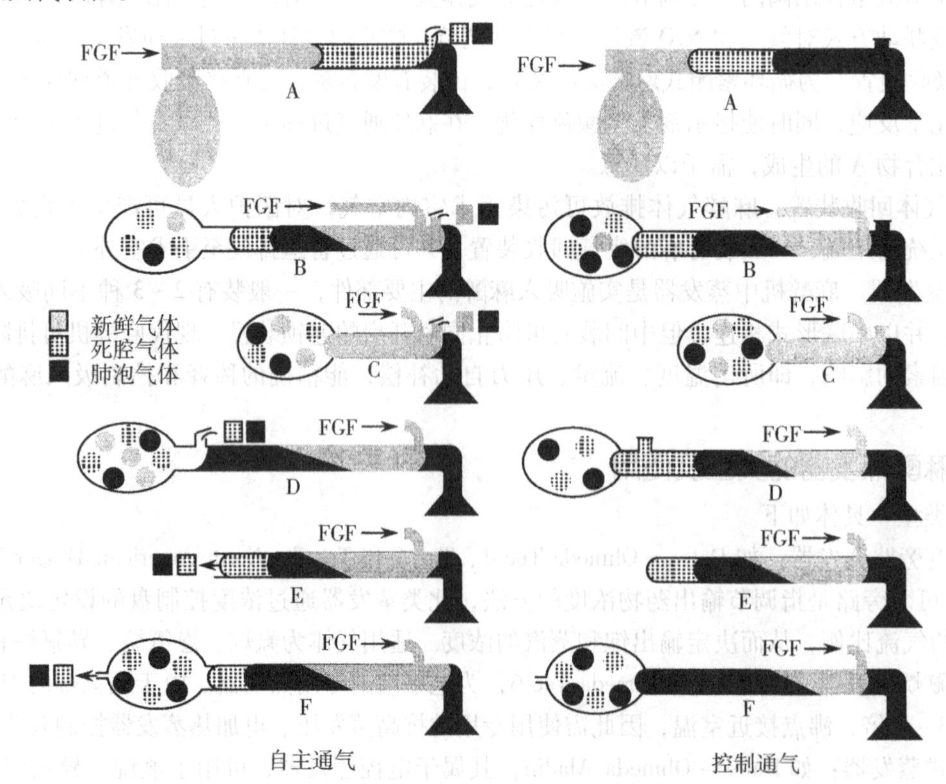

图 3 - 2　Mapleson 系统 A - F

2. Bain 回路为 Mapleson D 的改良型，可用于自主呼吸及控制呼吸，具有轻便、可重复使用等优点，当新鲜气流量达到分钟通气量的 2.5 倍时可防止重复吸入。

（二）循环回路系统

1. 循环回路　循环回路为目前最常用的麻醉通气系统，具有贮气囊和呼出气的部分或全部重复吸入。重复吸入的程度依赖于回路的设计以及新鲜气流量大小，可分为半开放型，半紧闭型和紧闭型。在紧闭回路系统中，新鲜气流量等于患者气体的总消耗量，呼吸机的安全阀和减压阀处于关闭状态，所有 CO_2 被全部吸收。

2. 循环回路的优点　吸入气体浓度十分稳定，呼出气体中的水分和热量丢失少，减少了麻醉气体对手术室内的污染。

3. 循环回路的缺点　由于循环回路的构造比较复杂，各个接头处容易出现泄漏、错接、堵塞等意外。而一旦阀门发生故障，可带来相当大的危险，回路可能堵塞或重复吸入。因此在循环回路中，必须定时检查各种设置、接头以及患者通气情况。

三、吸入麻醉气体的浓度和深度监测技术

在进行吸入麻醉时，对吸入麻醉药与气体的浓度监测是保证以及提高吸入麻醉安全性的重要手段。

（一）吸入麻醉药以及相关气体的浓度监测

1. 红外线气体分析仪　红外线气体分析仪是临床中最为常用的吸入麻醉药监测设备，其以特定波长的红外线照射待测定气体，透过的红外光强度与被测物质浓度成反比，当其被红外光检测器检出并与已知参照气体比较后即可计算出被测物质的百分比浓度。可分为主流型和旁流型，主流型只能测定 CO_2 和 O_2 的浓度，而旁流型则可测定所有常用挥发性麻醉气体、O_2、N_2O 和 CO_2 浓度。加装滤光轮的分析仪每个呼吸周期可进行数百次测量，实现实时更新监测波形及读数。但此类分析仪受多种因素干扰，易发生误差，在分析数据时必须排除监测气体中其他气体成分及水蒸气等干扰，并由于其反应时间相对慢，当呼吸频率过快时可影响吸入与呼出的浓度检测值。

2. 质谱仪　质谱仪测量范围广，反应时间短，使用方便，为相当理想的气体浓度监测仪，其根据质谱图提供的信息进行多种物质的定性和定量分析，可测定 O_2、CO_2、N_2、N_2O、挥发性麻醉气体以及氙气等气体成分。可分为共享型和单一型，前者可安装于中央室，经管道系统与若干周围站相连，使用轮流阀在不同时间采集不同患者的呼吸气体，以满足同时监测若干患者的需要；单一型体积小，移动灵活，可对某一患者进行连续监测。使用质谱仪时，需注意其对麻醉气体的监测可能有所偏离；同时样气经测量后不再返回回路，需补充新鲜气体流量；在发生气栓或气管插管等需观测患者呼吸气体浓度的突然变化时，间隔时间过长。

3. 气相色谱仪　气相色谱仪利用以气相作为流动相的色谱技术，根据各色谱峰的出现位置、峰高、峰下面积及再经标准气样校正即可得到样品中各种成分的浓度。具有高灵敏度、高选择性、高效能，通用性强、重复性好、所需样品量少等优点，但由于不能用于连续监测，故临床应用较少。

4. 拉曼散射气体分析仪　拉曼散射气体分析仪由氦氖激光光源、检测室、光学检测系统和电子系统组成，待测气体被送入仪器，在检测室内激光与气体相遇产生散射，并且每一波长的散射光子数均与某一被测气体浓度相关，光电二极管探测出光子后转换成电流，通过对电流的计算则可得知各气体成分的浓度。该分析仪可同时进行多种气体的浓度测定，启动快，反应时间短，准确性高，可进行实时监测，使用简单。缺点为体积和重量均大于红外光分析仪，进行测量后可使回路内 N_2 浓度增高，并不能检测氦气、氩气和氙气，且气体中含有 N_2O 也影响其他气体的检测。

5. 压电晶体振荡式气体分析器　当吸入麻醉药被该分析器中的一块振荡晶体表面的液体层吸收后，其质量的增加改变晶体的振动频率，由此引起的电流变化与吸入麻醉药的浓度成正比，借此可得知麻醉药的浓度。其准确性高，N_2O、乙醇等对吸入麻醉药的浓度测定影响小，预热快。但不能测定 O_2、CO_2、N_2 和 N_2O 浓度，也不能区别各种挥发性麻醉药，当吸入混合麻醉气体时，其读数接近各药物浓

度之和。

（二）吸入麻醉深度的监测技术

麻醉深度监测复杂且难以统一标准，在临床麻醉中，对术中患者的意识、疼痛、体动以及自主反应的监测一直是麻醉科医生判断麻醉深度的指标。在长久的研究过程中，目前较公认的能切实反应麻醉深度的指标为脑电监测（包括双频谱指数、熵、Narcortrend）、诱发电位监测（包括脑干听觉诱发电位、中潜伏期听觉诱发电位、听觉诱发电位指数、事件相关电位）和脑成像技术（包括 PET 和功能磁共振成像）。

四、废气清除系统

施行吸入麻醉过程中会产生一定量的废气，包括麻醉气体的原形及其代谢产物，此类废气在手术室中达到一定浓度时，可对医护人员产生不利影响。目前虽尚无足够的数据证明麻醉废气影响生殖、促发肿瘤等，但清除废气仍是手术室中值得关注的重要问题。

（一）传统的废气清除系统的组成

1. 废气收集系统　麻醉废气从 APL 阀或呼吸机的排气孔排出，这些多余的废气通常由特定的装置集合后进入输送管道。

2. 输送管道　负责将废气输送至处理中心，输送管道的通畅是预防回路内压力增高的首要问题，一般要求管道尽量短，且具备一定硬度，防止扭曲。

3. 中间装置　中间装置的作用是防止系统中出现过度的负压或正压，必须具备正压及负压释放功能，根据负压与正压释放的方式，可分为开放式中间装置以及闭合式中间装置。开放式中间装置与大气相连，需要一个储气室，其压力释放孔处于储气室顶端，储气室及负压吸引的大小决定整个装置的排放效率。闭合式中间装置通过阀门与大气相通，必须具备正压排气通道，避免下游受压等情况时系统内出现过高压力，造成气压伤。闭合式装置中若采取主动式负压吸引，则尚需使用负压进气阀，避免系统内过度负压。

4. 废弃排放系统　负责将废气从中间装置输送至处理装置。

5. 废气处理装置　分为主动式和被动式，目前常使用负压吸引的主动式处理装置。如前所述，主动式系统的中间装置中，必须使用负压进气阀以及储气囊，并且需根据常用气流量的大小进行负压大小的调节。而被动式则依靠废气本身的压力将废气排出系统之外，必须具备正压排气阀。

（二）废气清除系统中存在的问题

（1）废气清除系统增加麻醉机的复杂性，对麻醉机的性能提出更高的要求。

（2）所增添的管道设计以及系统的运转增加麻醉管理中出错的概率。

（3）系统中管道的堵塞或扭曲可使回路内压力增高，气压伤的可能性提高。

（4）主动式排放装置使用的负压吸引可使回路中出现过度负压现象，影响通气。

（三）国内研制的改进式废气排除装置

1. 迷宫式麻醉废气吸附器　其专利号为 ZL98226685.5。主要由盒盖、分流罩、滤网和盒体组成的迷宫式通气容器和装在盒体内的活性炭组成，具有结构简单、体积小、活性炭用量少及吸附效率高等优点，装在麻醉呼吸机的废气排出口上，可使排出的麻醉废气含量减少 90% 以上，起到净化空气的作用，能有效保护医护人员身体健康。

2. 麻醉废气排除装置缓冲系统　其专利号为 ZL2004 20071427.2。包括上连接管、T 型管、调节阀门、下连接管、储气囊、透气管。其中上连接管的下端与 T 型管的上端相连接，T 型管的下端与调节阀门的上端相连接，调节阀门的下端与下连接管的上端相连接，而 T 型管的支路在中段位置连接储气囊，此支路在末端位置连接透气管。适用于各类麻醉机（紧闭式与半紧闭式）。

3. 尚在研制中的新型废气排除装置　包括四个组成部分：单向活瓣，储气囊，正压排气阀，负压调节器。其储气囊的设计在负压吸引条件下，能保证只清除已被排出麻醉机的废气，而不影响整个麻醉回路中的压力以及气体量。

（芦智波）

第三节 吸入麻醉方式及影响因素

一、吸入麻醉方式的分类

（一）按照流量分类

1. 低流量吸入麻醉　低流量麻醉是指新鲜气流量小于分钟通气量的一半，一般小于2L/min。由于该法能减少麻醉药的用量并可得到较好的麻醉效果，故目前临床常用。但仅在半紧闭式和紧闭式两种方式下，且有CO_2吸收装置时方能应用低流量吸入麻醉。

2. 高流量吸入麻醉　新鲜气流量通常大于4L/min，虽可保证吸入麻醉药浓度的稳定，但由于对环境污染重，耗费大，故目前少用。

（二）按照使用的回路分类

1. 开放式　开放式回路为最早、亦是最简单的麻醉回路。系统与患者之间无连接，不增加气道阻力，无效腔小，可适用于婴幼儿。但由于需要较大的新鲜气流，且无密闭性，对空气的污染严重，不能实行控制呼吸，现已不用。

2. 半开放式　半开放式为部分气体重复吸入，经典的回路为Mapleson系统。如前所述，以Bain回路应用最为广泛，新鲜气流量达到分钟通气量的2倍能完全避免CO_2重复吸入，行控制/辅助呼吸时，其效率在五个系统中为最高。

3. 紧闭式　紧闭回路中新鲜气体流量等于患者体内耗氧量，可视为一种定量麻醉，麻醉中可精确计算出所需补充的各种气体流量。呼出气体全部通过CO_2吸收罐，然后混合新鲜气流再全部重复吸入，但一般不宜用于婴幼儿。

4. 半紧闭式　本方式的特点是一部分呼出气体通过逸气阀排出回路，另一部分通过CO_2吸收罐后与新鲜气流混合被重复吸入。由于此方式浪费药物，并污染空气，如气流量过小及吸入氧浓度不高时可引起缺氧，现已少用。

二、影响因素

（一）CO_2吸收

1. 回路的设置　麻醉回路的设置为CO_2重复吸入程度的关键性因素，在使用回路进行不同手术的麻醉时，尤其是各个不同年龄阶段，需首先考虑CO_2重复吸入程度对患者生理的影响。

2. CO_2吸收罐　一般麻醉机中CO_2吸收罐内为碱石灰，分为钠、钙与钡石灰，在吸收CO_2过程中发生化学反应，以将其清除。吸收剂的湿度、效能、颗粒的大小、吸收罐的泄漏等因素均可影响CO_2的吸收。

（二）新鲜气流量

在各种通气方式中，对新鲜气流量大小的要求不一，欲达不同重复吸收程度，首先须调整新鲜气流量。同时，为按需调控诱导与苏醒速度，在通气过程中也可调整新鲜气流量。

（三）呼吸回路

1. 完整性　呼吸回路的完整性是防止出现意外的首要条件，由于系统中均存在多个接头以及控制装置，而接头的脱落常可造成严重的医疗意外，故一般麻醉机均配有监测回路是否完整的装置，但麻醉科医师的观测及检查更为重要，对呼吸次数与胸廓起伏度的观察最为直接，此外尚需结合其生命体征的实时监测结果。

2. 通畅性　回路中有多个活瓣，在其出现堵塞时，可出现张力性气胸、气压伤等严重情况，亦导致 CO_2 不断被重复吸入。

（芦智波）

第四节　吸入麻醉的实施

一、吸入麻醉的诱导

(一) 良好的麻醉诱导要求

(1) 用药简单无不良反应。

(2) 生命体征平稳。

(3) 具有良好的顺行性遗忘、止痛完全、肌肉松弛。

(4) 内环境稳定、内分泌反应平稳。

(5) 利于麻醉维持等。

(二) 吸入麻醉的诱导方法

1. 慢诱导法　即递增吸入麻醉药浓度。具体实施：麻醉诱导前常规建立静脉通道；将面罩固定于患者的口鼻部，吸氧去氮后打开麻醉挥发罐，开始给予低浓度的吸入麻醉药，每隔一段时间缓慢增加全麻药的浓度至所需麻醉深度 MAC，同时检测患者对外界刺激的反应。如果需要可插入口咽或鼻咽通气导管，以维持呼吸道通畅。浓度递增式慢诱导法可使麻醉诱导较平稳，但同时诱导时间延长，增加兴奋期出现意外的可能性。

2. 快诱导法　即吸入高浓度麻醉药。具体实施：建立静脉通道，使用面罩吸纯氧去氮，然后吸入高浓度气体麻醉药，在患者意识丧失后可用呼吸气囊加压吸入麻醉气体，但压力不宜过高，避免发生急性胃扩张引发呕吐甚至导致误吸。直至达到所需麻醉深度。快速诱导中若使用高浓度、具有刺激性（如异氟醚）吸入麻醉药，可出现呛咳、分泌物异常增加以及喉痉挛等反应，伴有脉搏血氧饱和度（SpO_2）一过性下降。

3. 诱导时间的长短　主要取决于新鲜气流的大小及不同个体对麻醉气体和氧的摄取率。起始阶段可因下列因素缩短。

(1) 适当大的新鲜气流以加速去氮及麻醉药的吸入。

(2) 选择合适的吸入麻醉药（对呼吸道刺激小、血/气分配系数低者）。

(3) 快速增加吸入麻醉药浓度，以加速其达到预定浓度。

(4) 逐步减少新鲜气流量。

4. 小儿吸入麻醉诱导　吸入麻醉药在小儿诱导中有避免肌肉及静脉注射时的哭闹，诱导平稳、迅速等优点；但在诱导过程中，由于小儿合作性差，故诱导时需特殊处理。

(1) 术前用药可使小儿较容易接受面罩诱导，可保持患儿在安静状态下自主呼吸吸入麻醉药。

(2) 药物选择：七氟烷血/气分配系数低，诱导迅速，且无明显气道刺激性，气味较易被小儿接受，麻醉诱导迅速，是目前进行小儿吸入全麻诱导的较佳选择。地氟烷血/气分配系数较七氟烷低，但对呼吸道有刺激性，单独诱导时容易发生呛咳，屏气，甚至喉痉挛。异氟烷对呼吸道刺激性最大，同样可引起呛咳，屏气，喉或支气管痉挛，不宜用于小儿麻醉诱导。恩氟烷与异氟烷是同分异构体，其为强效吸入全麻药，对呼吸道刺激性较小且能扩张支气管，哮喘患儿亦可选择。但恩氟烷对呼吸、循环抑制程度较重，且高浓度下可诱发脑电图棘波，故诱导时尽量避免。氟烷无刺激性，药效强，在早期常用于小儿诱导，但其血/气分配系数高，起效慢，且对器官存在毒性作用，故已少用。

(3) 注意事项

1) 小儿合作性差，对面罩扣压存在恐惧感，术前用药可使其较易接受；较大患儿则在实施过程中给予安慰以及提示。

2）在患儿进入深度镇静状态下，可适当手控加压通气，使其迅速进入麻醉状态，避免兴奋期躁动及呕吐等不利因素加重诱导风险。

3）小儿宜选择快诱导法，缩短诱导时间，减少诱导期间出现的各种并发症。

二、吸入麻醉的维持和苏醒

（一）吸入麻醉的维持

应注意吸入麻醉诱导与维持间的衔接，并力求平稳过渡。气管插管后立即给予肌松药，同时可吸入30%～50% N_2O 及0.8～1.3MAC挥发性麻醉药。吸入麻醉期间应保持患者充分镇静、无痛、良好的肌松，遏制应激反应，血流动力学平稳。吸入麻醉药本身虽具有肌松作用，但为满足重大或特殊手术所需的良好肌松，如单纯加深吸入麻醉深度以求达到所需的肌松程度，可能导致麻醉过深、循环过度抑制。此时需静脉定时注射肌松药以维持适当肌松。挥发性麻醉药与非去极化肌松药合用时可产生协同作用，明显强化非去极化肌松药的阻滞效应，故二者合用时应适当减少肌松药的用量。

（二）因人按需调控吸入麻醉深度

术中应根据术前用药剂量与种类及个体反应差异、患者基础情况、手术特点与术中对手术伤害性刺激的反应程度予以调控麻醉深度，维持平稳的麻醉需以熟练掌握麻醉药理学特性为基础，并充分了解手术操作步骤，能提前3～5min预测手术刺激强度，及时调整麻醉深度，满足手术要求。目前低流量吸入麻醉是维持麻醉的主要方法。在不改变患者分钟通气量时，深度麻醉的调控主要通过调节挥发罐浓度刻度和增加新鲜气流量。

（三）吸入麻醉后苏醒

术毕应尽快促使患者苏醒，恢复自主呼吸及对刺激的反应，尤其呼吸道保护性反射，以达到拔除气管导管的要求。麻醉后恢复速度主要取决于麻醉药的溶解度。在麻醉后恢复过程中，随着通气不断清除肺泡中的麻醉药，回到肺部的静脉血与肺泡之间可逐渐形成麻醉药分压梯度，此梯度驱使麻醉药进入肺泡，从而对抗通气使肺泡内麻醉药浓度降低的趋势。溶解度较低的吸入麻醉药如异氟烷，对抗通气清除麻醉药的作用比溶解度较高的氟烷更为有效，因为溶解度较高的氟烷在血液中的储存量更大，而在同一麻醉时间及分压下可有更多的异氟烷被转运回肺泡。肺泡内氟烷的分压下降速度较七氟烷慢，而后者又慢于地氟烷。吸入麻醉诱导及加深麻醉的速度亦受此特性的影响，其速度为地氟烷 > 七氟烷 > 异氟烷。吸入麻醉药的清除速度决定患者苏醒的快慢，因此目前常用吸入全麻药在手术结束前大约15min关闭挥发罐，N_2O 可在手术结束前5～10min停用。但此（15min）仅为相对的时间概念，需根据手术时间长短、年龄、性别、体质状况等个体差异灵活调整。手术结束后，应用高流量纯氧迅速冲洗呼吸回路内残余的吸入麻醉药。当肺泡内吸入麻醉药浓度降至0.4MAC（有报道为0.5或0.58MAC）时，约95%的患者可按医生指令睁眼，即MAC $awake_{95}$。吸入麻醉药洗出越快越彻底越有利于患者平稳的苏醒，过多的残留不仅可导致患者烦躁、呕吐、误吸，且抑制呼吸。在洗出吸入性麻醉药时，静脉可辅助给予：①镇痛药（如氟比洛酚脂）等，以增加患者对气管导管的耐受性，有利于尽早排除吸入麻醉药，减轻拔管时的应激反应；②5-HT_3 受体拮抗剂（如恩丹西酮和阿扎西琼），防止胃内容物反流；③肾上腺素能受体阻断剂和选择性 β_2 受体拮抗剂（如美托洛尔、艾司洛尔），减轻应激反应所致的不良反应；④钙离子拮抗剂（如尼卡地平、硝苯地平、尼莫地平），改善冠脉循环、扩张支气管、抑制心动过速。力求全麻患者苏醒过程安全、迅速、平稳、舒适，减少并发症及意外。

三、吸入麻醉深度的判断

麻醉深度是麻醉与伤害性刺激共同作用于机体而产生的一种受抑制状态的程度。术中应维持适度的麻醉深度，防止麻醉过深或过浅对患者造成不良影响，满足手术的需要，保证患者围术期的安全，因此如何正确判断吸入麻醉的深度显得至关重要。

（一）麻醉深度临床判断

Plomley 于 1847 年首先明确提出“麻醉深度”的概念，并将其分为三期：陶醉（Intoxication）期、兴奋（Excitement）期和深麻醉（the deeper levels of narcosis）期。1937 年 Guedel 根据乙醚麻醉时患者的临床表现描述经典乙醚麻醉分期：痛觉消失期（Analgesia）、兴奋谵妄期（Delirium）、外科手术期（Surgical stage）、呼吸麻痹期（Respiratoryanalysis）。对于乙醚麻醉而言，Guedel 的麻醉分期临床实用，可明确地界定患者的麻醉深度。而随着现代新型吸入麻醉药、静脉全麻药、镇痛药及肌松药的不断问世及广泛使用，Guedel 的麻醉深度分期便失去其临床意义，麻醉深度的概念及分期与临床中使用的不同麻醉药物密切相关。

（二）麻醉深度分期

现临床通常将麻醉深度分为浅麻醉期，手术麻醉期和深麻醉期，如表 3－3 所示，对于掌握临床麻醉深度有一定参考意义。术中密切观察患者，综合以上各项反应作出合理判断，并根据手术刺激的强弱及时调节麻醉深度，以适应手术需要。

表 3－3　临床麻醉深度判断标准

麻醉分期	呼吸	循环	眼征	其他
浅麻醉期	不规则	血压上升	睫毛反射（－）	吞咽反射（＋）
	呛咳	脉搏↑	眼球运动（＋）	出汗
	气道阻力↑		眼睑反射（＋）	分泌物↑
	喉痉挛		流泪	刺激时体动
手术麻醉期	规律	血压稍低但稳定，	眼睑反射（－）	刺激时无体动
	气道阻力↓	手术刺激无改变	眼球固定中央	黏膜分泌物消失
深麻醉期	膈肌呼吸	血压、脉搏↓	对光反射（－）	
	呼吸浅快	循环衰竭	瞳孔散大	
	呼吸停止			

（三）麻醉深度的临床检测

麻醉中可应用脑电图分析麻醉深度，但因其临床实施中影响因素较多，并未推广应用，为克服其缺陷，近年发展形成的双频指数（bispectral index，BIS）脑电图分析，认为其对判断麻醉深度有较大实用价值。BIS 的范围为 0～100，数字大小表示大脑抑制程度深浅，脑电双频指数虽来自于大脑神经细胞的自发性电活动，但很多因素均可影响 BIS，所以用其判断麻醉深度并不十分可信。将体感诱发电位（somatosensory evokedpotential，SEP）、脑干听觉诱发电位（brainstem auditory evoked potential，BAEP）用于麻醉深度监测亦为研究热点。利用中潜伏期脑干听觉诱发电位监测全麻下的意识变化，以手术刺激下的内隐记忆消失作为合适麻醉深度的监测标准均正在研究中。人工神经网络（artificial neural networks，ANN）是近年发展起来的脑电分析技术，根据 EEG 4 个特征波形 α、β、γ、δ 的平均功率作为其频谱的特征参数，再加上血流动力学参数如血压、心率以及 MAC 等数据，利用 AR 模型、聚类分析和 Bayes 估计理论，最终形成 ANN 参数代表麻醉深度，其临床应用有待进一步探索。2003 年 Datex－Ohmeda 公司推出 S/5T MM－Entropy 模块，第一次将熵值数的概念作为监测麻醉深度的一种手段，并在临床麻醉中应用。其他如复杂度和小波分析法、患者状态指数（the patientstate index，PSI）、功率谱分析（power spectral analyses，PSA）、唾液 cGMP 含量分析等方法，均处在临床研究阶段，可能具有良好的发展前景。

（四）麻醉深度的调控

在手术过程中随着麻醉与伤害性刺激强度各自消长变化，相对应即时麻醉深度处于动态变化之中。麻醉深度调控目的是使患者意识丧失，镇痛完全，无术中知晓，但也不能镇静过度；同时需保持血压、心率、酸碱、电解质、血糖、儿茶酚胺等内环境正常稳定；提供满足手术要求的条件。因此，临床麻醉中需及时、实时监测，依据个体差异，按需调控麻醉深度，达到相对“理想麻醉深度”。

四、吸入全麻的优缺点

吸入全麻具有作用全面、麻醉深度易于监控、保护重要生命器官等优点。但同时兼有污染环境、肝肾毒性、抑制缺氧性肺血管收缩、恶心、呕吐及恶性高热等缺点。静脉全麻诱导迅速、患者舒适、对呼吸道无刺激、苏醒迅速、无污染、不燃不爆、操作方便及不需要特殊设备，但可控性不如吸入麻醉药。当药物过量时不能像吸入麻醉药那样通过增加通气予以“洗出”，而只能等待机体对药物的代谢和排除，对麻醉深度的估计往往依赖于患者的临床表现和麻醉医生的经验，而缺乏如监测体内吸入麻醉药浓度相类似的直观证据，二者优缺点对比如表3－4所示。

表3－4 吸入麻醉与静脉麻醉对比

吸入麻醉	静脉麻醉
起效慢、诱导过程有兴奋期	起效快、诱导迅速、无兴奋期
有镇痛效应	基本无镇痛作用
有肌松作用	无肌松作用
无知晓	术中可能知晓
术后恶心呕吐多见	术后呕吐、恶心发生率低
需要一定复杂的麻醉设备	设备简单
操作简单，可控性好	操作可控性差
有环境污染	无环境污染
基本不代谢	代谢物可能有药理活性
个体差异小	个体差异大
可用MAC代表麻醉深度	尚无明确的麻醉深度指标（最小滴注速率MIR）

（芦智波）

第五节 紧闭回路吸入麻醉

一、紧闭回路吸入麻醉的技术设备要求

紧闭回路麻醉为在紧闭环路下达到所需的麻醉深度，严格按照患者实际消耗的麻醉气体量及代谢消耗的氧气量予以补充，并维持适度麻醉深度的麻醉方法。

麻醉过程中整个系统与外界隔绝，麻醉药物由新鲜气体及重复吸入气体带入呼吸道，呼出气中的CO_2被碱石灰吸收，剩余气体被重复吸入，对技术设备要求如下。

1. 专用挥发罐 挥发罐应能在小于200mL/min的流量下输出较精确的药物浓度，即便如此，麻醉诱导仍难以在短时间内达到所需肺泡浓度。因此诱导时采用回路内注射给药或大新鲜气流量，以期在短时间内达到所需的肺泡浓度。

2. 检测仪 配备必要的气体浓度监测仪，其采样量应小，且不破坏药物，并能将测量过的气样回输入回路。

3. 呼吸机 只能应用折叠囊直立式呼吸机，使用中注意保持折叠囊充气适中，不宜过满或不足，以此观察回路内每次呼吸的气体容量。

4. 流量计 流量计必须精确，以利于低流量输出。

5. CO_2及麻醉气体吸收器 确保碱石灰间隙容量大于患者的潮气量；同时碱石灰应保持湿润，过干不仅吸收CO_2效率降低，且可吸收大量挥发性麻醉药，在紧闭回路中配备高效麻醉气体吸附器，可在麻醉清醒过程中快速吸附麻醉气体，缩短患者清醒时间。

6. 回路中避免使用橡胶制品　因橡胶能吸收挥发性麻醉药，可采用吸收较少的聚乙烯回路。回路及各连接处必须完全密闭。

如 Drager PhsioFlex 麻醉机，其为高智能、专用于紧闭吸入麻醉的新型麻醉机。机内回路完全紧闭，含有与传统麻醉机完全不同的配置，如膜室、鼓风轮、控制计算机、麻醉剂注入设备、麻醉气体吸附器、计算机控制的 O_2、N_2、N_2O 进气阀门等，以实现不同的自控工作方式。上述配置有机组合可自动监测各项参数，并通过计算机伺服反馈控制设备的工作状态。其特点如下。

（1）吸入麻醉药通过伺服反馈注入麻醉回路，而不是通过挥发罐输入。

（2）输入麻醉回路的新鲜气流量大小通过伺服反馈自动控制。

（3）自动控制取代手动调节。

（4）具有本身独特的操作流程，现有麻醉设备的许多操作理念和习惯在 Phsio Flex 麻醉机上均不适用。

计算机控制紧闭回路麻醉是在完全紧闭环路下以重要生命体征、挥发性麻醉药浓度及肌松程度为效应信息反馈控制麻醉药输入，以保证紧闭回路内一定的气体容积和挥发性麻醉药浓度，达到所需麻醉深度的一项技术，其出现代表吸入全身麻醉的发展方向。

二、紧闭回路麻醉的实施

紧闭回路麻醉通常需要补充三种气体，即 O_2、N_2O 和一种高效挥发性麻醉药，每种气体的补充均受不同因素影响。氧气的补充应保持稳定，但应除外刺激引起交感系统兴奋性反应、体温改变或寒战使代谢发生变化。N_2O 的补充相对可予以预测，部分原因是其吸入浓度一般不经常变动。溶解度很低（特别是在脂肪中）以及最易透皮丢失（丢失量稳定）的麻醉药在补充时同样可预测。

（一）麻醉前准确计算氧耗量及吸入麻醉药量

（1）机体对 O_2 的摄入为恒量，根据体重 $kg^{3/4}$ 法则可计算每分钟耗氧量（VO_2，单位 mL/min）：$VO_2 = 10 \times BW\ (kg)^{3/4}$（Brody 公式），其中 BW 为体重（单位 kg）。VT = VA/RR + VD + Vcomp，其中 VT 为潮气量；VA 为分钟肺泡通气量；RR = 每分钟呼吸次数；VD = 解剖无效腔，气管插管时 = 1mL/kg；Vcomp = 回路的压缩容量。当 VO_2 确定后，在假设呼吸商正常（0.8）和大气压 101.3kPa 条件下，通过调节呼吸机的 VT 达到所要求的 $PaCO_2$ 水平。$PaCO_2\ (kPa) = [570 \times VO_2/RR \times (VT - VD - Vcomp)]/7.5$，$570 = [(760-47) \times 0.8]$。紧闭回路麻醉平稳后麻醉气体在麻醉系统中所占比例保持不变，麻醉气体摄取率符合 Lowe 公式：$QAN = f \times MAC \times \lambda B/G \times t^{-0.5}$（mL/min），其中 QAN = 麻醉气体摄取率（mL 蒸汽/min）；$f = 1.3 - N_2O(\%)/100$；MAC = 最低肺泡有效浓度（mL 蒸气/dl）；λB/G = 血/气分配系数；t = 麻醉任意时间。麻醉气体的摄取率随时间推移成指数形式下降，即 QAN 与 $t^{-0.5}$ 成比例，此即为摄取率的时间平方根法则，其意为各时间平方根相同的间隔之间所吸收的麻醉药量相同。例如：0～1、1～4、4～9min 等之间的吸收麻醉药量相同，其剂量定义为单位量（unit dose）。蒸气单位量（mL）$= 2 \times f \times MAC \times \lambda B/G \times Q$，$f = 1.3 - N_2O(\%)/100$。液体单位量约为蒸气单位量的 1/200。由于 N_2O 的实际摄取量仅为预计量的 70%，因此 N_2O 的计算单位量应乘以 0.7。根据以上公式，即可计算各种吸入麻醉药的单位量和给药程序。

（2）为便于临床医师计算，可在表 3－5、表 3－6、表 3－7 中查找，如体重与表内数值不符，可取相邻的近似值。

表 3－5　体重与相应的生理量

体重（kg）	$kg^{3/4}$	VO_2（mL/min）	VCO_2（mL/min）	VA（dl/min）	Q（dl/min）
5	3.3	33	26.4	5.28	6.6
10	5.6	56	44.8	8.96	11.2
15	7.6	76	60.8	12.16	15.2
20	9.5	95	76.0	15.20	19.0

续　表

体重（kg）	$kg^{3/4}$	VO_2（mL/min）	VCO_2（mL/min）	VA（dl/min）	Q（dl/min）
25	11.2	112	89.6	17.92	22.4
30	12.8	128	102.4	20.48	25.6
35	14.4	144	115.2	23.04	28.8
40	15.9	159	127.2	25.44	31.8
45	17.4	174	139.2	27.84	34.8
50	18.8	188	150.4	30.08	37.6
55	20.2	202	161.6	32.32	40.4
60	21.6	216	172.8	34.56	43.2
65	22.9	229	183.2	36.64	45.8
70	24.2	242	193.6	38.72	48.4
75	25.5	255	204.0	40.80	51.0
80	26.8	268	214.4	42.88	53.6
85	28.0	280	224.4	44.80	56.0
90	29.2	292	233.6	46.72	58.4
95	30.4	304	243.2	48.64	60.8
100	31.6	316	252.8	50.56	63.2

表3-6　吸入麻醉药的物理特性

麻醉药	MAC（%）	AB/G	蒸气压（20℃）kPa	37℃时液态蒸发后气压体积（mL）
氟烷	0.76	2.30	32.37	240
恩氟烷	1.70	1.90	24	210
异氟烷	1.30	1.48	33.33	206
N_2O	101.00	0.47	5 306.6	-

表3-7　吸入麻醉药的单位量（mL）

体重（kg）	相	氟烷	恩氟烷	异氟烷	65% N_2O
10	气	50	92	55	475
	液	0.21	0.44	0.27	
20	气	86	160	95	813
	液	0.36	0.76	0.46	
30	气	116	215	128	1 095
	液	0.48	1.02	0.62	
40	气	145	269	160	1 368
	液	0.61	1.28	0.78	
50	气	172	319	190	1 625
	液	0.72	1.52	0.92	
60	气	195	361	215	1 839
	液	0.81	1.72	1.04	
70	气	218	403	240	2 053
	液	0.91	1.92	1.16	
80	气	241	445	265	2 267

续 表

体重（kg）	相	氟烷	恩氟烷	异氟烷	65% N_2O
	液	1.00	2.12	1.29	
90	气	264	487	290	2 481
	液	1.10	2.32	1.41	
100	气	286	529	315	2 694
	液	1.20	2.52	1.53	

注：表中剂量为不加 N_2O 的剂量，如加用 65% N_2O，则剂量应减半。

例如，一患者体重为 50kg，术中用异氟烷维持麻醉 100min，其异氟烷用量计算如下：查表 3-7 得知 50kg 患者单纯异氟烷维持麻醉对应液体单位量为 0.92mL，维持麻醉 100min 异氟烷消耗量 = 1 000.5 × 0.92 = 9.2mL。

（二）紧闭回路麻醉的实施

紧闭回路麻醉前，对患者实施充分吸氧去氮。此后每隔 1～3h 采用高流量半紧闭回路方式通气 5min，以排除 N_2 及其他代谢废气，保持 N_2O 和 O_2 浓度的稳定。给药方法包括直接向呼吸回路注射液态挥发性麻醉药和依靠挥发罐蒸发两种。注射法给药可注射预充剂量，以便在较短的时间内使之达到诱导所需的麻醉药浓度，然后间隔补充单位剂量维持回路内麻醉药挥发气浓度。采用注射泵持续泵注液态挥发性麻醉药可避免间隔给药产生的浓度波动，使吸入麻醉如同持续静脉输注麻醉。以挥发罐方式给药仅适合于麻醉的维持阶段。而在诱导时应使用常规方法和气体流量，不仅有利于吸氧去氮，且加快麻醉药的摄取。

（三）紧闭回路麻醉应注意的问题

（1）在使用 N_2O 时，应监测 O_2 浓度、血氧饱和度、$P_{ET}CO_2$ 以及麻醉气体的吸入和呼出浓度，及时检查更换 CO_2 吸附剂，如发现缺氧和 CO_2 蓄积应及时纠正。

（2）确保气体回路无漏气。

（3）气体流量计要准确。

（4）密切注意观察呼吸囊的膨胀程度，调节气流量，使气囊膨胀程度保持基本不变，不必机械地按计算给药。

（5）如有意外立即转为半开放式麻醉。

（芦智波）

第六节　低流量吸入麻醉技术

一、低流量吸入麻醉的技术设备要求

（一）设备要求

施行低流量吸入麻醉必须使用满足相应技术条件的麻醉机，该麻醉机应具备下述配置。

（1）精密或电子气体流量计：麻醉机必须能进行精确的气体流量监测，一般要求流量的最低范围达 50～100mL/min，每一刻度为 50mL，并定期检测其准确性。

（2）高挥发性能和高精度的麻醉挥发器。

（3）能有效监测麻醉机内部循环气体总量并实行机械控制/辅助通气的呼吸回路目前常用的呼吸回路分为带有新鲜气体隔离阀的悬挂式风箱回路（代表机型为 Drager 系列麻醉机），以及不带新鲜气体隔离阀的倒置式风箱回路（代表机型为 Ohmeda、Panlon 系列麻醉机及国内大多数麻醉机型）。

(二)密闭性要求

为保证低流量吸入麻醉的有效实施，麻醉前应进行麻醉机密闭性和机械顺应性的检测（目前部分国际先进机型具备自我检测能力）。多数麻醉机型要求内部压力达 $30cmH_2O$ 时，系统泄漏量小于 100mL/min，若其超过 200mL/min，则禁止使用该机施行低流量吸入麻醉。系统机械顺应性不作强制性检测要求。

(三)CO_2 吸收装置

由于低流量吸入麻醉中重复吸入的气体成分较大，因而可增加 CO_2 吸收剂的消耗量。在施行低流量吸入麻醉前，应及时更换 CO_2 吸收剂，采用较大容量的 CO_2 吸收装置和高效能的 CO_2 吸收剂。必要时监测呼气末二氧化碳（$P_{ET}CO_2$）浓度。

(四)气体监测

在施行低流量吸入麻醉并进行气体成分分析监测时，必须了解气体监测仪的工作方式为主流型或旁流型采样方式。主流型气体采样方式不影响麻醉机内部循环气体总量，对低流量吸入麻醉无不利影响；旁流型气体采样方式需由麻醉回路中抽取气样（50～300mL/min），应在新鲜气体供给时适当增加此部分流量，以满足气体总量平衡的要求。

(五)废气排放问题

低流量吸入麻醉减少麻醉废气的排放较其他方法虽具有一定优势，但在使用过程中仍有麻醉废气自麻醉机中源源不断地排出，仍需使用废气清除系统，以保障手术室内部工作人员的身体健康。

二、低流量吸入麻醉的实施

低流量吸入麻醉是在使用重复吸入型麻醉装置系统、新鲜气流量小于分钟通气量的一半（通常少于 2L/min）的条件下所实施的全身麻醉方法。此法具有操作简单，费用低，增强湿化、减少热量丢失、减少麻醉药向环境中释放，并可更好评估通气量等优点。实施麻醉中应监测吸入 O_2、$P_{ET}CO_2$ 及挥发性麻醉气体浓度。

(一)低流量吸入麻醉的操作过程

(1) 在低流量输送系统中，麻醉药的溶解度、新鲜气流量等可影响蒸发罐输出麻醉药（FD）与肺泡内麻醉药浓度（FA）之间的比值。同时为节省医疗花费，要求对麻醉实行相对精确地控制，麻醉医师可根据气流量、麻醉时间和所选的麻醉药估计各种麻醉在费用上的差别。

(2) 根据上述各因素可采取以下麻醉方案：在麻醉初期给予高流量，而后采取低流量；在麻醉早期（摄取量最多的时间段）给予较高的气流量（4～6L/min），继而随着摄取量的减少逐渐降低气流量；麻醉诱导后 5～15min 内给予 2～4L 的气流量，随后气流量设定在 1L/min。如果平均气流量为 1L/min，用表 3－8 中的 4 种麻醉药实施麻醉达 1h 需要的液体麻醉药量为 6.5mL（氟烷）至 26mL（地氟烷）。此类麻醉药的需要量相差 4 倍，而效能却相差 8 倍，其原因为输送的麻醉药量要超出达到麻醉效能的需要量，输送的麻醉药量尚需补充机体摄取量以及通过溢流阀的损失量。难溶性麻醉药如地氟烷和七氟烷的摄取和损失相对较少，此为效能弱 8 倍，而需要量仅多 4 倍的原因，当气流量更低时差距可更小。此阶段除应根据麻醉深度调节挥发器输出浓度外，尚应密切观察麻醉机内部的循环气体总量和 $P_{ET}CO_2$ 浓度，使用 N_2O-O_2 吸入麻醉时，应连续监测吸入氧浓度，必要时进行多种气体成分的连续监测。

表 3－8 在不同气流量下维持肺泡气浓度等于 1MAC 所需液体麻醉药 mL 数

麻醉时间 (min)	麻醉药 (mL)	气流量 L/min（不包括麻醉药）				
		0.2	1.0	2.0	4.0	6.0
30	氟烷	3.0	4.1	5.4	8.0	10.5
60		4.6	6.5	9.0	13.9	18.8

续 表

麻醉时间 (min)	麻醉药 (mL)	气流量 L/min（不包括麻醉药）				
		0.2	1.0	2.0	4.0	6.0
30	异氟烷	4.0	5.8	8.0	12.3	16.7
60		6.3	9.6	13.9	22.3	30.7
30	七氟烷	3.3	6.3	10.1	17.6	25.2
60		4.9	10.9	18.2	33.0	47.8
30	地氟烷	6.7	14.8	25.0	45.2	65.4
60		10.1	26.1	46.0	85.8	126.0

（二）麻醉深度的调控

在低流量吸入麻醉过程中，当新鲜气流量下降后，新鲜气体中和麻醉回路内吸入麻醉药浓度之差增加。回路内与新鲜气流中麻醉气体浓度平衡有一定的时间滞后，可用时间常数T表示，如表3-9所示。新鲜气流量越小，时间常数越大。回路内麻醉气体的成分比例发生变化达到稳定越滞后，此时应采取措施及时调控麻醉深度，如静脉注射镇静、镇痛药及增加新鲜气流量等。在麻醉过程中呼吸回路内 O_2 的浓度可下降，其原因有：①新鲜气体成分不变而流量减少时；②新鲜气体流量不变而 N_2O 浓度增加时；③成分和流量不变而麻醉时间延长时。因而在麻醉中必须提高新鲜气流中的氧浓度并予以连续检测。为保证吸入气中的氧浓度至少达到30%，采取：①设定低流量：50vol. % O_2（0.5L/min），最低流量：60vol. % O_2（0.3L/min）；②快速调整氧浓度至最低报警限以上：将新鲜气流中的氧浓度提高10vol. %及 N_2O 浓度降低10vol. %。

表3-9　时间系数T与新鲜气流量的关系

新鲜气流量（L/min）	0.5	1	2	4	8
时间常数（min）	50	11.5	4.5	2.0	1.0

（三）苏醒

低流量吸入麻醉时间较长，在手术即将结束时，关闭挥发器和其他麻醉气体的输入，同时将新鲜气体流量加大（4L/min以上，纯氧），便于能迅速以高流量的纯氧对回路系统进行冲洗，降低麻醉气体浓度，尽早让患者恢复自主呼吸，必要时采用SIMV模式以避免通气不足或低氧血症，促使患者尽快苏醒。

三、实施低流量吸入麻醉的并发症

1. 缺氧　低流量麻醉时，如果吸入混合气体，吸入气中新鲜气流越少，气体重复吸入的比例越高，而实际吸入氧浓度降低。因此为确保吸入气中氧浓度在安全范围内，新鲜气体流速降低时，新鲜气中的氧浓度应相应提高。机体对 N_2O 的摄取随时间的延长而减少，N_2O : O_2 为1 : 1，麻醉60min后，N_2O 的摄取量为130mL/min，而氧摄取量保持稳定，为200～250mL/min。在麻醉过程中，血液中释放出的氮气因麻醉时间的延长亦可导致蓄积，从而降低氧浓度。

2. CO_2 蓄积　进行低流量麻醉时，回路中应有效清除 CO_2，此为必不可少的条件。钠石灰应用时间长短主要取决于重复吸入程度和吸收罐容积。因此在实施低流量麻醉时应先观察吸收罐中钠石灰的应用情况，及时更换，以避免 CO_2 蓄积，同时应连续监测 $P_{ET}CO_2$ 浓度，及时发现并纠正 CO_2 蓄积。

3. 吸入麻醉药的过量和不足　挥发性麻醉药的计算与新鲜气体容量有关，现已很少将挥发罐置于环路系统内。因其在低新鲜气流时，较短时间内可使吸入麻醉药浓度上升至挥发罐设定浓度的数倍，易导致吸入麻醉气体的蓄积。同时如果新鲜气体的成分不变，由于 N_2O 的摄取呈指数性下降，吸入气体的 N_2O 和 O_2 的浓度可持续性变化，此时若 N_2O 的摄取处于高水平，其浓度则下降；如摄取减少，则浓度升高；若新鲜气流提早减少，同时氧浓度提高不当，则可能出现 N_2O 不足。挥发罐设置于环路外时，挥发气与吸入气中吸入麻醉药的浓度有一定梯度，后者取决于新鲜气体的流速。如使用低流量新鲜气流，以恒定的速度维持麻醉 30min 后，肺泡中氟烷的浓度仅为挥发罐设定浓度的 1/4。因而必须向通气系统供应大量的麻醉气体以满足需要。在麻醉早期，用低流量新鲜气流无法达到此目的，可应用去氮方法清除潴留的氮，因此在麻醉的初始阶段 15～20min 内，应使用 3～4L/min 以上的新鲜气流，此后在气体监测下可将新鲜气流调控至 0.5～1L/min，以策安全。当新鲜气流量少于 1L/min 时，应常规连续监测药物浓度，应用多种气体监测仪对麻醉气体成分进行监测，可增加低流量吸入麻醉的安全性，便于该技术的掌握和推广。

4. 微量气体蓄积 具体如下。

（1）存在于人体和肺部的氮气约为 2.7L。以高流量新鲜气体吸氧去氮，在 15～20min 内可排出氮气 2L，剩余量则只能从灌注少的组织中缓慢释放。在有效去氮后麻醉系统与外界隔离（即紧闭循环式），1h 后氮气浓度大于 3%～10%。长时间低流量麻醉，系统内氮气可达 15%。甲烷浓度的大量升高可影响红外分光监测氟烷浓度。但只要不存在缺氧，N_2 与甲烷的蓄积可不损害机体或器官功能。

（2）具有血液高溶解度或高亲和力的微量气体，如丙酮、乙烯醇、一氧化碳等，此类气体不宜用高流量新鲜气流短时间冲洗清除。为保证围术期安全，在失代偿的糖尿病患者、吸烟者，溶血、贫血、紫质症以及输血的患者中进行低流量麻醉时，新鲜气流量不得低于 1L/min。

（3）吸入性麻醉药的降解产物在长时间低流量麻醉时，如七氟烷的降解复合物 CF_2［$=C(CF_3)OCH_2F$］估计可达 60ppm，其最大值易导致肾小管组织的损害。七氟烷是否引起潜在性的肾损害尚需进一步研究，目前建议吸入七氟烷或氟烷时流速不应低于 2L/min，以确保可持续缓慢冲洗潜在的毒性降解产物。

（刘夕江）

第四章

静脉麻醉技术

第一节　静脉全身麻醉技术的分类

1. 单次输注　单次输注指一次注入较大剂量的静脉麻醉药，以迅速达到适宜的麻醉深度，多用于麻醉诱导和短小手术。此方法操作简单方便，但容易用药过量而产生循环、呼吸抑制等不良反应。

2. 分次输注　先静脉注入较大量的静脉麻醉药，达到适宜的麻醉深度后，再根据患者的反应和手术的需要分次追加麻醉药，以维持一定的麻醉深度，具有起效快、作用迅速及给药方便等特点。静脉麻醉发展的一百多年来，分次注入给药一直是静脉麻醉给药的主流技术，至今广泛应用于临床。但是易导致血药浓度波动，从而可影响患者的麻醉深浅的变化，并且可能因体内药物蓄积而导致不同程度的循环、呼吸功能抑制。

3. 连续输注　连续注入包括连续滴入或泵入，是指患者在麻醉诱导后，采用不同速度连续滴入或泵入静脉麻醉药的方法来维持麻醉深度。本方法避免了分次给药后血药浓度高峰和低谷的跌宕波动，不仅减少了麻醉药效的周期性的波动，也有利于减少麻醉药的用量。滴速或泵速的调整能满足不同的手术刺激需要。然而单纯的连续注入的直接缺点是达到稳态血药浓度的时间较长，因此在临床上可以将单次注入和连续注入结合起来使用，以尽快地达到所需要的血药浓度，并以连续输注来维持该浓度。

4. 靶控输注（target controlled infusion，TCI）　靶控输注是指在输注静脉麻醉药时，以药代动力学和药效动力学原理为基础，通过计算机技术调节目标或靶位（血浆或效应室）的药物浓度来控制或维持适当的麻醉深度，以满足临床麻醉的一种静脉给药方法。

TCI 可以为患者快速建立所需要的稳定血药浓度，而麻醉医生也可以因此估计药物对患者产生的效果，这一点尤其见于 $t_{1/2}$ ke0 较小的药物浓度。在临床麻醉中，TCI 技术也可以用于巴比妥类、阿片类、丙泊酚、咪达唑仑等药物的诱导和麻醉维持。复合双泵给予丙泊酚与短效镇痛药，可满意地进行全凭静脉麻醉。TCI 迅速实现稳定血药浓度的特点，将有利于进行药效学、药物相互作用的实验研究。将 TCI 系统输注阿芬太尼应用于术后镇痛，与 PCA 技术相比，该系统不但同样可以由患者反馈控制，而且提供更为稳定的血药浓度。这对于治疗指数较小的阿片类药物无疑提供了更为安全的使用途径。此外还有 TCI 系统也可用于患者自控的镇痛和镇静。总之，TCI 技术为麻醉医师应用静脉麻醉药的可控性增强且操作简单。

（刘夕江）

第二节　静脉全身麻醉的实施

一、静脉全麻前的准备和诱导

（一）静脉全麻前的准备

与其他全身麻醉相同，主要包括患者身体与心理的准备、麻醉前的评估、麻醉方法的选择、相应麻醉设备的准备和检查以及合理的麻醉前用药。而麻醉诱导前期，是麻醉全过程中极重要的环节。应于此期间要做好全面的准备工作，包括复习麻醉方案、手术方案及麻醉器械、监测设备等准备情况，应完成表4－1中的项目，对急症、小儿、老年人或门诊患者尤其重要。

表4－1 麻醉前即刻应考虑的项目

患者方面	健康情况，精神状态，特殊病情，治疗史，患者主诉要求
麻醉方面	麻醉实施方案及预案，静脉输液途径，中心静脉压监测途径等
麻醉器械	氧源，麻醉机，监护、除颤仪，气管插管、喉罩用具，一般器械用具
药品	麻醉药品，辅助药品，肌松药，急救药品
手术方面	手术方案，手术部位与切口，手术需时，手术对麻醉特殊要求，手术体位，预防手术体位损伤的措施，术后止痛要求等
术中处理	预计可能的意外并发症，应急措施与处理方案，手术安危估计

（二）静脉全麻的诱导

1. 静脉麻醉诱导剂量的计算　静脉麻醉诱导剂量或称负荷剂量（loading dose）计算公式：

$dose = C_T \times V_{peak\ effect}$

其中 C_T 是效应部位的靶浓度，具体由麻醉医生根据临床经验在一定范围内选定。$V_{peak\ effect}$ 为峰效应时的分布容积，其计算公式为：

$V_{peak\ effect}/V_1 = C_{p,\ initial}/C_{p,\ peak\ effect}$

V_1 为中央室分布容积；$C_{p.\ initial}$ 为最初血浆药物浓度；$C_{p,peak\ effect}$ 为峰效应时血浆药物浓度。

计算静脉诱导剂量的公式中之所以选用 $V_{peak\ effect}$（峰效应时的分布容积）。是因为从三室模型出发，如果选用 V_1（中央室分布容积），在药物达到效应室之前已发生再分布和排除，以致计算出的药物剂量偏低。图4－1显示再次注射芬太尼，阿芬太尼，苏芬太尼后，达峰效应时血浆药物浓度与最初血浆药物浓度的关系。前者分别为后者的17%、37%、20%。

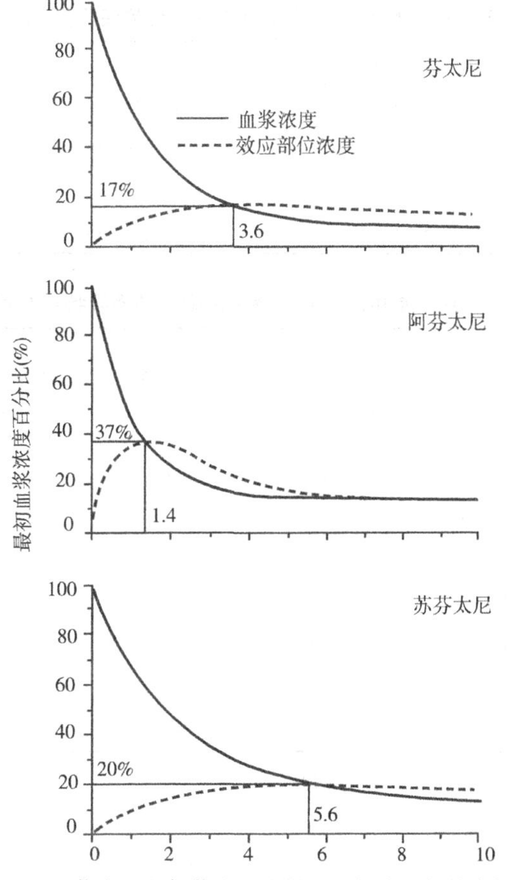

图4－1 芬太尼、阿芬太尼和舒芬太尼注射后血浆浓度与效应部位浓度的关系

由于在临床浓度范围内，这一比率是恒定的，因此根据上述公式很容易计算出 $V_{peak\ effect}$（表4－2）。

根据表4－5芬太尼的 $V_{peak\ effect}$ 是75L，假如要达到4.0ng/mL×75L＝300μg，而达峰效应时间为3.6min。如果要达到5μg/mL的丙泊酚效应浓度，计算出的丙泊酚剂量＝5μg/mL×24L＝120mg，达峰效应时间为2min。

表4－2　单次给药后药物的峰效应分布容积和达峰时间

药物	峰效应分布容积 $V_{peak\ effect}$（L）	达峰效应时间（min）
丙泊酚	24	2.0
芬太尼	75	3.6
阿芬太尼	5.9	1.4
舒芬太尼	89	5.6
瑞芬太尼	17	1.6

2. 诱导的步骤　具体如下。

麻醉前：

（1）检查麻醉机、监护仪、吸引器、通气设备及维持呼吸道通畅用具、各类常规和急救药物；

（2）面罩给100% O_2 1～3min；

（3）给予镇静、止痛剂和抗胆碱药物：鲁米那钠、咪达唑仑、吗啡、地西泮、阿托品、东莨菪碱等；

诱导药物：硫喷妥钠　3～5mg/kg，iv

丙泊酚　1.5～2.5mg/kg，iv

依托咪酯　0.2～0.4mg/kg，iv

芬太尼、肌松药等（表4－3，4－4，4－5）

表4－3　阿片类用于全身静脉麻醉的使用方案

药物	负荷剂量（μg/kg）	维持输注速率	单次剂量
芬太尼	4～20	2～10μg/（kg·h）	25～100μg
舒芬太尼	0.25～2	0.25～1.5μg/（kg·h）	2.5～10μg
阿芬太尼	25～100	1～3μg/（kg·min）	5～10μg/kg
瑞芬太尼	0.5～1.0	0.25～2μg（kg·min）	0.25～1.0μg/kg

表4－4　目前常用的静脉镇静－催眠药的诱导特点及用量

药名	诱导剂量（mg/kg）	起效时间（s）	作用时间（min）	兴奋作用	注射痛	心率	血压
硫喷妥钠	3～6	<30	5～10	＋	0～＋	↑	↓
米索比妥	1～3	<30	5～10	＋＋	＋	↑↑	↓
丙泊酚	1.5～2.5	15～45	5～10	＋	＋	0～↓	↓
咪哒唑仑	0.2～0.4	30～90	10～30	0	0	0	0/↓
地西泮	0.3～0.6	45～90	15～30	0	＋/＋＋＋	0	0/↓
劳拉西泮	0.03～0.06	60～120	60～120	0	＋＋	0	0/↓
依托咪酯	0.2～0.3	15～45	3～12	＋＋＋	＋＋＋	00	0
氯胺酮	1～2	45～60	10～20	＋	0	↑↑	↑↑

注：0＝无；＋＝轻度；＋＋＝中度；＋＋＋＝重度。

↑：增加；↓：降低。

表4-5 肌松药用量

药物	剂量	起效时间	持续时间
琥珀胆碱	1.0mg/kg	30~60s	4~6min
维库溴铵	0.1mg/kg	2~3min	24~30min
	0.2mg/kg（迅速起效）	<2min	45~90min
泮库溴铵	0.1mg/kg	3~4min	40~65min
米库氯铵	0.1~0.2mg/kg	1~2min	6~10min
阿曲库铵	0.2mg/kg	2min	40~80min
简箭毒碱	0.5mg/kg	3~5min	30min
哌库溴铵	0.07~0.09mg/kg	2~3min	45~120min
罗库溴铵	0.6~1.2mg/kg	45~90s	30~120min

3. 静脉麻醉联合诱导　联合诱导是指采用两种或多种不同麻醉药物联合应用于诱导期，以达到速效、强效、不良反应小、对患者生理干扰小等优点。如咪唑达仑0.02mg/kg与丙泊酚联合诱导，此量仅相当于咪唑达仑产生意识消失时ED_{50}的1/10，二者具有协同作用。而用阿芬太尼0.02mg/kg与丙泊酚联合诱导，虽也减少丙泊酚的用量，但两药呈相加作用，如将咪唑达仑0.02mg/kg、阿芬太尼0.02mg/kg与丙泊酚联合诱导，可将丙泊酚诱导意识消失的用量平均减少86%。

4. 诱导期非麻醉性药物应用　为了减少麻醉诱导时麻醉诱导药物对机体各器官的影响以及气管插管、喉罩插入等操作刺激，常常采用一些预防和维持机体生理稳定的一些药物，尤其对患有心肌缺血、高血压、脑血管意外或梗死病史者、房室传导阻滞等患者尤为重要。常采用的药物有β-受体抑制药物，如短效、速效的艾司洛尔，对心率较快者在诱导前1~5min内，静脉注射艾司洛尔30~80mg，可显著减慢心率、缓解插管刺激诱发的血压增高。还有较为经典的可乐定，也可达到同样的效果，而且经循证医学得知其可以减少诱导期的心律失常、高血压等，对麻醉诱导可更加平稳。再有在患者鼻咽部、口腔内、会厌处喷洒少许1%利多卡因或采用利多卡因凝胶涂抹管道等均可减少操作的刺激，减少并发症，以保证麻醉诱导的平顺。

5. 诱导期的注意事项　静脉麻醉的过程中由于麻醉药物、患者的生理病理状况以及麻醉操作等因素的影响，患者易出现各种并发症，如低血压、心律失常、呼吸道梗阻。呕吐物反流误吸、气管内插管困难、高血压、甚至心搏骤停等。静脉麻醉的诱导过程时间短、病情变化快、并发症多，如处理不当易引起严重后果。因此，必须谨慎行事，尽力预防可能发生的各种并发症。应注意以下事项：

（1）做好麻醉前的访视和评估：这是预防并发症的前提和基础，必须做好麻醉前患者耐受能力的评估。

（2）做好麻醉前的准备工作（见表4-1）。

（3）静脉麻醉诱导过程中按操作程序进行。

（4）静脉麻醉诱导用药应强调个体化用药，按需给药。药量应以达到诱导需要为标准，根据患者的耐受能力调整全麻用药的种类、药量和给药速度。对循环影响大的药物，应分次给药，注药过程中观察患者的反应。

（5）保持呼吸道通畅，维持有效通气。全麻诱导期易出现呼吸道梗阻和呼吸抑制，应采用托下颌、口咽或鼻咽通气管、喉罩或气管内插管等方法保持呼吸道通畅，并用辅助或控制呼吸维持有效通气。

预防和及时处理诱导期的并发症。诱导期低血压是常见的并发症，应用快速输液扩容，必要时给予血管活性药能有效预防和治疗低血压。气管插管时易引起心血管反应如血压升高、心率增快等，诱导时给予芬太尼2~4μg/kg，或插管前给予短效降压药如硝酸甘油、乌拉地尔，或喉气管内表面麻醉等均能预防和减轻此时的心血管反应。

静脉麻醉诱导适合多数常规麻醉情况（包括吸入性全身麻醉），特别适合需要快速诱导的患者。可以利用单次静脉注射麻醉药物来实现，也可利用TCI技术来完成静脉麻醉的诱导。

二、静脉全麻的维持和恢复

（一）静脉全麻的维持

1. 静脉麻醉维持期间给药速率的计算　理论上静脉麻醉维持给药速率应等于药物从体内的总清除率（CLs）乘以血浆浓度。为了维持一个稳定的靶浓度（C_T），给药速率应与药物从体内排除的速率相等：

静脉麻醉维持的给药速率 = $C_T \times CLs$

此计算公式概念浅显易懂，但它不适用于多室模型的静脉麻醉药长时间持续输注时的药代动力学特征。药物的吸收和消除在以血液为代表的中央室，而药物的分布在一个或多个假定的周边室，消除和分布是同时进行的，且随着给药时间的延长，药物从中央室分布到周边室的量逐渐减少，其给药量也应随之减少，即以指数衰减形式输注给药：

维持给药速率 = $C_T \times V_1 \times (K_{10} + K_{12}e^{-K_{21}}t + K_{13}e^{-K_{13}}t)$

临床医师显然不会用此公式去计算给药速度，但有依据公式提供的计算好的给药模式，例如维持1.5ng/mL芬太尼血药浓度，给药速率可按下列步骤：最初15min速率为4.5μg/（kg·h）；15～30min速率为3.6μg/（kg·h）；30～60min速率为2.7μg/（kg·h）；60～120min速率为2.1μg/（kg·h）。尽管此模型也可提供较精确的血药浓度，但显然不如TCI系统计算机控制给药速率来得更为方便。

2. 静脉全麻的维持及注意事项　连续输注（包括连续静滴或泵入）是临床上应用最广泛的方法。是临床上应用最广泛的方法。靶控输注（TCI）可以快速建立所需的稳定的血药浓度，而麻醉医生也可据此估计药物对患者产生的效果，尤见于$t_{1/2}$ ke0较小的药物；而且可控性好，操作简单，逐渐应用于临床。

全麻维持方法的选择取决于麻醉医生所具有的设备条件和手术时间长短。全麻维持是在确保患者安全的前提下维持满足手术需要的麻醉水平，同时密切观察病情变化和及时处理术中各种情况。应注意以下事项：

（1）确保麻醉过程平稳：应根据具体情况（手术的大小、刺激的程度及患者的反应等）选择合适的靶浓度，使全麻深度在确保患者安全的前提下维持在满足手术需要的水平。预先的主动调节靶浓度以适应即将出现的强刺激比等到出现伤害性刺激后才去被动调节其效果要好得多。

（2）做好呼吸管理：全麻过程中应保持呼吸道通畅，按照脉搏氧饱和度、呼气末二氧化碳或血气分析结果调节通气参数。通气参数调节还应考虑患者的病情，如颅内手术患者，动脉血二氧化碳分压（$PaCO_2$）应在正常低限或略低于正常值，有利于降低或控制颅内压力；冠心病患者的$PaCO_2$应在正常高限或略高于正常值，以避免呼吸性碱血症可能导致的冠状动脉收缩或痉挛而加重心肌缺血。

（3）密切观察病情变化，并及时处理术中出现的各种情况全麻维持中，患者的情况由于麻醉、手术操作、输液输血等因素的影响，易发生变化，如出现高血压、低血压、失血性休克、心律失常、过敏性休克、呼吸道梗阻、呼吸抑制等，应及时发现和处理，尽可能地保持内环境的稳定和器官功能正常。

（4）麻醉药的合理应用：TIVA的维持强调联合用药。完善的麻醉在确保患者生命体征稳定的前提下，至少应做到意识消失、镇痛完全、肌肉松弛以及自主神经反射的抑制。为了实现这四个目标，单一药物是不可能的，这就需要麻醉药的联合。联合用药不仅可以最大限度地体现各类药的药理作用，而且还可以减少各药物的用量和不良反应。完善的静脉全麻主要涉及三大类药物：静脉麻醉药、麻醉性镇痛药（见表4-3）、肌松药。麻醉药的用量在诱导和维持的开始要大，维持中间适中，结束前适当减量，即在保证麻醉深度平稳的同时兼顾麻醉苏醒。

（二）静脉全麻的恢复

全麻后患者及早的苏醒有利于患者器官功能自主调节能力的恢复，有利于病情的观察（特别是神经外科患者）和术后护理。全麻苏醒一般为30～60min，超过3h则为苏醒延迟。全麻苏醒期间易于发生心律失常、高血压、低血压、心肌缺血。呼吸功能不全、烦躁、疼痛等并发症。苏醒期应注意以下问题：

1. 加强呼吸管理　判断自主呼吸功能是否恢复到能满足肺的有效通气和换气的指标，是指安静状态下脱氧15min以上，患者的脉搏氧饱和度大于95%（老年或特殊患者达到麻醉前水平）。气管插管患者应在自主呼吸恢复满意时拔管，过早易出现呼吸抑制和呼吸道梗阻，过晚患者难以耐受，易发生意外。

2. 及早处理各种并发症　患者恢复期烦躁应首先排除缺氧、CO_2蓄积、伤口疼痛及肌松药残余。根据具体情况，合理应用镇痛药、镇静药、非去极化肌松药拮抗剂等，对中老年男性要考虑前列腺肥大者尿管刺激、长时间体位性不适等因素引起的烦躁。

3. 麻醉催醒药的应用　一般尽量不用麻醉催醒药，如果需要使用，应从小剂量开始。

4. 患者恢复期间　有条件的地方应将患者放入麻醉后恢复室，进行严格监护和治疗，待患者麻醉恢复完全后离室。

三、静脉全麻深度的监测技术

在现代麻醉方法下，麻醉深度的定义非常复杂，难以统一，但临床麻醉中有已达成共识的临床麻醉目标（goals），即无意识、无痛、无体动和自主反射等。

（一）基本概念

1. 记忆（memory）　记忆是把过去体验过的或学习过的事物铭记脑内保持认识，以便能够回忆、推理和反映再现。又分为清楚记忆和模糊记忆。

（1）清楚记忆（implicit memory）或称有意识记忆（conscious memory）：是指经回忆和识别试验评定的有意识的对以往经历的清楚回忆。

（2）无意识记忆（unconscious memory）：是指经测试由以往经历产生的行为或表现的改变。无须任何有意识地对以往经历的回忆，但要用催眠术才能回忆。

2. 知晓（awareness）　知晓的生理学和心理学基础是大脑的记忆（贮存）和回忆（提取）的全过程。相当于回忆或清楚记忆，亦有人认为其包括清楚记忆和模糊记忆。

3. 回忆（recall）　是对麻醉中发生的事情保持记忆，相当于清楚记忆。

4. 觉醒状态（wakefulness）或称听觉输入的反应　是对术中和术后患者对言语指令的反应，但对刺激没有记忆。有时看来麻醉很充分，可能患者不能明确地回忆某一件事或一项刺激，但听觉输入可能在脑中记录下来，不过输入的听觉和语言必须是对患者有意义的才能记录下来，且可能要用催眠术才能回忆，相当于模糊记忆。

（二）临床症状和体征

患者的临床症状和体征的变化是判断麻醉深度最常用的有效方法，但是不精确。

1. 意识状态　在全麻中，意识状态分为清醒和麻醉（睡眠）状态。在全麻状态下应达到对手术或其他刺激无体动反应，无流泪、出汗等表现。

2. 循环系统　血压和心率是反应全麻深度常用的指标，血压和心率稳定常表示麻醉深度适中。但血压和心率易受血容量的影响，脑干和心脏的手术也使血压和心率波动较大。在排除影响因素后，根据血压和心率的变化可以对麻醉深度做出较准确的判断。

3. 呼吸反应　在保留自主呼吸的全麻患者中，呼吸频率、节律和潮气量的变化也能反应麻醉深度。但易受麻醉药、呼吸道梗阻、缺O_2和CO_2蓄积的影响。

4. 其他　瞳孔的大小、出汗、体动、尿量等也能反应麻醉的深度，但易受麻醉药及其他药物的影响。

（三）静脉全麻麻醉深度监测技术

理想的麻醉深度监测技术应具有以下几点：①能灵敏而特异性的反应记忆存在或缺失、意识存在或缺失；②无创，性能稳定；③监测实时数据；④使用方便；⑤受外界环境影响小。

在临床麻醉和实验研究中发现了一些新的监测技术，包括双频谱指数、熵、听觉诱发电位指数、Narcortrend和脑成像技术（包括PET和功能磁共振成像）。

1. 双频谱指数（bispectral index，BIS）监测 BIS是近年发展起来的利用功率谱分析和双频分析对脑电图进行分析处理的技术。1996年美国FDA批准将其应用于临床麻醉深度监测。BIS是一个复合指数，范围从0～100。BIS可以较好地反映患者的镇静和意识状态。但是不同的药物或者不同的药物配伍均会对利用BIS值判断镇静程度和意识状态带来影响。一般来讲，BIS值在90～100时，患者清醒，60～90则处于不同程度的镇静和意识抑制状态，40～60处于意识消失的麻醉状态，40以下则为抑制过深。

2. 脑电熵（entropy of the EEG）的监测 Datex－Ohmeda熵模块（M－Entropy）是很有前途的监测麻醉深度的新工具，在欧洲已有应用。该模块可以计算近似熵（estimate of the entropy of the EEG，EE）。已经证实EE至少可以和BIS一样有效地预测麻醉意识成分的变化。还需要进一步的研究来了解EE能否像BIS一样有效地用于指导麻醉给药以及EE所提供的评价麻醉深度的信息和成分。

3. 听觉诱发电位（auditory evoked potential，AEP）的监测 中潜伏期听觉诱发电位（MLAEP）在清醒状态下个体间及个体本身差异较小，且与大多数麻醉药作用剂量相关的变化。因此，中潜伏期听觉诱发电位较AEP中其他成分更适于判断麻醉深度的。Mantzaridis等提出听觉诱发电位指数（AEP index）的概念，它使AEP波形的形态得以数量化一般AEP index在60～100为清醒状40～60为睡眠状态，30～40为浅麻醉状态，30以下为临床麻醉状态。许多学者已将AEP index应用于临床知道麻醉用药。

4. 脑电Narcotrend分级监测 Narcotrend是由德国Hannover大学医学院的一个研究组发展的脑电监测系统。Narcotrend能将麻醉下的脑电图进行自动分析并分级，从而显示麻醉深度。最新的Narcotrend软件（4.0版本）已经将Narcotrend脑电自动分级系统转化为类似BIS的一个无量纲的值，称为Narcotrend指数，范围为0～100，临床应用更加方便。Schmidt等的研究表明Narcotrend分级和BIS可作为丙泊酚、瑞芬太尼麻醉期间评价麻醉状态的可靠指标，但Narcotrend分级和BIS不能反映麻醉深度中的镇痛成分。

5. 研究全身麻醉效应成分的新手段——正电子发射断层扫描（PET）、功能磁共振成像（fMRI） PET和fMRI能将脑功能成像，为全身麻醉药物效应的研究提供了新的手段。与脑电图相比，它们可以提供药物效应的解剖定位和通路信息。近年来，PET和fMRI的研究已经确定了在全麻效应（意识、遗忘、无体动等）中起重要作用的关键脑结构。现代PET配体技术还为我们提供了一个了解麻醉药调制脑内不同受体功能的途径。可以预见脑功能成像技术将在全身麻醉机理及麻醉深度监测的研究中发挥重要作用。

四、静脉全身麻醉优缺点

静脉全身麻醉是临床常用的麻醉方法，与吸入麻醉相比，静脉麻醉药物种类繁多，可根据不同病情特点选择使用。静脉麻醉具有以下特点。

（一）静脉麻醉的优点

（1）静脉全身麻醉起效迅速，麻醉效能强。多数静脉全麻药经过一次臂脑循环时间即可发挥麻醉效应。采用不同静脉麻醉药物的相互配伍，有利于获得良好的麻醉效果。静脉麻醉的麻醉深度与给药的剂量有很好的相关性，给予适当剂量的麻醉药物可以很快达到气管插管和外科操作所要求的麻醉深度。

（2）患者依从性好：静脉全麻不刺激呼吸道，虽然部分静脉麻醉药静脉注射时会引起一定程度的不适感，但大多持续时间短暂且程度轻微。

（3）麻醉实施相对简单，对药物输注设备的要求不高。

（4）药物种类齐全，可以根据不同的病情和患者的身体状况选择合适的药物搭配。

（5）无手术室污染和燃烧爆炸的潜在危险，有利于保证工作人员和患者的生命安全。

（6）麻醉效应可以逆转：现代新型静脉全麻药的突出特点是有特异性拮抗剂。如氟马西尼可以特异性拮抗苯二氮䓬类的全部效应，纳洛酮可以拮抗阿片类药物的全部效应，非去极化肌松药可用新斯的明拮抗。

（二）静脉麻醉的缺点

（1）静脉全麻最大的缺点是可控性较差：静脉输注后其麻醉效应的消除严重依赖患者的肝肾功能状态及内环境稳定，如果由于药物相对或绝对过量，则术后苏醒延迟等麻醉并发症难以避免。

（2）静脉全麻主要采用复合给药方法，单种药物无法达到理想的麻醉状态，一般要复合使用镇痛药和肌松药。药物之间的相互作用有可能引起药动学和药效学发生变化，导致对其麻醉效应预测难度增大，或出现意外效应。

（3）静脉全麻过程中，随着用药速度及剂量的增加以及复合用药，对循环和呼吸系统均有一定程度的抑制作用，临床应用应高度重视。

（4）需要有专门的静脉通道，一些静脉麻醉药对血管及皮下组织有刺激性而引起注射时疼痛。

（刘夕江）

第三节 靶控输注技术

静脉麻醉有悠久的历史，但其相对于吸入麻醉一直处于配角地位。因为静脉麻醉的可控性较差，反复使用静脉麻醉药物会蓄积在体内，难以迅速消除。而且使用全凭静脉麻醉的深度难以判断，无法预知有无术中知晓。而全凭静脉麻醉的成熟得益于静脉超短效药物的开发和基于药代动力学和药效学研究而开展的静脉给药技术。近年来人们将输注泵、计算机和现代临床药理学结合起来，根据药代学模型参数控制药物输注，且正在努力将输注技术进一步扩展到药效学，按照药代－药效（PK－PD）模型，根据药物实时效应改变药物输注速度，利用药物效应和药代－药效模型间的反馈，麻醉医生可以维持药物效应，以达到理想麻醉状态。

一、静脉麻醉药的药代动力学基础

1. 房室模型与效应室　概念见本章第一节所述。这里强调血浆浓度和效应室浓度之间有不平衡现象，这种不平衡与药物在血浆和效应室之间转运速率及给药速度有关，单次注射时，效应室延迟现象明显，而持续输注时血浆浓度和效应室浓度几乎同时达到峰值。表4－6是国内常用的几种麻醉药物靶控输注时血浆浓度和效应室浓度的平衡时间。

表4－6　常用静脉麻醉药血浆浓度和效应室浓度的关系

药物	Ke0 (min^{-1})	单次注射		靶控血浆浓度		参数来源
		血浆/峰效应时血浆浓度	达峰时间 (min)	平衡时间（min）*		
				95%	99%	
丙泊酚	0.291	38.9%	3.7	10	14.5	Marsh
	0.291	50.0%	4.8	10	14.5	Shafer
	0.291	42.3%	4.5	10	14.5	Tackley
	0.250	30.3%	3.5	11.7	16.8	Coetzee
咪达唑仑	0.124	64.9%	15.8	23.5	34	Greenblatt
	0.124	24.6%	7	23.5	34	Avram
硫喷妥钠	0.460	33.5%	2.2	6.3	9.2	Stanksi& Maitre
	0.460	59.6%	4	6.3	9.2	Ghonheim
氯胺酮	–	–	–	–	–	Domino
依托米脂	0.480	30.5%	1.8	6.2	8.8	Arden
芬太尼	0.147	13.7%	3.2	19.8	28.7	Shafer
	0.149	16.7%	3.7	19.5	28.3	Scott

续 表

药物	Ke0 (min^{-1})	单次注射		靶控血浆浓度		参数来源
		血浆/峰效应时血浆浓度	达峰时间（min）	平衡时间（min）*		
				95%	99%	
舒芬太尼	0. 227	25. 2%	3. 7	12. 8	18. 7	Bovill
	0. 227	28. 9%	3. 7	12. 8	18. 7	Hudson
	0. 227	40. 4%	4. 8	12. 8	18. 7	Gepts
阿芬太尼	0. 770	66. 0%	2. 7	3. 8	5. 5	Maitre
	0. 770	24. 8%	1. 3	3. 8	5. 5	Scott
瑞芬太尼	0. 530	32. 5%	1. 8	5. 5	8. 0	Glass
	0. 516	29. 3%	1. 5	5. 7	8. 2	Minto

注：＊效应室浓度达血浆浓度的95%和99%时间。

2. 群体动力学模型　由于个体间的药代动力学参数存在一定的差异性，为使药代动力学参数更适合于每一个体，采取经典药代动力学与群体统计学模型相结合的方式，推算群体药代动力学参数，再利用群体参数推断个体药代动力学参数，从而知道临床用药并实现给药个体化。

尽管群体与个体之间的药代动力学参数仍存在一定的差异，以群体参数估计的预期血药浓度与个体的实际值会有所差异，但只要根据临床需要调整目标值，实际值即可按此调整比例达到合适的水平。

3. 药代动力学－药效动力学模型　静脉全身麻醉药在体内产生的麻醉效应与血药浓度密切相关，但其效应部位并不在血液。药物效应往往滞后于药物的血浆浓度，此现象称为药效动力学－药代动力学分离。为了在临床麻醉中更为合理地用药，提出了一些描述药代动力学－药效动力学模型（PK－PD 模型），目前此模型已广泛应用于静脉全身麻醉的研究。

4. 靶控输注（TCI）　TCI 是微机控制的静脉输注系统，是利用智能化药物输注设备，快速达到医师设定的目标药物浓度（血药浓度或效应室药物浓度），并根据临床需要进行调节。

5. 目标药物浓度　目标药物浓度是指根据临床麻醉需要而预设并由计算机控制实施给药后，在预定的组织中达到的药物浓度，目标药物浓度，可以是血液，也可是效应部位。

6. 预期药物浓度　预期药物浓度是指计算机根据药代动力学模型，通过模拟计算得出的即时血药浓度或效应部位药物浓度。计算机程序实质上就是通过控制药物的静脉输注速率，使预期药物浓度尽快达到目标药物浓度。

7. 实测药物浓度　实测药物浓度是指通过采血检测而得到的血药浓度。实测血药浓度数据数量有限，而且是分散不连续的；而有计算机模拟的预期药物浓度可以近似的认为是连续的。

8. 效应部位药物浓度　检测困难更大，通常是根据药物效应由血药浓度推算而得出。

二、TCI 输注方法

（一）TCI 系统组成及作用原理

1. TCI 系统组成　完整的 TCI 系统主要有以下几个组成部分：药代动力学参数；计算药物输注速度（包括控制输注泵的软件）的控制单元；控制单位和输注泵的连接的设备；用于患者数据和靶控浓度输入的用户界面。尽管目前可见到多种不同输液泵，但他们都包含有同一个 Diprifusor 模型，且产生同样的临床结果。其不同之处主要体现在用户界面，单、双通道以及开关控制旋钮或键盘上等。

2. TCI 系统的作用原理　1983 年 Schwilden 首次报告用计算机辅助输注依托咪酯和阿芬太尼，采用二室线性药代动力学模型。其原理主要是根据 Krupger－Thiemer 提出的 BET（bolus elimination transfer）方案，即为达到既定的目标血药浓度，首次给予负荷剂量（bolus，B），使中央室血药浓度迅速达到靶浓度，其后维持稳态血药浓度，必须补充因药物的消除（elimination，E）和药物向外周固定转运

(transfer, T) 所引起的血药浓度的下降。在输注过程中，如需更高的靶浓度，则追加一次新的负荷量，然后以合适的速率输注，如需降低原靶浓度，则停止药物输注直至衰减到所需的靶浓度，再以一定的输注速度维持其浓度。理想的静脉给药系统应具备：①安全用电。②有报警装置，如电源中断，管道空气和输注中断（如管道打折、针头阻塞等）。③流速准确性在5%的范围内。④可防止失控输注。⑤可调性大，如任意选择单次或持续输注方式；输注速率范围为0～1 500，以1mL/h设置，则调速范围为100～1 500mL/h；输注径路可分别由1～4根管道给药，以免药物反流混合。⑥能用药动学模型进行静脉给药，有自动识别不同药物的注射器，适用于选择全部麻醉药物。⑦可自动充盈输注系统各部件以排除空气。⑧各项指标显示清楚，如输注速率所用药物浓度和剂量等。⑨重量轻，便于携带；附有数字接口便于记录，资料储存和遥控；各项功能不受交流电（高频电刀等）电磁场干扰，并可查询各种药物剂量和方法等。

（二）TCI技术分类

根据靶控目标的不同，TCI可分为：①血浆靶控输注（bTCI）：控制的目标为血药浓度，$t_{1/2}$ ke0小的药物宜选用bTCI；②效应室靶控输注（eTCI）：控制的目标是效应部位的药物浓度，$t_{1/2}$ke0大的药物宜选用eTCI。以效应室浓度为靶浓度，起效快，但是血药浓度的高峰可能会影响血流动力学。

与bTCI相比，eTCI的主要特点有：①麻醉诱导更迅速，因为计算机会直接将效应室浓度提高到相应水平；②麻醉深度调节更灵敏，eTCI直接以效应室浓度为控制目标，减少了药物效应滞后于血药浓度的不利影响；③血药浓度波动较大，因为达到血液循环内药物与效应部位的平衡需要时间，实施eT-CI时为保持效应室浓度的稳定，必然会出现血药浓度波动的现象，尤其在麻醉诱导时更容易出现血药浓度过高。因此，并不是所有的情况都可运用eTCI，比如说对于一般状况较差的患者，或使用对循环系统抑制性较强的药物时，就应该优先考虑bTCI。

根据靶控环路的不同，TCI可分为：①开放环路（open－loop）靶控是无反馈装置的靶控，仅由麻醉医师根据临床需要和患者生命体征的变化来设定和调节靶浓度，以达到一个比较满意的麻醉深度。目前临床上使用的TCI大多数为该系统。②闭合环路（closed－loop）靶控（CL－TCL）通过采集患者的某些检测指标或生理参数作为反馈信号（如BP、HR、BIS）对给药系统进行自动调节，但必要时仍需医师及时进行调控用药，这样可以减少用药误差，增加对麻醉深度调控的精确性。CL－TCI是最理想的靶控系统，它克服了个体间在药代和药效学上的差异，可以提供个体化的麻醉深度，靶控目标是患者的反应而不是确定的浓度，按患者的个体需要改变给药速度，避免了药物过量或不足，也避免了观察者的偏倚。

（三）影响TCI系统的因素

TCI系统控制程序的主要功能是通过控制输注泵的给药速率，是计算机模拟的预期药物浓度接近实测药物浓度。由于许多因素可对TCI系统的性能产生影响，并导致系统出现偏离或波动。这些因素包括药代动力学参数、个体的生理差异与病理生理变化，以及麻醉和手术中的各种干扰因素等。

1. 药代动力学参数对TCI系统性能的影响　目前的TCI系统大多采用群体药代动力学参数作为控制静脉输注方案的基础。因此模型参数的选择及其与具体个体的药代动力学特征的符合程度对TCI系统的性能具有决定性作用。

（1）在药代动力学研究中，不同作者对同一药物研究得出的参数可有很大差别（见图4－2）。如在丙泊酚的参数研究中，7位作者得出7种不同的结果，采用Marsh得出的参数较其他作者得出的参数能更好地模拟实际结果，TCI系统的性能最好。

（2）给药剂量、给药速度、药物的不良反应以及药物间的相互作用影响药动学参数的估计。给药剂量过小，血药浓度过早地下降到药物检测灵敏度之下，得到的分布半衰期过短，清除率偏大；而长时间持续应用丙泊酚进行镇静处理时，药物的分布容积偏大、消除特性参数偏小。高浓度丙泊酚可明显降低心排出量，导致肝脏血流减少以及肝脏对丙泊酚的摄取和清除速率降低，药物向外周室分布的速度下降。目前已知丙泊酚与阿片类药物的药代学有相互抑制作用。

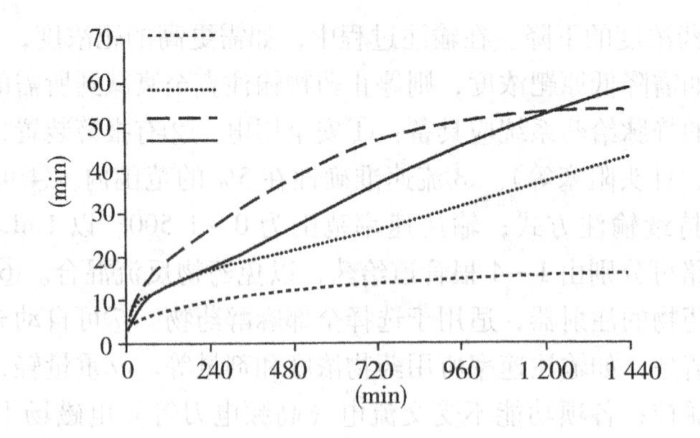

图 4-2　不同作者（模式）对丙泊酚 TCI 时 CSHT 的影响

（3）个体的生理状况、体重和组织成分对药动学参数亦有明显影响（如图 4-3，图 4-4）。例如，丙泊酚的分布容积和系统清除率，小儿高于成人，女性高于男性；老年人药物清除率较低；与西方人相比，相同体重中国人的中央室分布容积较小，而药物从中央室向外周室的转运或清除较快。

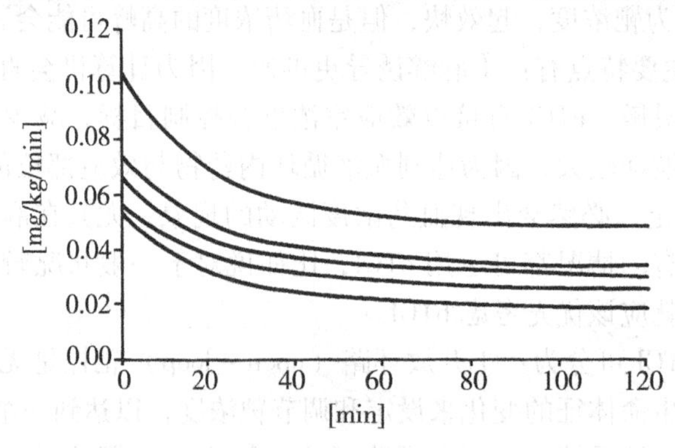

图 4-3　年龄和体重对丙泊酚药动学参数的影响

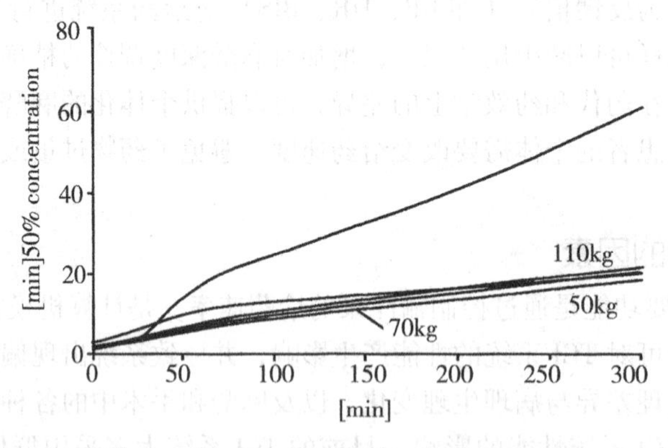

图 4-4　年龄和体重对药物 CSHT 的影响

2. 血药浓度检测对 TCI 系统性能的影响　具体如下。

（1）血药浓度检测方法的精度和准确性是 TCI 系统获得高性能的前提。在检测丙泊酚血药浓度时，高效液相色谱法的精度和准确性明显优于荧光分光光度法。

（2）标本采集的时间、部位以及采样时程长短对估算药动学参数产生影响。例如，单次静脉注射给药后血药浓度迅速下降，如采样时间点间隔过长，所得出的参数欠佳；而间隔过短将得到较小的中央室容积和较长的快速分布半衰期；静脉血丙泊酚的浓度较动脉血低 0.6μg/mL，其差值与时间呈负相关，与动脉血浓度呈正相关，所以取动脉血药浓度更为敏感。

3. 影响 TCI 性能的其他因素　具体如下。

（1）控制程序和输注泵的精度：随着计算机计算速度的提高，由软件造成的误差已极为微小。而因固有的机械惯性，输注泵的精度难以适应计算机指令的增加。理论上计算机发出改变泵速的指令频率越快，输注泵的误差越大。因此 TCI 系统中对泵速控制指令的频率设置应当充分考虑输注泵的反应速度和精度。此外，控制程序必须考虑计算机与输液泵之间信号传递、执行过程中的延迟等。

（2）机体的血流动力学状况：例如硬膜外间隙阻滞可阻断交感神经使外周血管扩张和组织血流量增加，所以对丙泊酚的摄取也相应增加，使实测的血药浓度偏低；同时因为血管扩张导致中央室分布容积增大，导致实测的血药浓度偏低。

（3）血药浓度本身：高浓度丙泊酚对肝脏血流的抑制作用较大，药物摄取和代谢降低，TCI 系统的实测的药物浓度可高于预测的药物浓度；相反，低浓度丙泊酚，可使 TCI 系统实测的药物浓度低于预期的药物浓度。

（4）术中大量失血或快速大量输液：可引起丢失或稀释而使丙泊酚的血药浓度出现意想不到的降低。

三、靶控输注技术的临床应用

（一）静脉麻醉诱导与维持

TCI 技术在临床麻醉中已得到了广泛的应用。除了丙泊酚麻醉外，还用于巴比妥类药物、阿片类、咪达唑仑和氯胺酮等的麻醉和诱导，使这些麻醉更平稳，苏醒迅速。应用 TCI 系统的步骤及注意事项：①首先要将输注泵连接电源，选择合适的输液器，配好药液，连接好输液导管，要对输液导管进行预充和排气，正确放置输液器。②打开靶控输液泵的电源，判断输液泵能否通过自检。③打开输入界面，输入注射器的型号，选择血浆靶控或者效应部位靶控输注方式，输入药物的名称、浓度等，患者的性别、年龄、身高、体重等资料。④根据患者的病理生理状况，麻醉需要，手术需要，输入合适的诱导浓度和诱导时间。⑤开始输注药物，要根据患者自身状况，手术需要，及时改变药物浓度，以维持合适的麻醉深度。⑥输注过程中要经常检查导管是否脱落，输注泵有无报警，药液是否充足。

1. TCI 静脉麻醉诱导　TCI 静脉诱导操作十分简便，麻醉医师主要是确定一个适宜患者个体的靶浓度。表 4－7 和表 4－8 提供了丙泊酚和芬太尼类药物的麻醉诱导靶浓度的参考数据。但实际应用时主要还是依靠麻醉医生的临床经验来确定。

表 4－7　丙泊酚诱导和维持麻醉所需血药浓度

	浓度窗（μg/mL）
诱导和插管	
未有麻醉前药	6～9
用麻醉前药	3～4.5
维持	
合用 N_2O	2～5，3～7
合用阿片类药	2～4，4～7
合用 O_2	6～9，8～16
恢复满意通气	1～2
镇静	0.1～1.5，1～2

表 4－8　芬太尼类药诱导和维持麻醉所需血药浓度（ng/mL）

	芬太尼	阿芬太尼	舒芬太尼
诱导和插管			
合用硫喷妥钠	3～5	250～400	0.4～0.6
合用 N_2O	8～10	400～750	0.8～1.2
维持			
合用 N_2O 和挥发性麻醉药	1.5～4	100～300	0.25～0.5
合用 N_2O	1.5～10	100～750	1.25～10
合用 O_2	15～60	1 000～4 000	2～8，10～60
恢复满意通气	1.5	125	0.25

许多因素都能影响到诱导时所需要的靶浓度：①联合诱导。联合诱导时，两种或多种不同麻醉药物联合应用，以达到作用相加或协同的目的，从而可以减少麻醉药各自的用量，减轻可能产生的不良反应。输注丙泊酚前5min给予咪达唑仑0.03mg/kg能够使患者意识消失所需靶浓度降低55%。辅以阿片类药也可以降低诱导时所需丙泊酚靶浓度。丙泊酚输注前5min给予芬太尼2μg/kg，能够降低患者意识消失所需丙泊酚效应室靶浓度的19%。而血浆浓度为3ng/mL的芬太尼可以降低近40%丙泊酚 CP_{50} 值。因此在应用联合诱导时，TCI丙泊酚的靶浓度应适度降低。②年龄是另一个重要的影响因素。比较意识消失所需的丙泊酚靶浓度，在50%患者中40岁较20岁患者降低约为40%。从20岁以后，意识消失所需的效应室丙泊酚靶浓度每10年下降0.24μg/mL。③患者麻醉前ASA分级不同明显影响TCI靶浓度。

在麻醉诱导时，达到设定靶浓度所需要的时间也相当重要。早先报道的靶浓度是由TCI 1 200mL/h的输注速率（Flash模式）决定的。但是，来自手控操作方面的资料显示：丙泊酚用量以及呼吸和循环抑制发生率与输注速度成正比，尤见于老年患者。一些Diprifusor系统允许调节诱导时间（Gradual模式），更有利于老年或体弱患者。

丙泊酚TCI静脉诱导意识消失所需的时间长短与所选的靶浓度有关。来自国内的经验，将丙泊酚诱导靶浓度分别设置为4μg/mL、5μg/mL、6μg/mL三组，在与咪达唑仑（0.02mg/kg）和芬太尼（2μg/kg）联合诱导下，意识消失所需时间随所设靶浓度的增高而减少。意识消失时三组患者的效应室浓度都尚未达到预定靶浓度，均<3μg/mL而丙泊酚的用量三组大体相近，BIS也均降至60左右。3min后行气管插管，此时三组效应室浓度已接近该组的预设靶浓度，BIS也降至45左右。尽管三组效应室浓度不同，但是三组均无气管插管的心血管反应（血压、心率）。

2. TCI静脉麻醉维持　以双泵控制给药的方法复合应用丙泊酚和短效麻醉性镇痛药，可以满意的进行全凭静脉复合麻醉。Vuyk根据药效学之间的相互作用，研究了既维持合适的麻醉深度又保持良好的苏醒过程的丙泊酚与阿片类药物手工输注的最佳浓度组合。

在麻醉过程中，手术的伤害性刺激程度在手术中并非一成不变的，不同程度的伤害性刺激，如气管插管、切皮等，所需的血浆靶浓度也不同。TCI系统只能帮助你计算和快速达到你所选定的靶浓度，术中伤害性刺激的变化，患者的反应性变化，都要麻醉师随时观察，及时调整靶浓度。表4-9列出手术中不同条件下常用静脉麻醉药所需的血浆浓度范围。应该注意的是，提前预防性改变靶浓度来对抗伤害性刺激，比伤害性刺激后机体出现反应才处理要平稳得多，对机体的干扰和影响也小得多。

表4-9　外科手术时所需的麻醉药血浆浓度

药物	切皮	大手术	小手术	自主呼吸	清醒	镇痛或镇静
阿芬太尼（ng/mL）	200~300	250~450	100~300	<200~250	-	50~100
芬太尼（ng/mL）	3~6	4~8	2~5	<1~2	-	1~2
舒芬太尼（ng/mL）	1~3	2~5	1~3	<0.2	-	0.02~0.2
瑞芬太尼（ng/mL）	4~8	4~8	2~4	<1~3	-	1~2
丙泊酚（μg/mL）	2~6	2.5~7.5	2~6	-	0.8~1.8	1.0~3.0
依托咪酯（ng/mL）	400~600	500~1 000	300~600	-	200~350	100~300
氯胺酮（μg/mL）	-	-	1~2	-	-	0.1~1.0
咪达唑仑（ng/mL）	-	50~250（与阿片类合用）	50~250（与阿片类合用）	-	150~200，20~70（与阿片类合用）	40~100

（二）术后镇痛与镇静

TCI技术已广泛应用于镇静和术后镇痛，例如门诊手术、局部麻醉和神经阻滞、椎管内麻醉、介入手术、内镜检查和治疗、无痛人流等的镇静，以及术后疼痛、癌痛、顽固性疼痛（如带状疱疹）等的镇痛。

1. 无痛人流手术　TCI技术在无痛人流手术中得到了广泛应用。丙泊酚血浆靶浓度6μg/mL，或者丙泊酚血浆靶浓度为3.5～4μg/mL复合瑞芬太尼血浆靶浓度为1.8～2ng/mL，都可以使患者生命体征平稳，抑制了机体应激反应等不良反射，手术中平静无体动，而药量及呼吸抑制并没有明显增加，苏醒最快，术中无知晓，术后平卧30min后均可自行穿衣及行走。

2. 内镜检查及治疗　余淑珍等报道，在BIS监测指导下丙泊酚TCI用于无痛胃镜检查，麻醉效果好、苏醒快、血流动力学稳定，减少丙泊酚用量、无不良反应，具有安全性、有效性和可行性。丙泊酚和瑞芬太尼的初始血浆靶浓度分别为4～6μg/mL和1.2～2.0ng/mL。在BIS监测指导下调整血浆靶浓度。BIS值降至65～50时开始置镜，并维持到十二指肠降部；血压波动范围<10%，无低血压，说明对血流动力学有一定的抑制作用。麻醉不宜过深，年轻体壮者选BIS55～50为佳，年老体弱者选BIS 65～60即可，中年、体质中等者可选BIS60～55。此外，检查中呼吸变慢变浅，提示对呼吸的抑制须引起足够的重视，持续面罩吸氧、托起下颌，可防止短时间内SpO_2下降。

3. ICU患者的镇静　在外科ICU机械通气患者中进行镇静，丙泊酚起始目标血药浓度0.5μg/mL，以0.5～2.0μg/mL为目标血药浓度维持目标镇静深度（Ramsay镇静评分2～5分），辅以舒芬太尼2～5μg/h的输注速率镇痛，不但容易控制镇静和维持适度镇静深度，而且可以减少恶心、呕吐的发生。将咪哒唑仑TCI镇静系统应用于需机械通气的ICU老年患者亦取得较好的效果。咪哒唑仑初始靶血药浓度设定为60ng/mL。每隔30min用Ramsay镇静评分（4～5分）评估镇静深度，如达不到或超过镇静深度，则每次增加或减少20ng/mL的靶血药浓度速度，直至达到理想的镇静深度。匀速输入芬太尼镇痛，负荷量0.4μg/kg，维持速度为0.8μg/（kg·h）。

4. 介入诊疗的镇静　越来越多的情况需要麻醉医生在手术室以外对介入性检查或治疗提供支持，例如对患者提供合适且安全的镇静。Irwin将TCI技术和患者自控镇静技术结合起来研究。在该项试验中丙泊酚的起始靶浓度为1μg/mL，患者通过一次按压可增加0.2μg/mL，锁定时间为2min，最大允许靶浓度为3μg/mL，如果患者在6min内没有按压，系统自动将靶浓度减少0.2μg/mL。研究结果表明，最适合镇静的丙泊酚平均靶浓度为0.8～0.9μg/mL。该技术起效和恢复迅速、安全可靠。但是个体差异很大，并不能保证对所有患者只提供镇静，因此麻醉医生仍然有必要进行仔细的临床观察以确保患者的安全。

5. TCI和镇痛　术后利用TCI技术输注镇痛药为患者提供了一个合理的方法来延续术中的镇痛效应。第一个将TCI技术用于术后镇痛的报到是对14例接受主动脉手术的患者输注阿芬太尼。阿芬太尼的浓度以提供满意的镇痛为标准，同时又不抑制呼吸。浓度的调节由护士来完成，每次根据患者的需要及实际情况来增加或减少5ng/mL。用于镇痛的TCI系统平均使用时间为39h，患者在96%的时间内感觉无痛或轻微疼痛。阿芬太尼的平均血药浓度为：71ng/mL（34～150ng/mL）。Schraag等研究了瑞芬太尼用于术后患者TCI－PCA（按压PCA键，增加瑞芬太尼血浆靶控浓度0.2ng/mL）镇痛的临床效果，结果显示瑞芬太尼的平均有效镇痛浓度为2.02ng/mL，患者对镇痛效果满意，副反应主要为恶心（26.6%）、呕吐（10%），无呼吸抑制和低氧血症发生。由于不同病理生理状况、不同种族和不同地区人群的药代动力学和药效学差异较大，各种药动学参数和应用软件都存在不同的执行误差，故临床应用尚不成熟。

（三）在老人和儿童患者中的应用

整合到Diprifusor中的参数主要是源于并适合年轻成年人。药代学随年龄的增长出现以下变化：中央室容积、体重指数以及代谢清除率降低。输注速率应随着年龄而降低。年龄对ke0值影响不大。但是有些文献对年龄在多大程度上影响效应浓度还存在争议。就阿片类药物而言。人体对阿片药物的敏感性随年龄的增加而增强，但是这是源于药代学及药效学两方面的影响。

Diprifusor 并没有将年龄作为一个考虑因素，因此老年人在使用 Diprifusor 时，诱导、维持及苏醒所需的靶浓度应予以减少。在这类患者，Diprifusor 最为突出的优势是减慢诱导速度和易于控制。

目前已有将 TCI 技术用于儿童的报道；可用的药代模型主要是针对丙泊酚和阿芬太尼。儿童的丙泊酚药代学有一定改动，主要是增加了体重相关的分布容积和药物的清除率。药代参数的执行性能与成人类似，而所需的输注速率和靶浓度要高于成人。Diprifusor 不能用于 15 岁以下的儿童。

四、TCI 技术的优缺点

TCI 技术的优点：

（1）可以快速而平稳地达到要求的麻醉深度（血浆靶浓度或效应室靶浓度），并能恒定地维持或根据需要调整这个浓度，因此在麻醉诱导时血流动力学平稳、术中麻醉深度易于调节、手术结束停药后可以预测患者的苏醒和恢复时间。

（2）可以选择以血浆浓度或效应室浓度为目标进行靶控，临床效果相似，但后者的诱导和清醒速度应快于前者。

（3）靶控输注方法使用简便精确、可控性好。只要确定了使用药物、所需靶控浓度、输入患者的年龄、性别、体重后，一切都由电脑泵完成，只需根据患者的反应调整靶浓度即可。

（4）因群体参数用在个体，靶控浓度与血浆实际浓度存在个体偏差，但这个偏差比个体的药效学反应差异要小得多，因此不会明显影响使用。而且靶浓度与血浆实际浓度成正比关系，这非常有利于指导控制麻醉深度。

TCI 技术的缺点：

（1）实施 TCI 技术需要专门的输注泵以及掌握相关技术的从业人员，因此限制了 TCI 技术的推广。

（2）TCI 技术是建立在群体药代动力学参数，群体与个体之间的药代动力学参数仍存在一定的差异，因此不同药物的药理学以及不同患者的不同病理生理状态的个体化管理做得尚不够完善。

（3）由于同时监测镇静、镇痛和肌松、应激反应的设备缺乏，监测麻醉深度的指标还不完善，闭环系统用于麻醉给药控制仍受限制。

（4）目前的 TCI 系统多是采用国外的药代动力学参数，由于人种的差异，对于国人来说并不完全适用，有待于建立在国人药代动力学参数基础上的 TCI 输注系统的开发。

（刘夕江）

第五章

复合麻醉技术

第一节　复合麻醉技术的分类

狭义的复合麻醉（Combined anesthesia）曾经又被称为平衡麻醉（Balanced anesthesia），是指在同一麻醉过程中为了达到理想的麻醉状态而同时或先后使用两种或两种以上的麻醉药物。复合麻醉与联合麻醉（associated anesthesia）不同，后者是指在同一麻醉过程中同时或先后采用两种或两种以上的麻醉技术。广义的复合麻醉包括狭义的复合麻醉和联合麻醉的定义，即在同一麻醉过程中，为了达到满意的麻醉效果而同时或先后使用两种或两种以上的麻醉药物或（和）麻醉技术，最常见的有吸入与静脉复合全身麻醉、局部麻醉复合全身麻醉以及不同局部麻醉的复合。

一、复合局部麻醉技术

利用不同局部麻醉技术的优点，可形成多种不同的复合方式，临床常见的不同局部麻醉技术的复合包括：①蛛网膜下隙联合硬脊膜外腔麻醉（combined spinal and epidural anesthesia，CSEA），主要用于膈肌平面以下部位的手术，其中以下腹部、下肢、盆腔、会阴部手术为主。②硬脊膜外腔复合区域神经阻滞麻醉，多用于手术引起内脏牵拉反射或硬脊膜外腔麻醉效果不佳时的辅助方法。例如硬膜外阻滞下行胆囊切除术，出现严重的胆心反射时，联合胆囊颈部的局部浸润麻醉；硬膜外麻醉下，妇科子宫颈操作时出现迷走反射时，联合阴部神经阻滞等。③硬脊膜外腔复合局部浸润麻醉，多用于硬脊膜外腔阻滞麻醉不够完善或尚未完全显效时，或患者病情危重而又不宜在硬膜外腔内注入足够剂量的局部麻醉药时使用。④神经阻滞麻醉复合表面麻醉，常见于眼科麻醉。⑤神经阻滞复合区域阻滞麻醉，例如上肢手术行臂丛阻滞效果欠佳时，可联合区域阻滞。

二、局部麻醉复合全身麻醉技术

局部麻醉根据局部麻醉药作用的周围神经范围，分为表面麻醉、局部浸润麻醉、区域阻滞、椎管内阻滞，根据需要，静脉或吸入全身麻醉可以单独或联合与这些非全身麻醉方法复合，形成连续硬膜外麻醉与静吸复合麻醉复合、连续硬膜外麻醉与静脉全身麻醉复合、连续硬膜外麻醉与吸入全身麻醉复合、神经阻滞与吸入全身麻醉复合、神经阻滞与静脉全身麻醉复合等多种麻醉方法，临床上最常见的是硬膜外麻醉与全身麻醉复合。

三、静吸复合全身麻醉技术

根据诱导和维持时使用的麻醉方法，可分为静脉麻醉诱导、吸入麻醉维持，吸入麻醉诱导、静脉麻醉维持，静脉麻醉诱导、静吸复合麻醉维持；静吸复合诱导、静吸复合维持等多种方法。临床上常用静脉麻醉诱导、静吸复合麻醉或吸入麻醉维持。随着吸入麻醉药物的进步，吸入麻醉诱导或复合麻醉诱导的使用也在日益增多。

（刘夕江）

第二节 复合麻醉的特点

一、复合麻醉的优缺点

复合麻醉不仅可避免单一麻醉方法所致的用药量大、麻醉效果不满意、不良反应多、肌肉松弛作用难以达到满意暴露术野等问题，使麻醉过程达到镇痛、遗忘、肌肉松弛、自主反射抑制、生理功能稳定的满意水平，还充分利用各种麻醉药物和技术的优点，避免或减轻各自的缺点和不足，从而大大提高围术期的安全性。

（一）复合麻醉的优点

复合麻醉的主要目的在于充分利用不同麻醉方法和药物的优点，避免各自的缺点，以维持手术过程中患者的生理功能的稳定，因此具体不同麻醉方法或药物的复合又各自具有其优点，但总的说来复合麻醉具有以下优势：

（1）镇痛、镇静、催眠、遗忘等麻醉效果更完善。

（2）更有效地控制疾病、手术、心理等因素造成的应激反应，维持术中稳定的生理功能，以提高患者围术期的安全性。

（3）麻醉诱导过程更加平稳、安全、可控。

（4）减少各种麻醉药物的用量，从而减少其不良反应。

（5）更好地满足不同手术的要求。

（6）术后苏醒更加平稳、迅速、完全。

（7）其他麻醉与硬膜外麻醉复合，可术后保留硬膜外导管进行术后镇痛。

（8）减少一定的麻醉费用。

（二）复合麻醉的缺点

虽然复合麻醉有以上众多优点，临床应用也十分广泛，但在临床应用中也发现其不少的不足与局限，甚至于使用不当时同样会导致严重后果。

（1）不同麻醉药物复合时，一些无益的药理效应也可能出现协同作用，如阿片类与苯二氮䓬类、阿片类与丙泊酚复合应用，呼吸和循环抑制更加明显。

（2）不同麻醉方法可能引起的并发症在复合应用时都可能出现，如所有静脉麻醉和吸入麻醉可能出现的并发症，都可能出现于静吸复合麻醉中。

（3）由于复合用药，复合麻醉的深度判断缺乏肯定性标志，掌握不当可能导致患者术中知晓或延迟苏醒。局部麻醉与全身麻醉复合时，早期局部麻醉药中毒不易被发现。

（4）虽然全身麻醉的复合能使大多数患者的苏醒过程更加平稳和安全，但药物的相互复杂作用可能使苏醒期的临床表现也更趋复杂，比如静脉复合麻醉、静吸复合麻醉时，多种药物阈下剂量的残留作用相互叠加而出现“再抑制”现象。

（5）复合麻醉由于涉及多种麻醉药物、麻醉方法的复合，而不同麻醉药物、麻醉技术和方法对机体内环境有不同的扰乱，因此在选用复合麻醉药物和剂量、麻醉管理等方面对麻醉医师有较高的要求。

（6）基于上述原因，复合麻醉时要求麻醉医师更全面监控患者的生命体征和麻醉深度，因此对麻醉硬件设施要求较一般麻醉方法高。

二、复合麻醉的应用原则

复合麻醉的优点突出，其发展是现代麻醉向理想麻醉迈进的重要方式。但如前所述，各种麻醉药物、麻醉方法的复合也使麻醉本身更趋复杂化，应用不当将会导致严重后果，因此，在实施过程中应遵循一定的原则。

（一）优化复合麻醉方法

不同的麻醉方法具有各自的优缺点，不同麻醉方法复合目的就是使之相互补充，弥补各自的不足，从而使麻醉效果更加完善。手术部位、手术创伤大小、患者全身情况、外科方面的要求、患者的要求等是不同麻醉方法以何种方法为主进行复合的选择依据。

（二）合理选用麻醉药物和剂量

复合麻醉常常涉及多种麻醉药物，而各种药物具有不同的药代动力学和药效动力学，药物之间又存在比较复杂的相互作用关系。在选用复合麻醉药物时，首先要深刻了解每一种药物的药理学特点，并充分考虑到药物间的协同、相加、拮抗作用以及配伍禁忌，根据患者的病理生理情况和手术的要求选择麻醉药物的种类和剂量。

（三）优化复合用药

复合药物的种数越多，药物之间的相互作用越复杂，对机体的影响就越难以预料，不良反应的可能性也越高，并且在这种情况下，临床表现不典型，将增加判断和处理的困难，影响复合麻醉的安全性和可控性，相对增加患者围手术期间的危险性。在满足手术需要的前提下，原则上应尽量减少用药的种类，避免用药杂乱无章。

（四）准确判断麻醉深度

麻醉深度的分期由于复合用药而缺乏肯定的标志，特别是在复合全身麻醉需要肌松药物作用的情况下更难以判断。因此应根据药物的药动学、药物之间的影响规律，以及循环、脑电的变化情况判断麻醉深度，合理使用麻醉药物，尽可能避免麻醉过深或过浅和由此对患者造成的不利影响。有条件的可以进行药物浓度监测。

（五）加强麻醉管理

复合麻醉可充分利用不同麻醉方法和药物的优点，减少药物的用量，减少不良反应和副作用，但复合麻醉时，不同的麻醉方法会引起不同的生理改变，多种麻醉药物的使用更增加了药物代谢的复杂性，药物间的相互作用和影响，可能使药物代谢规律发生改变，甚至出现意外的药物不良反应或累加不良反应。因此应做好麻醉前准备，注重麻醉期间的监护和管理，及时发现问题并予以适当处理，否则可能导致严重后果。

（六）坚持个体化原则

复合麻醉用药复杂，同时可能使用多种麻醉方法，而每位患者的具体情况又不同，所以在实际应用中必须坚持个体化原则，应根据手术部位、创伤大小、患者精神状况、全身一般情况、外科方面的要求等合理选用复合麻醉方式。

（赵 东）

第三节 局部麻醉方法的复合

腰硬联合麻醉（CSEA）具有蛛网膜下隙阻滞和硬膜外间隙阻滞的双重特点，既有蛛网膜下隙阻滞起效快、阻滞效果好的优点，也可通过硬膜外置管提供长时间手术麻醉及术后镇痛。

CSEA 适用于下腹部的普外科和泌尿外科手术、髋关节手术、下肢手术、妇产科手术、肛门会阴部手术和术后镇痛。硬膜外间隙穿刺部位感染，或全身严重感染的患者不能应用 CSEA。活动性凝血障碍不能使用 CSEA。高血压、低血容量和心血管疾病患者应该避免应用 CSEA。脊髓损伤、缺血或炎症的患者不宜使用 CSEA。

CSEA 有单点穿刺法和两点穿刺法。单点穿刺法多选择在 $L_{2\sim3}$或 $L_{3\sim4}$间隙穿刺，先用硬膜外间隙穿刺针进行硬膜外间隙穿刺，进入硬膜外间隙后，使用专用的蛛网膜下隙穿刺针通过硬膜外间隙穿刺针，刺破硬脊膜进入蛛网膜下隙，并注入局部麻醉药物，退出蛛网膜下隙穿刺针后经硬膜外穿刺针进行硬膜外置管。两点穿刺法则是根据手术部位不同来选择某一间隙实施硬膜外间隙穿刺置管，然后再选择$L_{2\sim3}$或$L_{3\sim4}$间隙穿刺实施CSEA，方法与单点法相同。

（赵 东）

第四节 局部麻醉复合全身麻醉

是近年来开展的一类新的麻醉方法，其充分保留了局部和全身麻醉各自的优点，可以在较浅的全身麻醉状态下保持较好的麻醉效果。

一、硬膜外麻醉复合全身麻醉

1\. 优点 ①硬膜外阻滞可有效地阻断手术伤害性刺激和减缓应急反应，但又是一种不完善的麻醉，常发生迷走神经反射或手术牵拉反射，平面过高可抑制呼吸，肌松效果不理想。静脉或静吸复合全身麻醉可使患者意识消失、顺行性遗忘，能保证有效通气和肌肉松弛效果，全身麻醉达到一定的深度还能有效阻断伤害性刺激引起的不良躯体反应。两者麻醉方法复合，可减少应激反应，提高麻醉质量。②明显减少硬膜外和全身麻醉用药量，减少不良反应及副作用。③苏醒快、拔管早，术后躁动发生率低。④方便术后镇痛，避免剧痛对康复的不利影响。⑤有利于术后呼吸功能的维护。⑥术中维持心肌氧供需平衡，对冠心病患者有利。

2\. 缺点 ①操作较复杂费时。②增加创伤和发生硬膜外阻滞并发症的可能。③麻醉深度掌握不好反而易造成生命体征波动，出现低血压等心血管抑制作用，尤其在全身麻醉诱导前硬膜外局部麻醉药用量掌握不好时。④过度追求“浅麻醉”，有可能造成术中知晓。⑤麻醉期间体液用量增加，可能造成水钠潴留。

3\. 适应证 凡是在单纯硬膜外麻醉下能够完成的手术，即颈以下部位的手术均为其适应证，尤其是胸腰段的手术，不仅能保证患者的安全、满足手术的需要，而且取得了良好的临床效果。

4\. 禁忌证 绝对禁忌证同硬膜外阻滞。相对禁忌证则包括各种短小手术，不必采用复杂的硬膜外麻醉复合全身麻醉。

5\. 操作方法 一般根据手术部位选择相应的脊髓节段进行硬膜外间隙穿刺置管，待穿刺成功或硬膜外间隙注药出现阻滞平面后，再进行全身麻醉的诱导。具体操作方法与单纯硬膜外穿刺、全身麻醉诱导过程相同。

6\. 药物的使用 具体如下。

（1）局部麻醉药的使用：硬膜外局部麻醉药种类和浓度应根据手术的部位、患者情况、手术对麻醉的要求以及硬膜外麻醉在麻醉维持中的作用而进行选择。如胸外科的肺叶切除、纵隔手术和食管手术等，硬膜外麻醉居次要地位，复合麻醉的主要目的是减少全身麻醉药可能给机体带来的不利影响，同时也有利于术后镇痛，因此可选用肌肉松弛作用相对较弱而时间维持相对较长的局部麻醉药，如较低浓度丁哌卡因（0.25%～0.375%）、罗哌卡因单独或与低浓度利多卡因混合使用。而在硬膜外麻醉起主导作用的中上腹手术，如胃、肝、胆、脾、胰等，复合麻醉的主要目的是利用全身麻醉来消除患者心理精神因素对患者和手术的影响，可按单纯硬膜外麻醉来选用局部麻醉药的种类及浓度。而全身麻醉的维持则只需要满足镇静和耐受气管插管的麻醉深度。

（2）全身麻醉药的使用

1）硬膜外麻醉与静吸全身麻醉复合：按照全身麻醉的要求给予足量的术前抗胆碱药及镇静药。诱导一般采用静脉麻醉药、麻醉性镇痛药和肌肉松弛药，其中麻醉性镇痛药可酌情减少。气管插管后，维持阶段可用吸入复合静脉麻醉药，其吸入麻醉药的浓度和静脉麻醉药的用量可根据心率、血压的情况进行调节。可采用间断吸入或连续低流量吸入方式，复合持续输注、靶控输注或间断输注静脉麻醉药。由于硬膜外麻醉已具有较好的镇痛和肌肉松弛作用，在麻醉维持过程中，镇痛药和肌肉松弛药用量要减少一半以上。对创伤不太大的手术，甚至不追加麻醉性镇痛药。在主要手术步骤完成后，就可以考虑停止全身麻醉药，一般手术结束患者可及时苏醒，此时可安全拔管。

2）硬膜外麻醉与静脉全身麻醉复合：其基本使用范围与上述方法相同。这种复合麻醉方法可分为气管插管和非气管插管两种情况。气管插管的方法是在麻醉诱导和维持阶段全部使用静脉麻醉药，而不使用吸入麻醉药。非气管插管的方法包括硬膜外麻醉复合神经安定镇痛药和基础麻醉复合硬膜外麻醉。前者一般用于中、下腹部手术，如阑尾炎切除术、肠梗阻肠端切除术或下肢手术等。后者适用于不能配合手术和麻醉的小儿患者，一般先行氯胺酮基础麻醉，再进行硬膜外麻醉，主要用于婴幼儿手术，但目前应用此方法有减少趋势，大多在此基础上置入喉罩。

7. 注意事项　具体如下。

（1）避免全身麻醉诱导与硬膜外麻醉峰效应重叠，以减少对循环功能的抑制，但有时也利用这一点来减轻插管时的心血管反应。在时间较充裕的情况下，应先给予硬膜外试验量，确定有麻醉平面后再实施全身麻醉为佳。

（2）应避免同时追加全身和硬膜外麻醉药，从而避免由此引起的生命体征的波动。

（3）手术过程中应根据病情变化、手术需要等相应调节全身和硬膜外麻醉各自在麻醉过程中的地位。

（4）全身和硬膜外麻醉用药量均相应减少，避免麻醉过深引起苏醒延迟，但同时也要避免麻醉过浅、术中知晓的发生。有研究表明，椎管内神经阻滞也显示有直接镇静效应，能够显著降低同等镇静所需的药量，在保证足够的麻醉深度下，利多卡因椎管内麻醉可降低七氟醚用量的34%；行硬膜外阻滞抑制伤害性刺激所引起的运动反应时所用的利多卡因的量可使七氟醚的MAC减少50%。有条件的可运用脑电双频指数（BIS）、脑电非线性指数（ENI）等手段进行麻醉深度监测，从而在保证麻醉需要的前提下减少麻醉药用量。

（5）麻醉诱导和维持方法以及用药不应千篇一律，应根据手术的需要、患者的病理生理特点及变化等灵活使用。

二、其他局部麻醉复合全身麻醉

如臂丛和颈丛神经阻滞等与吸入或静脉全身麻醉复合。常用于局部麻醉效果不佳、患者过度紧张、小儿等患者不能配合时。当给予足够量的静脉或吸入麻醉药后，应注意保持呼吸道通畅，必要时仍应进行气管插管或置入喉罩，以策安全。

（赵　东）

第五节　吸入与静脉复合全身麻醉

吸入与静脉复合全身麻醉又称为静吸复合麻醉，如前所述，具体方法有多种。由于静脉麻醉起效快、维持时间短、对呼吸道无刺激性、患者舒适易接受，而吸入麻醉的深度易于控制和管理，故临床上常采用静脉麻醉诱导，吸入麻醉或静吸复合麻醉维持，术前准备与一般的全身麻醉相同。随着七氟醚等新型吸入麻醉药的出现，吸入麻醉诱导或静吸复合诱导在临床上的应用也逐渐增多。

一、麻醉诱导

1. 静脉诱导　一般采用静脉全身麻醉药、麻醉性镇痛药和肌肉松弛药复合，静脉全身麻醉药多为丙泊酚1.5～2.5mg/kg或咪达唑仑0.02～0.05mg/kg。麻醉性镇痛药以芬太尼为主，诱导剂量一般为2～4μg/kg，也可用舒芬太尼、瑞芬太尼、阿芬太尼以及依诺伐等。肌肉松弛药除经典的琥珀胆碱外，维库溴铵、泮库溴铵、罗库溴铵、阿曲库铵等用于静脉麻醉诱导也逐渐增多。这些新型的非去极化肌肉松弛药不仅起效快、效果好、没有去极化肌肉松弛药引起的一系列不良反应，还具有中时效的肌肉松弛效果，因此在临床应用逐渐广泛。

2. 吸入、静吸复合诱导　由于经济费用、操作复杂、患者不易接受等原因，这两种方法在临床应用相对有限，前者主要用于小儿麻醉，后者用于气管插管困难的患者。有研究者观测意识消失时间、诱导期间呼吸暂停发生率、诱导并发症、第一次喉罩插入成功率、患者满意度等指标七氟醚和丙泊酚的诱导效果进行比较，经 Meta 分析后表明，七氟醚和丙泊酚具有相似的诱导效应，但由于七氟醚术后恶心呕吐发生较频繁、患者不满意倾向稍多，丙泊酚作为理想的麻醉诱导药仍然更具优势。

二、麻醉维持

1. 吸入麻醉维持　气管插管后，用吸入麻醉药维持麻醉。一般吸入 1～2MAC 的挥发性麻醉药，常用恩氟烷和异氟烷，吸入浓度为 2%～3%，可同时吸入 50%～66% 的氧化亚氮，麻醉效果更好。目前已有麻醉效能更强、不良反应更小的挥发性麻醉药七氟烷和地氟烷用于临床。

2. 静脉麻醉维持　在麻醉诱导成功后主要依靠静脉麻醉药、麻醉性镇痛药、肌肉松弛药维持麻醉。如吗啡或芬太尼复合麻醉、氯胺酮静脉复合麻醉以及神经安定镇痛麻醉等。目前临床上常用的丙泊酚复合瑞芬太尼进行靶控输注是较为理想的静脉麻醉维持方式。

3. 静吸复合麻醉维持　为目前国内常用的方法之一。此法或以吸入麻醉为主，辅以静脉麻醉或静脉复合麻醉；或以静脉麻醉或静脉复合麻醉为主，辅以吸入麻醉。例如，临床上常用的异氟醚丙泊酚（或咪达唑仑）－芬太尼（或瑞芬太尼）－维库溴铵复合模式中，异氟醚 1%～2% 吸入，丙泊酚 2～4mg/kg · h 或咪达唑仑，维库溴铵间断静脉注射以维持麻醉。其中异氟醚和丙泊酚使患者意识消失，芬太尼提供镇痛，咪达唑仑可保证患者术中无记忆，维库溴铵使手术区域及呼吸肌肉松弛，从而便于手术和人工呼吸，同时还可通过调节吸入麻醉药的浓度维持适宜的麻醉深度。

三、注意事项

（1）实施静脉复合麻醉，应充分掌握各种麻醉药的药动学、药效学及不良反应，同时还应掌握药物之间的相互作用，根据需要有时避免药物的协同效应，有时利用药物间的拮抗作用，或反之。根据患者的病情及手术要求合理选用不同静吸麻醉的复合方式，尽可能以最少的麻醉药用量达到最完善的麻醉效果，并将各种麻醉药的不良反应控制在最小范围，不能盲目扩大药物的适应证，做到合理、安全用药。

（2）为了确保患者安全，除短小手术、不用肌肉松弛药的手术外，实施静吸复合麻醉时均应进行气管内插管。

（3）静吸复合麻醉时，经典的乙醚麻醉分期已不适用，必须结合多种征象进行综合判断，有条件可应用麻醉深度监测仪，如 BIS、ENI 等。必须确保一定的麻醉深度下使用肌松药，以避免术中知晓的发生。

（4）所有静脉和吸入麻醉可能出现的并发症都可能出现于静吸复合麻醉，因此，应高度警惕各种相关并发症的发生。

（5）静吸复合麻醉时药物的相互作用可能使苏醒期的临床表现更为复杂，应严格把握气管内导管的拔管指征，警惕多种药物残留作用叠加而至“再抑制”现象。

（6）为了使麻醉维持和苏醒衔接紧密，应根据各种药物的药效学特点及时停用长效的药物，而改用七氟烷、地氟烷、氧化亚氮、丙泊酚、瑞芬太尼等苏醒迅速的麻醉药，手术结束时再停用这些短效药物，使患者迅速而平稳地苏醒。

（赵　东）

第六章

麻醉科常用药物

第一节　吸入麻醉药

一、概述

吸入麻醉药分为挥发性吸入麻醉药和气体吸入麻醉药两大类。挥发性吸入麻醉药又分为烃基醚、卤代烃基醚和卤烃3类。烃基醚包括双乙醚（即乙醚）、双乙烯醚、乙基乙烯醚等；卤代烃基醚包括甲氧氟烷（二氟二氯乙基甲醚）、恩氟烷、异氟烷、七氟烷及地氟烷等；卤烃类包括氟烷、三氯乙烯、氯仿等。气体吸入麻醉药包括氧化亚氮、乙烯、环丙烷、氙气。吸入麻醉药的理化性质决定其麻醉强度、给药方法、摄取速率、分布与排出。常用吸入麻醉药的理化性质见表6－1。血/气、脑/血、肌肉/血和油/血分配系数是决定吸入麻醉药摄取、分布和排出的重要因素。麻醉诱导与苏醒的速度多与含水组织的溶解度有关，如与血/气分配系数成正比；而油/气分配系数多与麻醉药的强度成正比。氧化亚氮两者分配系数均最低，所以诱导迅速而作用很弱。

表6－1　常用吸入麻醉药的理化性质

	乙醚	氟烷	甲氧氟烷	恩氟烷	异氟烷	七氟烷	地氟烷	氧化亚氮
分子量	74.1	197.4	165.0	184.5	184.5	200	168	44.0
沸点（1个气压）℃	34.6	50.2	104.7	56.5	48.5	58.5	23.5	－88.0
蒸汽压20℃（kPa）	59.1	32.1	3.0	23.3	31.8	20.9	89.3	5 200
蒸汽压20℃（mmHg）	442	241	22.5	175	240	156.9	670	39 000
潜热20℃（kJ/mol）	27.6	28.9	33.9	32.3	－	7.90	－	18.2
液体比重（g/mL）	0.72	1.86	1.43	1.52	1.50	1.25	1.45	－
Antoine常数A（kPa）	6.151	5.892	6.206	6.112	4.822	－	－	6.702
B	1 109.58	1 043.70	1 336.58	1 107.84	536.46	－	－	912.90
C	233.2	218.3	213.5	213.1	141.0	－	－	285.3
每毫升液体产生的蒸汽	233	227	208	198	196			
（mL）20℃MAC	1.92	0.77	0.16	1.68	1.15	1.71	7.25	105.0

（一）理想的吸入麻醉药应具备下列条件

（1）麻醉作用可逆，无蓄积作用。

（2）安全范围广。

（3）麻醉作用强，可使用低浓度。

（4）诱导及清醒迅速、舒适、平稳。

（5）化学性质稳定，与其他药物接触时不产生毒性物质。

（6）体内代谢率低，代谢产物无毒性。

（7）无燃烧爆炸性。

（8）制造简单，易提纯，价廉。

（9）产生良好的肌肉松弛。

（10）能抑制不良的自主神经反射。

（11）具有松弛支气管作用。

（12）无臭味，对气道无刺激。

（13）对呼吸、循环抑制轻。

（14）不增加心肌对儿茶酚胺的敏感性。

（15）对肝、肾无毒性。

（16）无依赖性及成瘾性。

（17）无致癌及致畸作用。实际上目前没有一个药物能完全符合这些条件。

（二）各种吸入麻醉药之间药效（或不良反应）的比较

通常采用肺泡最低有效浓度（minimum alveolar concentration，MAC）的概念，在一个大气压下50%患者在切皮刺激时不动，此时肺泡内麻醉药的浓度即为1个MAC。MAC非常类似药理学中反映量一效曲线的ED50的值，能以相加的形式来计算，即2种麻醉药的MAC均为0.5，可以认为它们的总MAC为1.0MAC（表6-1）。

（三）从MAC衍生的概念

1. 苏醒肺泡气浓度（MACawake50） 为亚MAC范围，是50%患者对简单的指令能睁眼时的肺泡气麻醉药浓度。MACawakeq5指95%患者对简单的指令能睁眼时的肺泡气麻醉药浓度，可视为患者苏醒时脑内麻醉药分压。MACawake=0.4MAC，不同麻醉药的MACawake与MAC的比值均为0.4。

2. MAC EI50是半数气管插管肺泡气浓度，指吸入麻醉药使50%患者于喉镜暴露声门时，容易显示会厌、声带松弛不动以及插管时或插管后不发生肢体活动所需要的肺泡气麻醉药浓度，而MACEI95是使95%患者达到上述气管插管指标时吸入麻醉药肺泡气浓度。在小儿气管插管较切皮的MAC高30%。

3. MAC BAR是阻滞肾上腺素能反应的肺泡气麻醉药浓度，是超MAC范围。MAC BAR50是指50%患者在皮肤切口时不发生交感神经、肾上腺素等内分泌应激反应（通过测定静脉血内儿茶酚胺浓度）所需要的肺泡气麻醉药浓度，而MAC BAR95是使95%患者不出现此应激反应的浓度。

4. 95%麻醉剂量（AD95）与99%有效剂量（ED99） MAC相当于半数麻醉剂量，AD95为95%患者对手术刺激无反应时的麻醉药剂量，在临床上更为常用。临床麻醉中，AD95与ED99的含义基本相同。不同麻醉药的AD95与ED99基本上等于1.3MAC。

5. 0.65MAC 是较常用的亚MAC（Sub MAC）剂量，大多是一种挥发性麻醉药与N_2O或其他静脉麻醉药、麻醉性镇痛药合用时，常使用的挥发性麻醉药浓度。

6. 超MAC（super MAC） 超MAC一般为2MAC，目的在于确定吸入麻醉药的不良反应以及确定麻醉药安全界限，为动物实验时提出的参考指标。

（四）降低MAC的因素

（1）$PaCO_2$ >90mmHg或$PaCO_2$ <10mmHg。

（2）低氧血症，PaO_2 <40mmHg。

（3）代谢性酸中毒。

（4）贫血（血细胞比容在10%以下，血中含氧量<4.3mL/dl）。

（5）平均动脉压在50mmHg以下。

（6）老年人。

（7）使中枢神经儿茶酚胺减少的药物（如利舍平、甲基多巴等）。

（8）巴比妥类及苯二氮䓬药物。

（9）麻醉药物，如氯胺酮或并用其他吸入麻醉药及局部麻醉药。

（10）妊娠。

（11）低体温。

（12）长期应用苯丙胺。

（13）胆碱酯酶抑制药。

（14）α_2－激动药。

（五）升高MAC的因素

（1）体温升高时MAC升高，但42℃以上时MAC则减少。

（2）使中枢神经儿茶酚胺增加的药物，如右旋苯丙胺等。

（3）脑脊液中Na^+增加时（静脉输注甘露醇、高渗盐水等）。

（4）长期饮酒者可增加异氟烷或氟烷MAC30%～50%。

（5）甲状腺功能亢进。

（六）不影响MAC的因素

（1）性别。

（2）麻醉时间，麻醉开始及经过数小时皆不改变。

（3）昼夜变化。

（4）甲状腺功能减低。

（5）$PaCO_2$在10～90mmHg。

（6）PaO_2在40～500mmHg。

（7）酸碱代谢状态。

（8）等容性贫血。

（9）高血压。

二、氟烷

（一）理化性质

无色透明的挥发性液体，略带水果香味，无刺激性。无燃烧性、爆炸性。化学性质不稳定，遇光可缓慢分解。

（二）体内过程

吸入后20%在体内经肝微粒体酶分解，生成氟化物、氯化物和三氟乙酸。氟化物可引起肝酶诱导。此外，三氟乙酸易与蛋白质、多肽、氨基酸及脂质结合，可能因致敏反应引起肝损害，所以短期内不能反复使用。

（三）药理作用

1. 中枢神经系统　氟烷为强效吸入麻醉药，对中枢神经系统可产生较强的抑制作用。但镇痛作用弱。与其他吸入麻醉药有相同的扩张脑血管作用，使颅内压升高。

2. 循环系统　对循环系统有较强的抑制作用，主要表现为抑制心肌和扩张外周血管。同时对交感神经和副交感神经产生中枢性抑制，削减了去甲肾上腺素对周围循环的作用，降低交感神经维持内环境稳定的有效作用，使氟烷对心血管的直接抑制得不到有效的代偿，因此血压下降较其他吸入麻醉药表现得更为明显。氟烷可增加心肌对儿茶酚胺的敏感性，CO_2蓄积的患者或存在内源性儿茶酚胺增加的其他因素时，静脉注射肾上腺素可能出现室性心律失常。氟烷麻醉中低血压伴心动过缓时慎用阿托品，因阿托品可使迷走神经张力完全消失，从而增加室性心律失常的发生率。

3. 呼吸系统　对呼吸道无刺激性，不引起咳嗽及喉痉挛，小儿可用做麻醉诱导，且有抑制腺体分泌及扩张支气管的作用，术后肺部并发症较少。氟烷对呼吸中枢的抑制较对循环的抑制为强。

4. 消化系统 术后很少发生恶心、呕吐，肠蠕动恢复快，但对肝影响较大。

5. 肾 肾小球滤过率及肾血流量只在血压下降时才减少，血压恢复后即恢复，不似甲氧氟烷可引起肾损害。

6. 肝 氟烷麻醉后肝损害表现为麻醉后7d内发热，同时伴有胃肠道症状，嗜酸性粒细胞增多，血清谷草转氨酶、血清碱性磷酸酶增高，凝血酶原时间延长，并出现黄疸，病死率高。肝组织检查有肝小叶中心坏死，周围空泡变性，脂肪变性，与病毒性肝炎在组织学上不易区别。1个月内接受2次以上氟烷麻醉者，对肝功能影响较大，黄疸发生率较高，病死率远高于病毒性肝炎，可能与氟烷的致敏作用有关。也有人认为多次氟烷麻醉后肝炎的发生率高是抑制了免疫反应所致，因此再次施行氟烷麻醉，应间隔3个月以上。

7. 子宫 麻醉稍深可使子宫松弛，收缩无力，用于产科胎儿内倒转术虽较理想，但易增加产后出血。

8. 内分泌系统 ADH、ACTH、肾上腺皮质醇、甲状腺素血中浓度稍增加，较乙醚引起的改变轻微。血中儿茶酚胺在浅麻醉时升高，而加深麻醉后则不增加。生长激素及胰岛素几乎不增加。对血糖影响轻。

（四）不良反应

有较强的呼吸、循环抑制作用；增加心肌对儿茶酚胺的敏感性，导致室性心律失常。氟烷相关性肝损害，可导致爆发性肝坏死，但不多见。

（五）临床应用

可用于开放、半紧闭和紧闭吸入麻醉诱导和维持，更适用于小儿麻醉诱导。再次施行氟烷麻醉，应间隔3个月以上。由于新型麻醉药的涌现，氟烷麻醉目前国内已罕用。

三、恩氟烷

（一）理化性质

性质稳定，遇空气、紫外线和碱石灰不分解，不燃烧爆炸，无明显刺激气味。

（二）体内过程

吸入后80%以上经肺以原形排出，仅2%～5%在肝内分解，降解产物氟化物经尿排出。恩氟烷主要在肝微粒体内代谢，吸入浓度和吸入时间长短决定了血清氟化物的多少。

（三）药理作用

1. 中枢神经系统 全身麻醉强度中等。诱导、苏醒较快。随血中恩氟烷浓度升高，中枢神经系统抑制逐渐加深，脑电图呈高电压慢波。吸入3%～3.5%恩氟烷，可产生爆发性中枢神经抑制，有单发或重复发生的惊厥性棘波。临床上可伴有面及四肢肌肉强直性阵挛性抽搐。惊厥性棘波是恩氟烷深麻醉的脑电波特征，$PaCO_2$低于正常时棘波更多。减浅麻醉与提高$PaCO_2$值，可使这种运动神经受刺激的症状消失。恩氟烷麻醉时脑血管扩张，脑血流量增加，颅内压升高，脑氧耗量下降。若出现癫口样活动，则代谢率升高，但也只增高到接近麻醉前水平。

2. 循环系统 对循环系统抑制作用较氟烷轻。恩氟烷降低心排血量，主要是由于每搏量降低所致，并与$PaCO_2$有关，$PaCO_2$升高时，心脏指数明显增加。对心率的影响与麻醉前的心率相关，麻醉前心率略快者（90次/分），麻醉后可减慢；心率略慢者（65次/分）则可增快。恩氟烷可降低动脉压，是直接抑制心肌与扩张血管的结果，临床上血压下降程度可作为恩氟烷麻醉深浅的参考标志。恩氟烷不明显增加心肌对儿茶酚胺的敏感性，应用常规剂量的儿茶酚胺不增加心律失常的发生率。

3. 呼吸系统 临床浓度对呼吸道无刺激，不增加气道分泌。有较强的呼吸抑制作用，主要为潮气量下降，呼吸频率略增快，但不足以代偿潮气量的降低。通气量下降程度及$PaCO_2$升高均与麻醉深度成正比。恩氟烷可降低肺顺应性，停药后迅速恢复至原有水平。

4. 肝　对肝功能影响轻。

5. 肾　可产生轻度肾功能抑制，麻醉结束后很快恢复。肾小球滤过率和肾血流量略减少，麻醉停止后2h内均恢复正常。重复使用不增加尿中无机氟排出量。对术前已有肾疾病或手术过程中有可能累及肾功能者，使用应谨慎。

6. 子宫　有松弛子宫平滑肌的作用，无论处于产程任何阶段，均可出现剂量相关的宫缩减弱，甚至出现宫缩无力或产后出血。

7. 对神经肌肉的作用　单独使用或与肌松药合用所产生的肌松作用可满足各种手术的需要，神经肌肉阻滞作用与剂量有关。恩氟烷可能干扰离子通过膜通道，抑制乙酰胆碱引起的运动终板去极化而产生肌松作用，使用新斯的明不能完全逆转。恩氟烷还可强化氯化筒箭毒碱、潘库溴铵等非去极化肌松药的肌松作用，其程度随肺泡气浓度增加而增强，作用时间随之延长。

8. 眼内压　可降低眼压，故适用于眼科手术。

9. 内分泌　除使血中醛固酮浓度升高外，对皮质激素、胰岛素、ACTH、ADH及血糖均无影响。

（四）不良反应

对心肌有抑制作用；脑电图有棘波，可伴有惊厥或阵挛性抽搐；高浓度和低碳酸血症时更易出现；术中发生持续缺氧和低血压者可能发生肝损害；原有肾疾患者可能加重肾功能损害。

（五）临床应用

适应于各部位、各年龄的手术，也适应于重症肌无力手术，嗜铬细胞瘤手术等。可使用半紧闭法、低流量紧闭法或与氧化亚氮、静脉麻醉药、硬膜外阻滞等复合麻醉。单独应用时，从麻醉诱导直到麻醉结束都应该逐步加深和减浅麻醉，否则患者可能出现痉挛抽搐或术后恢复期间不平稳。

四、异氟烷

（一）理化性质

有辛辣刺激气味。化学性质非常稳定，与碱石灰接触也不分解，储存5年未见分解产物。

（二）体内过程

体内代谢率仅为0.17%，肝内代谢，产物经尿排出。

（三）药理作用

1. 中枢神经系统　对中枢神经系统的抑制与用量相关。在1MAC以内，脑电波频率及波幅均增高；超过1MAC时，波幅增高，频率减少；深麻醉时两者均减少；1.5MAC出现爆发性抑制，2MAC出现等电位波。深麻醉时、$PaCO_2$低或听刺激等不产生恩氟烷样的抽搐，脑耗氧量减少，脑血管扩张，0.6～1.1MAC时不会明显增加脑血流量，颅内压升高也少。对开颅患者异氟烷在低$PaCO_2$条件下可防止颅内压升高。苏醒较恩氟烷快，麻醉深度更易于调节。

2. 循环系统　对心功能的抑制作用小于恩氟烷。随吸入浓度增加，心排血量明显减少，可降低心肌氧耗量及冠状动脉阻力，但并不改变冠脉血流量。异氟烷使心率稍增快，但心律稳定，对术前有室性心律失常的患者，应用异氟烷麻醉维持期间并不增加发生心律失常的频率。

3. 呼吸系统　异氟烷抑制呼吸与剂量相关，可明显降低通气量，使$PaCO_2$增高，且抑制对$PaCO_2$升高的通气反应，麻醉浓度增高时呼吸停止。异氟烷麻醉可增加肺阻力，并使顺应性和功能残气量稍减。

4. 肝　异氟烷的物理性质稳定，体内生物降解少，对肝功能无损害。

5. 肾　异氟烷降低肾血流量，使肾小球滤过率和尿量减少，麻醉后不残留肾功能的抑制或损害。由于代谢少和迅速经肺排出，肾功能没有或只有轻微影响。长时间麻醉后血清尿素氮、肌酐或尿酸不增加。

6. 子宫与胎儿　对子宫肌肉收缩的抑制与剂量相关，深麻醉时明显抑制子宫收缩力、收缩率和最大张力，分娩时若用异氟烷麻醉较深时易引起子宫出血。浅麻醉时胎儿能耐受；深麻醉时，由于子宫血液灌流降低，对胎儿可产生不良影响。在终止妊娠的手术中，同样可增加吸刮时的子宫出血，故不宜使用。

7. 神经肌肉　异氟烷可产生足够的肌松弛作用，并可增加去极化和非去极化肌松药的作用，随麻醉加深，肌松药用量减少，适用于重症肌无力患者。

（四）不良反应

对呼吸道刺激性，不宜用于吸入麻醉诱导；增加心率；深麻醉时可使产科手术出血增多。

（五）临床应用

可用于开放、半紧闭和紧闭吸入麻醉维持。由于阻力血管扩张，经常会出现血压下降，可用于控制性降压；肌松良好，可用于重症肌无力的患者；在临床麻醉深度对颅内压影响不大，可用于颅内压增高患者，由于不引起抽搐，亦可用于癫口患者。

五、七氟烷

（一）理化性质

无色透明、带香味的无刺激性液体。临床使用浓度不燃烧、不爆炸。化学性质不稳定，遇钠石灰可分解，主要生成复合物A，高温和钠石灰干燥时尤为明显。

（二）体内过程

吸入后约5%被生物转化，形成六氟异丙醇和无机氟离子。代谢产物无肝毒性，无机氟离子浓度低于肾损害阈值。

（三）药理作用

1. 中枢神经系统　用面罩吸入4%七氟烷2min患者意识消失，脑电出现有节律的慢波，随麻醉加深慢波逐渐减少，出现类似使用巴比妥盐的棘状波群。用1%七氟烷行慢诱导，10min意识尚不消失，脑电也无变化。七氟烷抑制中脑网状结构的多种神经元活动，且与剂量相关。麻醉过深时可引起全身痉挛，但较恩氟烷弱。增加脑血流、颅内压、降低脑耗氧量的作用与异氟烷相似，较氟烷弱。

2. 循环系统　七氟烷麻醉时左心室收缩功能降低，且与剂量相关。收缩压和平均动脉压均下降，可能与心功能抑制、心排血量减少及阻力血管扩张有关。对心率的影响不明显，也不增加心肌对儿茶酚胺的敏感性，很少引起心律失常。可扩张冠状血管、降低冠脉阻力，程度与异氟烷相近。

3. 呼吸系统　对气道刺激非常小，经常通过面罩吸入进行小儿的麻醉诱导。气道分泌物不增加，可松弛支气管平滑肌，能抑制乙酰胆碱、组胺引起的支气管收缩，可用于哮喘患者。对呼吸呈剂量依赖性抑制，但停药后恢复快，也抑制机体对缺氧和$PaCO_2$增高的通气反应。

4. 肝　七氟烷麻醉后肝血流量下降，并与麻醉深度相关，麻醉结束后迅速恢复正常。门静脉血流也减少，麻醉后恢复较慢。目前尚无严重肝损害的报道。

5. 肾　七氟烷的组织溶解性较低，化学性质较稳定，在体内的代谢相对较低。目前尚未见有七氟烷造成肾损伤的报道。偶有少尿、多尿、蛋白尿和血尿，发生率$<1\%$。

6. 肌松作用　对潘库溴铵的肌松作用有强化作用，对维库溴铵的作用更强。各种吸入麻醉药加强维库溴铵作用的顺序是七氟烷>恩氟烷>异氟烷>氟烷。

（四）不良反应

七氟烷与钠石灰反应可使其温度升高，产生多种裂解产物，其中复合物A有一定的肾毒性，尤其是在二氧化碳吸收剂的温度升高至45℃时，但产生肾毒性浓度需>200ppm，临床上一般不会达到如此高的浓度。在施行七氟烷循环紧闭麻醉时应注意降低吸收器的温度和注意调整新鲜气体流量，使用钙石灰或钡石灰可能有益。美国FDA关于七氟烷麻醉的指南建议：麻醉1h内的新鲜气体流量至少为1L/min，超过1h至少为2L/min。

（五）临床应用

七氟烷诱导迅速、苏醒快，很少有兴奋现象，麻醉深度易掌握，因此凡需要全身麻醉的短小手术和长时间手术均可应用。因对气道刺激性小，更适用于小儿吸入麻醉诱导。1个月内施用吸入全身麻醉有肝损害者，本人或家属对卤化麻醉药有过敏或有恶性高热因素者以及肾功能差者慎用。

六、地氟烷

（一）理化性质

化学性质非常稳定，对碱石灰的稳定性高于异氟烷，但有刺激性气味。地氟烷沸点仅为23.5℃，22～23℃时饱和蒸汽压高达700mmHg，故不能使用一般蒸发器，而应使用电加温蒸发器。麻醉强度小，成人MAC高达7.25%。血/气分配系数仅0.42，是现有吸入全身麻醉药中最低者，故诱导、苏醒非常迅速。

（二）体内过程

地氟烷抗生物降解能力强，在体内代谢率仅0.1%，是目前在体内代谢最少的吸入麻醉药。代谢方式与异氟烷相似，但代谢后形成的无机氟离子和非挥发性有机卤代化合物明显少于异氟烷。

（三）药理作用

1. 中枢神经系统　对中枢神经系统的抑制作用与剂量相关，相同MAC时脑电图表现与异氟烷相似，脑皮质电活动呈剂量相关性抑制，但不引起癫口样改变，也不引起异常的脑电活动。大剂量时可引起脑血管扩张、脑血流量增加、颅内压增高、脑耗氧量降低，并减弱脑血管的自身调节功能。对神经元的抑制程度与剂量呈正相关。

2. 循环系统　地氟烷可降低心肌收缩力、心排血量、外周血管阻力和平均动脉压，升高静脉压，并呈剂量依赖性。很少引起心律失常。浅麻醉下心率无明显变化，但在深麻醉时出现剂量相关的心率增加。对心血管功能影响小是地氟烷的突出优点之一。

3. 呼吸系统　地氟烷抑制呼吸，减少分钟通气量、增加$PaCO_2$并降低机体对$PaCO_2$增高的通气反应，其抑制作用与剂量有关，但程度不如氟烷、异氟烷强，因此可通过观察潮气量和呼吸频率的变化来估计麻醉的深度。

4. 其他　对肝肾功能影响不大。能产生满意的肌松作用，且较其他氟化烷类吸入麻醉药强。

（四）不良反应

有一定的刺激性，可引起咳嗽、屏气和喉痉挛。诱导期间常见兴奋现象。

（五）临床应用

地氟烷在血液和组织中溶解度低，麻醉诱导及苏醒快，但由于地氟烷对气道的刺激性，临床上很少单独加氧气用于麻醉诱导。一般是先用静脉麻醉诱导后，单纯吸入地氟烷或加用氧化亚氮、静脉麻醉药、阿片类镇痛药或相应部位的硬膜外阻滞进行麻醉维持。因其对循环功能干扰小，更适用于心血管手术麻醉。

七、氧化亚氮

（一）理化性质

氧化亚氮（N_2O，又称笑气），气体吸入麻醉药，无色、带有甜味、无刺激性，在常温常压下为气态，常温50个大气压下为液态。无燃烧性，但与可燃性全身麻醉药混合时有助燃性。在血液中仅以物理溶解状态存在。诱导、苏醒均很迅速，停药后可在1～4min内完全清醒。

（二）体内过程

性质稳定，体内几乎不分解，经肺原形排出。N_2O在体内的代谢不是通过酶作用的结果，而是经肠

道内细菌与维生素 B_{12}反应生成氮气（N_2）。

（三）药理作用

1. 中枢神经系统　麻醉作用极弱，吸入 30% ~50% N_2O 有镇痛作用，80% 以上时才有麻醉作用，但也难以达到手术要求，MAC 值为 105。N_2O 有扩张脑血管、增加脑血流、升高颅内压作用，但脑血流量对 CO_2 的变化仍有反应。与氟化全身麻醉药降低脑代谢不同，N_2O 可增强脑代谢，这可能与交感－肾上腺系统兴奋有关。镇痛作用强，并可被纳洛酮部分拮抗，提示 N_2O 的镇痛作用与内源性阿片样肽－阿片受体系统有关。

2. 循环系统　对心肌无直接抑制作用，对心率、心排血量、血压、静脉压、周围血管阻力等均无影响，也不增加心肌对儿茶酚胺的敏感性。另外，N_2O 可使肾血流量减少，认为 N_2O 有 α－肾上腺素能作用。可增加肺血管阻力，尤其对已经存在肺动脉高压的患者更明显。

3. 呼吸系统　对呼吸道无刺激性，亦不引起呼吸抑制，但术前用镇痛药的患者，吸入 N_2O 可加重硫喷妥钠诱导时的呼吸抑制作用。

4. 其他　对肝、肾、子宫和胃肠道无明显影响。肌松作用差。

（四）不良反应

1. 骨髓抑制　为治疗破伤风、小儿麻痹等连续吸入 N_2O_3 ~4d 以上的患者，可出现白细胞减少，以多形核白细胞和血小板减少最先出现。骨髓涂片出现渐进性细胞再生不良，与恶性贫血时的骨髓改变相似。维生素 B_{12}可部分对抗 N_2O 的骨髓抑制作用。因此，吸入 50% 氧化亚氮以限于 48h 内为安全。

2. 体内密闭气体空腔容积增大　由于 N_2O 弥散率大于氮，N_2O 麻醉可使体内含气腔隙容积增大，麻醉 3h 后最为明显，故肠梗阻、气胸、气脑造影、中耳手术等存在体内闭合空腔时，N_2O 麻醉应列为禁忌。长时间麻醉时气管导管或喉罩套囊的压力也明显增高，尤其在小儿，应检测套囊压力。

3. 弥散性缺氧　因需要吸入高浓度，有发生缺氧的危险，长时间麻醉使用浓度应控制在 70% 以下。由于 N_2O 易溶于血，麻醉结束时血中溶解的 N_2O 迅速弥散至肺泡内，冲淡肺泡内的氧浓度，导致弥散性缺氧。因此为防止发生低氧血症，在 N_2O 麻醉后应继续吸纯氧 5 ~10min。

（五）临床应用

与其他吸入麻醉药、静脉麻醉药或硬膜外阻滞联合应用于低流量麻醉或全紧闭吸入麻醉，可行各类手术。临床使用浓度不超过 70%。开胸或颅内手术时，应将吸入浓度降至 50% 以下，防止组织缺氧。因镇痛效果强、循环抑制轻，可用于危重和休克患者，也可用于分娩镇痛。

八、氙

（一）理化性质

氙（xenon）虽然在 1951 年由 Culen 提出，但将其作为吸入麻醉药进行深入研究只有十几年。氙气是稀有气体，在空气中浓度非常低，在使用分馏法从液态空气中提取纯氧的过程中产生的。氙是无色、无味、无燃烧性、无爆炸性、毒性低、无可知致畸性，并且无环境污染的气体麻醉药，化学符号为 Xe，原子序数为 54，相对分子质量为 131.2，密度是空气的 4 倍，熔点为 -111.9℃，沸点为 -108.1℃。氙的水/气分配系数为 0.085（37℃）~0.095（25℃）；血/气分配系数为 0.115，在所有吸入麻醉药中最低，所以诱导迅速、苏醒快；油/气分配系数为 1.8 ~1.9（37℃），MAC 值为 63%。摄取速度快，几乎不在体内进行生物代谢，麻醉效能 > 氧化亚氮，与氧化亚氮具有同样效能的镇痛作用，通常用于循环紧闭麻醉。传统吸入麻醉药和氧化亚氮都会破坏臭氧层，产生温室效应。与之相比，氙气不会对环境产生有害影响，特别是臭氧层。因此，从生态学角度来讲，也是一种较为理想的麻醉药物。

（二）药理作用

氙通过抑制 NMDA 受体和乙酰胆碱受体发挥作用。

吸入 33% 氙气可使 CBF 减少，脑耗氧量降低；吸入高浓度氙气（80%）则可使 CBF 增加。

氙不影响心肌的电压门控性离子通道，也不增加心肌对儿茶酚胺的敏感性，对肠系膜血管阻力也无明显变化，不抑制心肌收缩力，对心脏指数、血压或全身血管阻力几乎没有明显影响。因此，特别适用于心血管手术和需要维持血流动力学稳定的患者。

临床浓度氙气麻醉不会明显增加气道阻力，高浓度时可能使气道阻力增高。

动物实验表明，应用氙气麻醉时，肠道和肝的血流量不受影响。与其他麻醉方法比较，氙气麻醉时脑、肝、肾和肠道的局部血流量最高。应用不同浓度氙气时，组织氧分压不变或略升高。因此，氙气有望成为器官移植手术的麻醉选择之一。

氙气与氧化亚氮类似具有向含气空腔扩散的趋势，但是作为惰性气体，在化学性质方面与氧化亚氮又存在差别。与氮气和氧化亚氮向含气空腔扩散比较，氮气对压力无影响，氙气会使压力略升高，而氧化亚氮则会使压力明显升高。

氙气的溶解度低．所以在麻醉结束时如不吸入纯氧也可能导致弥散性缺氧，但可能性小于氧化亚氮。

氙气的镇痛作用与等效剂量的氧化亚氮相似，对维库溴铵肌松效应恢复的影响较七氟烷轻，神经肌肉阻滞效应低于七氟烷。

由于氙目前不能人工合成，价格昂贵，临床上尚未推广应用。

（赵　东）

第二节　局部麻醉药

局部麻醉药是局部或区域阻滞神经而产生暂时性的感觉、运动和自主神经功能消失的药物。

从结构上分类可以将局部麻醉药分为酯类，如普鲁卡因、丁卡因和氯普鲁卡因等，以及酰胺类，如利多卡因、布比卡因和罗哌卡因等。

一、结构与效能

局部麻醉药的结构不仅决定其理化特性，更与其麻醉效能密切相关。

（1）在化学结构上，局部麻醉药由亲脂基团和亲水基团组成，即由三部分组成：芳香胺、中间链和胺基团。增加局部麻醉药的脂溶性，即增加分子穿透神经膜的能力就能够增加其麻醉效能。

（2）pKa是解离和非解离状态药物相等时的pHo局部麻醉药的起效决定于pKa和脂溶性，药物的pKa愈大，非离子部分愈小，麻醉起效越慢、弥散性能越差。通常，脂溶性低的药物起效较快。

（3）目前临床常用的局部麻醉药大多为盐酸盐，注入组织后易被组织缓冲碱所中和，这样增强了局部麻醉药起效时间和作用强度，作用时间也延长。局部麻醉药物在酸性环境则效价极低，如炎症部位注射局部麻醉药物往往无效。

（4）局部麻醉药物的碳酸溶液或在局部麻醉药物中加入碳酸钠，由于游离碱基增加使得起效快，阻滞效果好且时间延长。

（5）局部麻醉药物的作用时间与脂溶性有关，脂溶性高，作用时间较长。主要与其蛋白结合率高；清除率低有关。

（6）酯类局部麻醉药物所含的对氨基化合物可形成半抗原以致引起变态反应；酰胺类则不能形成半抗原，故引起变态反应者极为罕见。

二、作用机制

神经元细胞具有膜结合的电压门控钠通道和钾通道。局部麻醉药物与电压门控钠通道上α亚单位结合，作用在神经细胞膜的内表面，与Na^+通道的一种或多种特异性结合位点结合产生Na^+通道阻断作用，阻止了通道激活，使Na^+在其作用期间内不能进入细胞，使传导阻滞，产生局部麻醉作用。局部麻醉药物的作用又具有频率和电压依赖性。在静息状态及静息膜电位增加的情况下，局部麻醉药物的作用较弱，增加电刺激频率则使其局部麻醉作用明显加强。除阻断 Na^+ 通道外，局部麻醉药物还能与细胞膜蛋白结合阻断 K^+ 通道。

不同的神经纤维对局部麻醉药物的敏感程度不同，主要取决于轴突直径、有无髓鞘以及神经的类别有关。

三、药动学

（1）局部麻醉药物注入组织后可被细胞外液所稀释及被毛细血管所摄取，最终进入血流。

（2）注药部位、剂量、是否加用血管收缩药及药物本身的特性是决定局部麻醉药物吸收速率的主要因素。

（3）各部位注药后的血药浓度按以下顺序依次递减：肋间 > 骶管 > 硬膜外 > 臂丛 > 蛛网膜下隙 > 皮下浸润。

（4）注入的局部麻醉药物在体内的分布一般为三室模式。如快速消散相、慢相分布和生物转化与排泄。

（5）局部麻醉药物的分布速度取决于器官血流量、体液 pH、药物的血浆蛋白及组织的结合率等。

（6）局部麻醉药物的代谢途径和速率与其化学结构有关。酯类局部麻醉药物主要通过血浆假性胆碱酯酶水解；酰胺类局部麻醉药物主要通过肝微粒体混合功能氧化酶和酰胺酶进行代谢。

四、局部麻醉药物的毒性

局部麻醉药物的毒性主要表现在心脏毒性和神经毒性，包括中枢神经毒性。

1. 心脏毒性　主要是由于局部麻醉药物大量吸收入血以后所产生的综合征。表现为血流动力学不稳定，心律失常甚至循环衰竭和心脏停搏。可能的机制包括对心脏的直接抑制作用与抑制心肌细胞的钠、钾、钙离子通道，破坏细胞内外环境稳定有关。利多卡因和罗哌卡因心脏毒性浓度和中枢神经毒性浓度差值较大，因此心脏毒性发生在中枢毒性之后，即先有中枢症状再出现心脏毒性反应。而布比卡因则出现心脏毒性症状较早，而且一旦出现心脏停搏很难复苏。

2. 神经毒性　包括局部麻醉药物吸收入血后对中枢神经的作用，它们可以选择性抑制大脑的抑制性通路，使易化神经元的释放未遇到阻抗，因此兴奋中枢神经系统，但严重者则表现为抑制。另一方面，对脊髓神经系统产生毒性。可能是在硬膜外腔或蛛网膜下隙直接作用于神经元，产生直接破坏作用，破坏其氧化磷酸化过程，影响了线粒体的跨膜动作电位，从而促进神经元发生程序性死亡。也有可能是局部麻醉药物的浸润和应用附加药引起神经元血流减少。其他相关因素还可能与局部麻醉药物的剂量、浓度和比重以及局部麻醉药物与脊髓神经系统接触的时间有关。

五、常见局部麻醉药物及临床应用

1. 利多卡因　利多卡因是目前临床应用最为广泛的局部麻醉药物。具有起效快，弥散好，中等作用时间，心脏毒性较小的特点。1% ~2% 的溶液用于神经阻滞和硬膜外麻醉，4% 溶液用于口咽气管表面麻醉。成人单次用量限于 400mg，但其神经毒性相对较大，一般不建议用蛛网膜下隙阻滞。

2. 普鲁卡因　为短效酯类局部麻醉药物。因在体内经血浆胆碱酯酶水解，所以能与琥珀酸胆碱竞争水解酶而延长时效。容易产生过敏反应。0.5% ~1% 用于局部浸润麻醉，曾经用 1% ~2% 的溶液静脉复合麻醉，但现已淘汰。

3. 丁卡因　为长效酯类局部麻醉药物。也常有过敏病例的报道。目前常用 1% 溶液行表面麻醉，而气管表面麻醉常用 2% 浓度。1% 溶液与利多卡因合剂用于硬膜外麻醉，1% 丁卡因与 10% 葡萄糖及麻黄碱配成 1 ：1 ：1 溶液用于蛛网膜下隙麻醉，作用时效可长达 3 ~5h。

4. 布比卡因　为长效酰胺类局部麻醉药。曾因其心脏毒性大，极难复苏，而一度在临床上使用减少。目前常用的浓度为 0.5% 溶液用于硬膜外麻醉，0.2% ~0.3% 溶液用于蛛网膜下隙麻醉。其作用时间可长达 4 ~6h。

5. 左旋布比卡因　为近年来逐渐在临床上流行使用的布比卡因左旋体。由于是左旋体其心脏毒性要远低于消旋体。其药动学与布比卡因相似，在临床应用的适应证和药物浓度剂量均雷同，但在等效剂量下其毒性却远小于布比卡因。

6. 罗哌卡因　与左旋布比卡因一样，罗哌卡因也是纯左旋异构体。具有较少的心血管毒性，而且即使注射入血管引起毒性反应也较易治疗逆转。罗哌卡因的低脂溶性使其对运动神经和感觉神经具有差异阻滞的效果。在起效时间、效能和作用时间上与布比卡因相似。罗哌卡因本身有一定的血管收缩作用，用于蛛网膜下隙麻醉一直有学者担心是否会造成脊髓缺血，但大量的研究已经表明0.5%罗哌卡因用于蛛网膜下隙麻醉是安全的，目前已经在欧洲和中国获得注册许可。临床上浸润麻醉的浓度为0.5%～1%。用于硬膜外麻醉的浓度为0.5%～1%。用于硬膜外镇痛的浓度为0.1%～0.25%。由于罗哌卡因所具有的较低的心血管毒性和感觉、运动分离阻滞使该药较布比卡因表现出更多优越性。特别是用于分娩镇痛和术后镇痛。

（伍　星）

第三节　肌肉松弛药

一、概述

肌肉松弛药（简称肌松药，muscle relaxants）是指能够阻断神经肌肉传导功能而使骨骼肌松弛的药物。自从1942年筒箭毒碱应用于临床麻醉后，肌松药成为全身麻醉用药的重要组成部分。肌松药的应用大大方便了手术操作，也有助于避免深麻醉带来的危害。但应该认识到，肌松药只能使骨骼肌麻痹，而不产生麻醉作用，不能使患者的神志和感觉消失，也不产生遗忘作用。

正常的神经肌肉传导为神经兴奋产生的动作电位沿运动神经到达运动神经末梢，使得Ca^{2+}经离子通道进入运动神经，使运动神经末梢释放乙酰胆碱。乙酰胆碱与突触后膜上相应受体结合，使离子通道开放，Na^{+}进入突触后膜，引起突触后膜去极化，导致Ca^{2+}通道开放，肌细胞内Ca^{2+}浓度增加，肌细胞收缩。肌松药主要作用部位在神经肌肉接头后膜，与乙酰胆碱竞争受体上α蛋白亚基的乙酰胆碱结合部位，阻滞了乙酰胆碱与受体结合。

理想的肌松药应具有以下的特点：非去极化、起效迅速、作用可靠、个体变异小、作用可逆转、恢复迅速、无心血管作用、不通过胎盘、无蓄积、无组胺释放、代谢产物无活性。现在使用的苄异喹啉类肌松药多原型经肾排出，但能引起组胺释放，其肌松作用有时难以拮抗。氨基甾类肌松药肌松作用可靠，无组胺释放，多无心血管作用，但其代谢和排出明显依赖于肝肾功能。目前临床上使用的肌松药多为非去极化肌松药，但起效时间较慢，作用时间较长。因此，研究者们始终在积极地研制新的理想的肌松药。

二、分类

根据肌松药作用机制的不同，肌松药主要分为2类：去极化肌松药（depolarizing muscle relaxants）和非去极化肌松药（nondepolarizing muscle relaxants）。根据化学结构，非去极化肌松药可分为甾类和苄异喹啉类。还有根据肌松作用时效不同，分为短时效、中时效和长时效3类。

三、药理作用及不良反应

肌松药可选择性作用于骨骼肌，不同部位的骨骼肌对肌松药的敏感性不同。肌松药对完成精细动作的小肌群如眼肌、喉部肌肉的作用较腹部肌群的阻滞作用强，膈肌对肌松药相对不敏感。肌松药不仅能与N_2胆碱受体结合，同时还作用于N_1、M胆碱受体，这是肌松药引起心血管和自主神经系统不良反应的重要原因。同时，还能引起不同程度的组胺释放作用。甾体类肌松药易引起抗迷走神经作用，而苄异喹啉类肌松药易引起组胺释放。

肌松药是含有季氨基类化合物，易溶于水，相对不溶于脂肪，不易透过血-脑屏障、胎盘和胃肠道上皮。在血液内，肌松药能与血浆蛋白结合。中时效的非去极化肌松药的清除主要经肝代谢，肾排泄。肾衰竭时经胆汁排泄量增加。长时效肌松药在体内很少或几乎不代谢，而以原形经尿液或部分经胆汁排出。

阿曲库铵在正常体温和 pH 条件下可经霍夫曼（Hofmann）式消除（是指季铵化合物转化为叔铵化合物的化学降解过程），酸中毒和低温可降低阿曲库铵的霍夫曼消除。去极化肌松药氯琥珀胆碱主要由血浆假性胆碱酯酶水解。

非去极化肌松药所引起的不良反应包括：组胺释放、自主神经节阻滞、解除迷走神经和交感神经兴奋等产生的相应作用。组胺释放可引起皮肤潮红、血管扩张、外周阻力降低和血压下降，哮喘患者可诱发哮喘发作。组胺释放与注药剂量和注药速度有关，药物剂量大、注药速度快会增加组胺释放。潘库溴铵可引起心率增快和血压升高，主要原因包括解迷走神经作用、对自主神经节作用、兴奋交感神经、增加去甲肾上腺素释放和抑制儿茶酚胺在交感神经末梢摄取等。

四、去极化肌松药

以氯琥珀胆碱（succinylcholine）为代表，其分子结构与乙酰胆碱相似，与乙酰胆碱受体结合后可产生与其相同的作用，引起神经元突触后膜去极化和肌纤维成束收缩。但氯琥珀胆碱与受体的亲和力较强，而且在神经一肌肉结合部不易被胆碱酯酶分解，因而作用时间较长，使突触后膜不能复极化而处于持续的去极化状态，对正常神经冲动所释放的乙酰胆碱不再发生反应，结果产生肌肉松弛作用。当氯琥珀胆碱在结合部的浓度逐渐降低，突触后膜复极化，神经肌肉传导功能才恢复正常。反复用药后，肌细胞膜虽可逐渐复极化，但受体对乙酰胆碱的敏感性降低，肌松时间延长，称为脱敏感阻滞。

1. 去极化肌松药的特点　使突触后膜呈持续去极化状态；首次注药后肌松出现前，有肌纤维成串收缩，是肌纤维不协调收缩的结果；胆碱酯酶抑制药不仅不能拮抗其肌松作用，反而有增强效应。

氯琥珀胆碱具有起效快，肌松完全且短暂的特点。静脉注射后 15～20s 即出现肌纤维震颤，在 1min 内肌松作用达高峰。如在给药前静脉注射小剂量非去极化肌松药，可减轻或消除肌颤。静脉注射 1mg/kg 后，因呼吸肌松弛而使呼吸停止 4～5min，肌张力完全恢复需 10～12min。对血流动力学的影响不明显，但可引起血清钾一过性升高，严重者可导致心律失常。不引起组胺释放，因而不发生支气管痉挛。可被血浆胆碱酯酶迅速水解，代谢产物随尿液排出，以原形排出不超过 2%。

2. 临床应用　主要用于全身麻醉时的气管内插管，用量为 1～2mg/kg。也可以静脉连续输注方法来维持肌松，但有可能引起脱敏感阻滞，使肌松恢复时间延长。儿童对氯琥珀胆碱相对不敏感，用药剂量适当增大。

3. 不良反应　可能引起心动过缓及心律失常；骨骼肌去极化作用使 K^+ 由肌纤维膜内向膜外漏出，可引起血清钾升高；肌肉强直收缩时可引起眼压、颅内压及胃内压升高；有的患者术后主诉肌痛。

五、非去极化肌松药

以筒箭毒碱为代表，这类肌松药能与突触后膜的乙酰胆碱受体相结合，但不引起突触后膜的去极化。当突触后膜 75%～80% 以上的乙酰胆碱受体被非去极化肌松药占据后，正常神经冲动虽可引起乙酰胆碱的释放，但没有足够的受体相结合，肌纤维不能去极化，从而阻断神经肌肉的传导功能。非去极化肌松药和乙酰胆碱与受体竞争性结合，具有明显的剂量依赖性。当应用胆碱酯酶抑制药（如新斯的明）后，使乙酰胆碱分解减慢，大量的乙酰胆碱可反复与肌松药竞争受体。一旦乙酰胆碱与受体结合的数量达到阈值时，即可引起肌肉收缩。因此，非去极化肌松药的作用可被胆碱酯酶抑制药所拮抗。

非去极化肌松药的特点：阻滞部位在神经-肌肉接合部，占据突触后膜上的乙酰胆碱受体；神经兴奋时突触前膜释放乙酰胆碱的量并未减少，但不能发挥作用；出现肌松前没有肌纤维成束收缩；能被胆碱酯酶抑制药所拮抗。

1. 氯筒箭毒碱（氯筒箭毒碱，tubocurarine）　是最早应用于临床的非去极化肌松药，起效较慢，作用时效较长。肌松效果与剂量有关，0.1～0.2mg/kg 可使四肢肌松弛，0.4～0.5m/kg 可使腹肌松弛，0.5～0.6mg/kg 可满足气管内插管。在体内很少代谢，静脉注射后30%～50%与蛋白结合，10%以原形由肾排出，45%以原形由胆汁排出。主要用于维持术中肌肉松弛，但有释放组胺作用，引起低血压和心动过速，并可引起支气管痉挛。对哮喘和重症肌无力患者应避免使用。现在临床很少应用。

2. 泮库溴铵（pancuronium，潘可罗宁） 为长时效的非去极化肌松药，肌松作用强，作用时间也较长。ED95 为 0.07mg/kg。起效时间为 3～6min，临床作用时间为 100～120min。胆碱酯酶抑制药可拮抗其肌松作用。在临床应用的剂量范围内，无神经节阻滞作用，也不释放组胺，但有轻度抗迷走神经作用，使心率增快、血压升高。在肝内经羟化代谢，代谢产物中以 3－羟基化合物的肌松作用最强，反复用药后应特别注意其术后残余作用。40%以原形经肾排出，其余以原形或代谢产物由胆道排泄。

对于高血压、心肌缺血及心动过速者，肝肾功能障碍者都应慎用。重症肌无力患者禁忌使用。

3. 哌库溴铵（pipicuroum，阿端） 为长时效非去极化肌松药，其作用强于泮库溴铵，时间也更长。临床应用剂量无心血管不良反应，无组胺释放。其消除主要经肾以原形由尿排出，少量在肝内代谢。肾衰竭时消除半衰期明显延长。ED95 为 0.05～0.06mg/kg，气管插管剂量为 0.1mg/kg，3～5min 阻滞完全，临床维持时间为 70～110min。哌库溴铵尤其适用于心肌缺血性疾病和术后需要保留气管导管的危重患者。

4. 维库溴铵（vecuronium，万可松） 为中时效的非去极化肌松药，肌松作用强，为泮库溴铵的 1～1.5 倍，但作用时间较短。ED95 为 0.05mg/kg，起效时间为 2～3min，临床作用时间为 25～30min。其肌松作用容易被胆碱酯酶抑制药拮抗。在临床用量范围内，不释放组胺，也无抗迷走神经作用，因而适用于缺血性心脏病患者。主要在肝内代谢，代谢产物 3 羟基维库溴胺也有肌松作用。30%以原形经肾排出，其余以代谢产物或原形经胆道排泄。

可用于全身麻醉气管内插管和术中维持肌肉松弛。静脉注射 0.07～0.15mg/kg，2～3min 后可以行气管内插管。术中可间断静脉注射 0.02～0.03mg/kg. 或以 1～2μg/（kg・min）的速度静脉输注，维持全身麻醉期间的肌松弛。手术结束后可用胆碱酯酶抑制药拮抗其肌松残余作用，但约有 50%患者不需用拮抗药可自行恢复神经肌肉传递功能。严重肝肾功能障碍者作用时效可延长，并可发生蓄积作用。

5. 阿曲库铵（atracurium，卡肌宁） 是合成的双季铵酯型苄异喹啉化合物，为中时效的非去极化肌松药。肌松作用为维库溴铵的 1/5～1/4，ED95 为 0.2mg/kg，作用时间较短。起效时间为 3～5min，临床作用时间为 15～35min。无神经节阻断作用，但可引起组胺释放并与用量有关，表现为皮疹、心动过速及低血压，严重者可发生支气管痉挛。其优点是消除不依赖肝肾功能，主要通过霍夫曼（Hofmann）降解和血浆胆碱酯酶水解，代谢产物由肾和胆道排泄，无明显蓄积作用。

可用于全身麻醉气管内插管和术中维持肌肉松弛。静脉注射 0.5～0.6mg/kg，2～3min 后可以行气管内插管。术中可间断静脉注射 0.1～10.2mg/kg，或以 5～10μg/（kg・min）的速度静脉输注，维持全身麻醉期间的肌肉松弛。因其体内消除不受肝、肾功能的影响，适用于肝或肾功能障碍患者。过敏体质及哮喘患者忌用。

6. 罗库溴铵（rocuronium，爱可松） 罗库溴铵属氨基甾类肌松药，分子结构与维库溴铵相似，作用强度是维库溴铵的 1/6，属中时效，是目前起效最快的非去极化肌松药。ED95 为 0.3mg/kg，插管剂量为 0.6～1.0mg/kg，起效时间 50～90s，临床作用时间 45～60min，维持剂量 0.1～0.15mg/kg，稳态分布容积 235～320mL/kg，清除率 2.4～3.0mL/（kg・min），消除半衰期 100～170min。25%罗库溴铵与清蛋白结合。罗库溴铵主要经胆道排出，仅 9%以原形经肾排出。临床剂量的罗库溴铵不引起组胺释放，对心率和血压无明显影响。

7. 顺阿曲库铵（cisatracurium） 属苄异喹啉化合物，是阿曲库铵的 1－R 构型和 1′－R 构型的顺式异构体，其活性比阿曲库铵强 50%，为中时效的非去极化肌松药。顺阿曲库铵的 ED95 为 0.04mg/kg，起效时间约为 5min，临床作用时间为 15～35min。在临床剂量范围内，顺阿曲库铵不会像阿曲库铵那样引起组胺的释放，也无迷走神经、交感神经兴奋。其消除是通过霍夫曼（Hofmann）降解反应而失活，没有明显的蓄积作用。

可用于全身麻醉气管内插管和术中维持肌肉松弛。静脉注射0.15～0.2mg/kg，2～4min后可以行气管内插管。术中可间断静脉注射0.02mg/kg，或以1～2μg7（kg·min）的速度静脉输注，维持全身麻醉期间的肌松弛。因其体内消除不受肝肾功能的影响，适用于肝或肾功能障碍患者。

8. 美库溴铵（micurounlum，美维松） 为短时效的非去极化肌松药，能迅速被血浆胆碱酯酶分解，消除半衰期为2min。在体内不直接依赖肝和肾功能。ED95为0.08mg/kg，气管插管剂量为0.2mg/kg，起效时间为90s，临床作用时间15～20min。持续静脉滴注5～10μg/（kg·min），无蓄积作用。特别适用于短时间手术。

六、新的肌松拮抗药

在非去极化肌松药的使用过程中，临床上常常需要胆碱酯酶抑制药拮抗残余肌松作用。胆碱酯酶抑制药有许多缺点，可能引起不良反应，因此应给予充分的重视。

1. 肌松拮抗时机 研究证实TOF＜0.6将伴随有肌肉无力，＞0.7时，就能够睁眼、抬头并具有适当的呼吸能力，从而长期以来确定了无残留肌松作用的标准必须是TOF≥0.7。但是近年来的临床观察证实TOF为0.7时仍有残留肌松作用。同时还观察到肌松药对颈动脉体的缺氧性通气反应可能具有一定的抑制作用，只有TOF≥0.9时，对缺氧的通气反应才能够完全恢复正常，且咽喉部功能完全恢复。

2. 早期拮抗的危险性 给予非去极化肌松药后5min或T1达10%或TOF出现1个反应时使用胆碱酯酶抑制药，不仅不能够拮抗肌松药的作用，而且能够使潘库溴铵、阿曲库铵以及维库溴铵的作用时间延长。因此，应该在TOF出现3个以上反应、TOF为0.7或T1＞25%时给予拮抗药，才能够有效拮抗残留肌松作用。

3. 新型拮抗药 在神经肌肉传导深度阻滞时，使用胆碱酯酶抑制药并不能够有效拮抗肌松作用，反而会延长某些肌松药的肌松作用。胆碱酯酶抑制药的另一个缺点是对胆碱酯酶的抑制作用过长，多在60min以上。另外，给予胆碱酯酶抑制药后，乙酰胆碱浓度增加对毒蕈碱样受体的兴奋作用可能产生严重的不良反应，这就是为什么临床麻醉中给予胆碱酯酶抑制药拮抗残留肌松作用时，必须同时使用毒蕈碱样受体阻滞药。新型拮抗药sugammadex已经问世，将对非去极化肌松药的临床实践产生巨大的冲击。它是环糊精（cyclodextrin）的衍生物，为晶状结构复合物，这种新型肌松药的拮抗药不作用于胆碱酯酶，对毒蕈碱样受体和烟碱样受体无作用，能够直接和氨基甾类肌松药以1∶1比例形成化学螯合，使得肌松药分子离开乙酰胆碱受体，从而迅速逆转深度神经肌肉传导阻滞作用，不引起血流动力学的显著改变。它具有高水溶性使得其制剂静脉注射时能够很好被耐受。它能够有效地逆转氨基甾类肌松药的神经肌肉传导阻滞作用，但对苄异喹啉类肌松药和去极化肌松药无效，其中拮抗罗库溴铵比拮抗泮库溴铵、维罗库溴铵效果好。其拮抗阻滞作用效果：罗库溴铵＞维库溴铵＞泮库溴铵。不良反应的研究表明，未发现sugammadex引起的血压、心率等心血管系统明显变化，也没有发现类似应用胆碱酯酶抑制药所引起的心血管系统、呼吸系统和消化系统的不良反应，无再箭毒化的发生。

（伍 星）

第四节 作用于胆碱受体的药物

一、概述

（一）传出神经系统

传出神经包括自主神经系统和运动神经系统。前者又分为交感神经和副交感神经。根据释放递质的不同，传出神经可分为胆碱能神经和去甲肾上腺素能神经。胆碱能神经包括以下4种。

（1）全部副交感神经的节前和节后纤维。

（2）全部交感神经的节前纤维和极少数交感神经节后纤维，如支配汗腺分泌和骨骼肌血管舒张的神经。

（3）运动神经。

（4）支配肾上腺髓质的内脏大神经分支（相当于节前纤维）。

（二）胆碱能神经的递质及其受体

1. 递质的合成、储存和释放　胆碱能神经的递质是乙酰胆碱（acetylcholine，ACh）。它由胆碱和乙酰辅酶A在胆碱乙酰化酶催化下，在胆碱能神经末梢内合成，然后转运到囊泡中储存，部分以游离形式存在于胞质中。当神经冲动到达神经末梢时，每一囊泡中的乙酰胆碱以量子释放形式，倾囊而出，释放到突触间隙，游离乙酰胆碱也可能直接释出。这些乙酰胆碱与突触后膜上的胆碱受体结合，产生效应。乙酰胆碱释放后，在数毫秒之内即被突触前、后膜上的乙酰胆碱酯酶（ChE）水解成胆碱和醋酸并进入循环。部分胆碱可被神经末梢再摄取，重新合成乙酰胆碱。

2. 胆碱受体　能选择性地与乙酰胆碱结合的受体称为胆碱受体。对以毒蕈碱为代表的拟胆碱药敏感者，称为毒蕈碱型受体（M胆碱受体）。近年来的研究表明，毒蕈碱受体至少有5种主要的亚型，所有的毒蕈碱样受体均通过G蛋白发挥作用。位于神经节细胞膜和骨骼肌细胞膜的胆碱受体对胆碱敏感，这些部位的受体称为烟碱型胆碱受体（N胆碱受体），并将位于神经节突触后膜的受体称为N_1受体，位于骨骼肌终板膜的称为N_2受体。

胆碱能受体的分类、分布及作用见表6－2。

表6－2　胆碱能受体的分类、分布及作用

受体分类	分布	作用
M胆碱受体	皮质、海马回	记忆
M_1（神经）	胃壁细胞	胃酸分泌
	肠腺	胃肠动力
M_2（心脏）	窦房结	减慢自发性去极化
	心房	
	房室结	缩短动作电位时程，降低收缩力
	心室	降低传导速度
降低收缩力		
M_3	平滑肌	收缩
	分泌腺	血管扩张；分泌增加
M_4	中枢神经系统	?
M_5	中枢神经系统	?
N胆碱受体		
N_1	神经节突触后膜	自主神经节的节后神经元兴奋
N_2	骨骼肌终板膜	骨骼肌收缩

（三）作用于胆碱受体的药物分类

拟胆碱药是与胆碱能神经递质乙酰胆碱作用相似的药物。按作用原理可分为两类：一类是直接作用于胆碱受体的拟胆碱药；另一类是抗胆碱酯酶药，不直接作用于胆碱受体，而是通过抑制胆碱酯酶，使胆碱能神经末梢所释放的乙酰胆碱水解减少而发挥拟胆碱作用。能与胆碱受体结合但不产生或较少产生拟胆碱作用，却能妨碍乙酰胆碱或拟胆碱药与受体结合的药物称为抗胆碱药。抗胆碱药还应包括能抑制乙酰胆碱合成的密胆碱等。

1. 拟胆碱药分类　根据对胆碱受体亚型选择性的不同，拟胆碱药可分为两种。

（1）完全拟胆碱药，除递质乙酰胆碱外，还有氨甲酰胆碱，它们既能激动M受体，也能激动N受体。

（2）M型拟胆碱药，也称节后拟胆碱药，作用部位主要在节后胆碱能神经所支配的效应器上的M

胆碱受体，如毛果芸香碱。

2. 抗胆碱药分类　抗胆碱药可分为M胆碱受体阻滞药、N_1和N_2胆碱受体阻滞药。M胆碱受体阻滞药包括阿托品类生物碱及其合成代用品。N_1胆碱受体阻滞药又称神经节阻滞药。N_2胆碱受体阻滞药又称骨骼肌松弛药。

二、拟胆碱药

毛果芸香碱（pilocarpine，匹鲁卡品）

1. 药理作用　是从毛果芸香属植物叶中提取的生物碱。能直接作用于副交感神经（包括支配汗腺交感神经）节后纤维支配的效应器官的M胆碱受体，其对眼和腺体的作用最为明显。

（1）眼：滴眼后易通过角膜，作用迅速、温和，可引起缩瞳、降低眼内压和调节痉挛等作用。

1）瞳孔缩小：瞳孔大小受虹膜上两种平滑肌功能的影响，一种是瞳孔括约肌，有M胆碱受体，受动眼神经的副交感纤维（胆碱能神经）支配，当该神经兴奋时，括约肌收缩，瞳孔缩小；另一种是瞳孔开大肌，受去甲肾上腺素能神经支配，兴奋时瞳孔开大肌收缩，瞳孔散大。毛果芸香碱可激动括约肌上的M胆碱受体，引起瞳孔缩小。

2）降低眼内压：正常恒定的眼内压是由房水的生成和回流之间动态平衡所维持的。房水是由睫状体上皮细胞分泌及血管渗出液生成，经瞳孔流入前房，到达前房角间隙，经小梁网（滤帘）进入巩膜静脉窦，最后进入血液循环。当房水回流障碍时眼内压升高。毛果芸香碱的缩瞳作用使虹膜向中心拉紧，虹膜根部变薄，前房角间隙扩大，滤帘张开，房水易通过巩膜静脉窦进入血液循环。从而降低眼内压。

3）调节痉挛：使晶状体聚焦适合视近物的过程称为调节。眼睛的屈光度取决于晶状体的曲度变化。晶状体富有弹性，通常受睫状小带（悬韧带）向外缘牵拉，使晶状体维持于比较扁平的状态。睫状小带又受睫状肌控制，毛果芸香碱激动睫状肌上M胆碱受体，使睫状肌向眼的中心方向收缩，致使悬韧带松弛，晶状体因自身具有的弹性而变凸，屈光度增加，使视力调节于视近物清楚，因物体成像于视网膜前，故视远物模糊，这种作用称为调节痉挛。

（2）腺体：毛果芸香碱能激动腺体的M受体而增加其分泌，以汗腺和唾液腺最为明显。

2. 临床应用　主要用作缩瞳药，其吸收作用可用于抗胆碱药阿托品中毒的解救。

（1）青光眼：青光眼的主要特征是眼内压增高，并引起头痛，视力减退，严重者可致失明。根据病理改变的不同，青光眼分为“闭角型”与“开角型”两种。“闭角型”青光眼（急性或慢性充血性青光眼）患者前房角间隙狭窄，使房水回流障碍，眼内压增高。毛果芸香碱滴眼后使前房角间隙扩大，房水易进入血液循环，眼内压迅速降低，从而缓解青光眼的各种症状。毛果芸香碱对“开角型”青光眼疗效较差。

（2）虹膜炎：与扩瞳药交替使用，可防止虹膜睫状体炎时与晶状体的粘连。

（3）体内过程：毛果芸香碱具有水溶与脂溶双相溶解度，滴眼易透过角膜，1%溶液滴眼后10～30min开始缩瞳，可维持4～8h。降眼内压的作用出现高峰时间约75min，可维持4～14h。眼药膜降压作用达峰时间为1.5～2h。

（4）不良反应：全身给药或滴眼吸收入血后可引起汗腺分泌、流涎、哮喘、恶心、呕吐、腹泻、呼吸困难，局部有视物模糊、眼痛、头痛、眼刺激征。滴眼时应压迫内眦。

（5）药物相互作用：与地西泮使用，有可能增高眼压。与阿托品同时应用，可减弱缩瞳药效。

三、M胆碱受体阻滞药

（一）阿托品

1. 药理作用　阿托品（atropine）作为抗胆碱药的作用机制是其与体内乙酰胆碱竞争M胆碱受体，当阿托品与M胆碱受体结合后乙酰胆碱便失去胆碱能神经递质作用。阿托品对M胆碱受体的阻断作用有较高的选择性，但大剂量也有阻断 N_1 胆碱受体的作用。阿托品作用广泛，对各器官敏感性不同而作用亦有一定的差异。随剂量的增加，可影响下列器官的功能：腺体分泌减少，瞳孔扩大和调节麻痹，胃肠道和膀胱平滑肌松弛，心率加快，中毒剂量可出现中枢兴奋作用。

（1）对心血管系统作用

1）心率：阿托品对心率的影响取决于给药剂量和心脏迷走神经的功能状态。治疗剂量（0.5mg）的阿托品常可使部分患者心率轻度而短暂地减慢，该作用是由于阿托品在阻断 M 胆碱受体之前兴奋迷走中枢而致。较大剂量（1～2mg），由于其对心脏上 M 胆碱受体的直接阻滞作用，解除了迷走神经对窦房结的抑制效应，从而使心率加快。青壮年迷走神经张力高，阿托品增加心率作用显著，如肌内注射阿托品 2mg，心率可增加 35～40 次/分，对于幼儿、老年人则影响较小。

2）房室传导：阿托品抗迷走神经过度兴奋所引起的房室传导阻滞，促进房室传导，心电图 P－R 间期缩短。但对心肌梗死患者慎用，因加重心肌缺血可能会激发室颤。

3）血管和血压：治疗剂量的阿托品对血管和血压无显著影响。大剂量 2～5mg 具有解除小血管痉挛，特别对皮肤血管扩张作用显著，可出现面部潮红温热。在病理情况下，这种扩张小血管作用可改善微循环，恢复重要脏器的血流供应。其扩血管作用的机制不清。虽然降低周围血管阻力，但由于心排血量增加，收缩压可轻度升高。由于它直接扩张阻力血管及容量血管，还可降低中心静脉压、右心房压、肺动脉楔压和肺血容量。

（2）抑制腺体分泌：小剂量阿托品（0.3～0.5mg）可通过阻断 M 胆碱受体而明显抑制唾液腺和汗腺的分泌，引起口干，皮肤干燥，支气管腺体也较敏感，用后呼吸道分泌大为减少。较大剂量可用抑制汗腺分泌而升高体温，称“阿托品热”。同时，可使胃液分泌减少。但对胃酸分泌无明显影响，因胃酸分泌除受迷走神经影响外，还受体液因素胃泌素的调节。

（3）对眼的作用：瞳孔括约肌和睫状肌是由胆喊能神经支配的。当副交感神经兴奋时使之收缩。阿托品阻断 M 胆碱受体，上述平滑肌松弛，从而引起扩瞳，眼内压升高和调节麻痹。

1）扩瞳。阿托品对眼的作用与毛果芸香碱相反，阻断瞳孔括约肌上 M 胆碱受体。松弛瞳孔括约肌，使肾上腺素能神经支配的瞳孔扩大肌功能占优势，故引起瞳孔开大。

2）升高眼内压。由于瞳孔扩大，使虹膜退向四周边缘，致前房角间隙变窄，阻碍房水回流进入巩膜静脉血，造成眼内压升高。

3）调节麻痹。阿托品阻断睫状肌上 M 胆碱受体致睫状肌松弛而退向外缘，使悬韧带拉紧。晶状体固定在扁平状态，屈光度降低，不能将近距离的物体清晰地成像于视网膜上，只适合于视远物，而将视近物模糊这一作用称为调节麻痹。

4）对平滑肌作用。阿托品能松弛多种内脏平滑肌，其松弛作用取决于平滑肌的功能状态，且不同器官的平滑肌对其敏感性也不同。对过度活动和痉挛的平滑肌松弛作用最明显。它可缓解胃肠绞痛；对膀胱逼尿肌也有解痉作用；但对胆道、输尿管和支气管的解痉作用较弱。阿托品虽能扩张支气管，但由于它抑制呼吸道腺体分泌而影响排痰，故不能用于平喘。阿托品对子宫影响较小，不影响分娩子宫的收缩和产程，不抑制胎儿呼吸。

5）对中枢神经系统作用。一般剂量对中枢神经系统多无显著作用，仅轻度兴奋迷走中枢。较大治疗量（1～2mg）的阿托品对延髓和大脑均有兴奋作用，大剂量（2～5mg）时兴奋作用增强。出现烦躁不安、多语、谵妄；中毒剂量（10mg 以上）常产生幻觉、定向障碍、共济失调或惊厥；严重中毒时则由兴奋转入抑制，出现昏迷及呼吸麻痹。

2. 临床应用

（1）抑制腺体分泌：阿托品常用作麻醉前用药，可抑制腺体分泌，在一定程度上防止喉痉挛和支气管痉挛，抑制心血管的迷走神经反射，减低胃肠道张力，以致蠕动和痉挛。亦可治疗严重的流涎和盗汗症。剂量成人为 0.4～0.8mg，儿童按 0.01～0.015mg/kg，皮下或肌内注射。

（2）抗心律失常：阿托品常用于治疗迷走神经过度兴奋所致的窦性心动过缓、窦房阻滞和房室传导阻滞等缓慢性心律失常。常用剂量为 0.4～1.0mg。对于器质性的房室传导阻滞无效。对继发于窦房结功能低下而出现的室性异位节律有较好的疗效。大剂量阿托品，还可用于抢救中毒性严重室性心律失常。但在心肌梗死时要慎用阿托品，以免心率增加后加重心肌缺血缺氧。

（3）解除平滑肌痉挛：可用于各种内脏绞痛，其中对胃肠绞痛疗效较好；对膀胱刺激症状如尿频、尿急及遗尿症也有治疗作用。对胆绞痛和肾绞痛效果较差，需要与镇痛药合用。阿托品虽能扩张支气管，但由于它抑制呼吸道腺体分泌而影响排痰，故不能用于平喘。前列腺肥大及幽门梗阻的患者禁用。

（4）与新斯的明并用于拮抗非去极化肌松药，剂量为0.02～0.03mg/kg；与依酚氯铵并用时剂量减半，可以防止心动过缓和分泌物过多。

（5）解救有机磷酸酯类中毒。

（6）眼科

1）治疗虹膜睫状体炎。因阿托品能松弛虹膜括约肌和睫状肌，使肌肉活动减少，有利于炎症的消退和止痛；同时还可预防虹膜与晶体的粘连和发生瞳孔闭锁。

2）验光配镜。用阿托品滴眼，使睫状肌的调节功能充分麻痹，晶状体固定，可准确地测量晶状体的屈光度。

3）检查眼底。利用阿托品扩瞳作用，可观察眼底，辅助诊断疾病。但因扩瞳和调节麻痹持续时间久，视力恢复缓慢，已为作用短效的后马托品取代。可诱发青光眼发作或使病情加剧，故青光眼者禁用。

4）抗休克。主要用于多种感染中毒性休克，如暴发型流行性脑脊髓膜炎、中毒性痢疾、中毒性肺炎所致的中毒性休克。

3. 体内代谢　阿托品口服后迅速从肠道吸收，1h后即达峰值浓度，3～4h作用消失。肌内注射后，15～20min血药浓度达峰值。吸收后很快分布全身，约50%与血浆蛋白结合，可透过血－脑屏障，也能通过胎盘进入胎儿循环。t1/2约为2.5h，作用持续时间为4～6h。肌内注射后12h内大部分随尿排出，其中原形阿托品约占少量，大部分为水解产物和葡萄糖醛酸代谢产物。滴眼后，通过房水循环排出缓慢，故可持续数天至1周。

4. 不良反应　阿托品作用广泛，对外周M胆碱受体阻滞的结果可造成口干、便秘、排尿困难、视物模糊、皮肤干燥、潮红发热和心悸等不良反应。停药后可自行消失。剂量过大可出现中枢兴奋现象，如语言不清、谵妄、幻觉、抽搐、惊厥等，严重中毒时则由兴奋转为抑制，产生昏迷和呼吸麻痹等。误服中毒量的颠茄果、曼陀罗、洋金花或莨菪根茎也可产生上述中毒症状。临床上把这种中枢毒性反应叫作中枢抗胆碱能综合征。静脉注射毒扁豆碱1～2mg可迅速纠正。

阿托品的最小致死量，成人为80～130mg，儿童约为10mg。

5. 药物相互作用

（1）与尿碱化药包括含有镁、钙的制酸药、碳酸酐酶抑制药、碳酸氢钠、枸橼酸盐等伍用时，使阿托品排泄延迟。

（2）与金刚烷胺、吩噻嗪类药、其他抗胆碱药、扑术酮、普鲁卡因胺、三环类抗抑郁药伍用时，可加剧阿托品的不良反应。

（3）与单胺氧化酶抑制药、呋喃唑酮、丙卡巴肼等伍用时，可加强抗毒蕈碱作用的不良反应。

（4）与甲氧氯普胺使用时，拮抗后者的促进胃肠运动作用。

（5）阿托品可增加地高辛的吸收程度，与镇静药和抗胆碱药有相加作用。

（6）与可卡因、美沙酮和颠茄酊伍用可发生严重便秘、麻痹性肠梗阻和尿潴留。

（二）东莨菪碱

1. 药理作用

（1）中枢作用：东莨菪碱（scopolamine）又名亥俄辛（hyoscine），其药理作用与阿托品相似。不同之处是化学结构中有氧桥，氧桥能抑制中枢，因此东莨菪碱对中枢神经系统具有抑制和兴奋的双相作用，与阿托品不同的是以抑制为主。东莨菪碱的中枢抗胆碱作用比外周强50倍，小剂量0.3mg即有明显的中枢镇静作用，剂量增大则出现兴奋，随后感到困倦、疲劳而进入睡眠状态。更大剂量（0.1mg/

kg）时，皮质抑制作用明显。其中枢抑制机制可能作用于大脑皮质和皮质下结构。如与氯丙嗪或地西泮、氟哌利多合用很快进入麻醉状态。东莨菪碱的遗忘作用强，并能增强吗啡类的镇痛作用。对吗啡的呼吸抑制作用具有微弱的拮抗作用。不增高基础代谢，并有抗晕动病和抗震颤麻痹作用。

（2）外周作用：东莨菪碱的外周作用和阿托品相似，仅在程度上有所不同，其扩瞳、调节麻痹和抑制腺体分泌作用比阿托品强，对心血管的作用比阿托品弱。

2. 临床应用

（1）麻醉前用药：最常用于麻醉前用药，尤其对严重高血压、心脏病、甲状腺功能亢进、嗜铬细胞瘤等患者更适宜。成人剂量为0.3～0.6mg，小儿为0.01mg/kg肌内注射。

（2）防治晕动病和治疗震颤麻痹。

（3）静脉复合麻醉：东莨菪碱复合麻醉，剂量为0.04～0.06mg/kg静脉注射；但必须同时静脉注射氯丙嗪等神经阻滞药，抑制大剂量东莨菪碱的狂躁不安。

（4）大剂量可治疗感染性休克、肺水肿等，成人剂量每次0.3～0.6mg，儿童为0.01～0.02mg/kg静脉注射，每10min 1次，直至四肢转暖、尿量增加、血压回升、脉压宽至30mmHg以上，同时按情况给予抗感染、扩容、纠正酸中毒、强心、肾上腺皮质激素等综合措施。

3. 体内过程　东莨菪碱口服后自胃肠道迅速吸收。大部分东莨菪碱在肝和血浆内代谢。

4. 不良反应　有时会引起烦躁、幻觉等兴奋症状，主要见于老年人。

5. 禁忌证　对高热或严重肝肾功能障碍患者慎用，青光眼患者禁用。

（三）山莨菪碱

山莨菪碱（anisodamlne，654）是我国科研人员首先从茄科植物唐古特山莨菪中提出的一种生物碱。目前常用其人工合成品654-2是天然山莨菪碱的消旋异构体。

1. 药理作用

（1）解痉作用：山莨菪碱是与阿托品相似的抗胆碱药，在外周对抗乙酰胆碱、解除平滑肌痉挛作用的选择性较阿托品高，其解痉作用的强度与阿托品类似成稍弱。

（2）可拮抗儿茶酚胺、5-羟色胺等活性物质对微小动脉的痉挛作用，因而能改善微循环。

（3）抑制唾液腺分泌和扩瞳作用仅为阿托品的1/20～1/10。

（4）近年来用山莨菪碱以缓解眼底小动脉痉挛，改善微循环。用于治疗急性微循环障碍，其疗效比阿托品佳。此外，因不易透过血-脑屏障，故中枢作用极少。除抗胆碱作用外，山莨菪碱的消除半衰期约40min，排泄也比阿托品快。

2. 临床应用　山莨菪碱可治疗感染性休克，如暴发型流脑、中毒性痢疾、中毒性肺炎、出血性肠炎和出血性胰腺炎及肾炎急性期，也用于内脏平滑肌绞痛。不良反应较少。剂量每次0.5～2mg静脉注射。

（四）格隆溴铵

1. 药理作用　格隆溴铵（Glycopyrronlum bromide或glycopyrrolate）又名胃长安，为一合成的M胆碱受体阻滞药。本品为季胺化合物，难以透过血-脑屏障，故无明显中枢作用。格隆溴铵的外周抗胆碱作用强而持久，抗毒蕈碱作用为阿托品的5～6倍，作用维持时间较阿托品长3～4倍。其作用特点是抑制胃酸分泌的作用较为确实，而胃肠道解痉作用不甚肯定。

2. 临床应用　格隆溴铵可用作麻醉前用药，剂量为4～8μg/kg肌内注射。用新斯的明拮抗非去极化肌松药过量时，为防止心动过缓，可加用格隆溴铵，通常新斯的明每1mg合用格隆溴铵0.2mg。

（五）长托宁

长托宁（盐酸戊乙奎醚注射液，penehyclidine hydrochloride），其化学名称为3-（2-环戊基-2羟基-2苯基-乙氧基）奎宁环烷盐酸盐，是军事医学科学院毒物药物研究所设计合成的新型抗胆碱能药物，其主要作用特点是对M受体作用的选择性。

1. 药理作用　长托宁为新型选择性抗胆碱能药物，选择性作用于M_1、M_3和N_1、N_2亚型受体，对

于 M_2 亚型无明显作用，抑制节后胆碱能神经支配的平滑肌与腺体生理功能，对抗乙酰胆碱和其他拟胆碱药物的毒蕈碱样和烟碱样作用，能通过血－脑屏障，故同时具有较强、较全面的中枢和外周抗胆碱作用。治疗剂量的长托宁能够较好地拮抗有机磷毒物中毒引起的中枢中毒症状和外周的毒蕈碱样中毒症状，但是由于对 M_2 受体无明显作用，因而无心率增加的不良反应。此外，长托宁作为麻醉前用药，作用于中枢 M_1 受体，可以产生抑制觉醒、抑制学习和记忆、调控其他神经递质的释放等而具有中枢镇静作用。

2. 临床应用

（1）最常用于麻醉前用药：由于长托宁对心脏和神经元突触前膜的 M_2 受体无明显作用，对患者心肌耗氧量、心脏负荷无明显影响，对心率存在双向中枢性反馈调节机制的保护作用，尤其适合作为高血压、心脏病、窦性心动过速、甲状腺功能亢进和老年患者的麻醉前给药。

（2）用于有机磷农药中毒急救：有机磷农药中毒为其抑制了神经系统的胆碱酯酶活性，是乙酰胆碱大量蓄积而产生的一系列中毒症状和体征。长托宁作为新型选择性抗胆碱能药物，临床研究表明其疗效明显优于传统用药阿托品。主要体现在起效时间和达峰时间更短、消除半衰期延长，对中枢和外周 M 受体（除 M_2 受体）和 N 受体作用更强，无阿托品引起的心率增快和心肌耗氧量增加等不良反应。对于改善毒蕈碱样症状和烟碱样症状具有更好的疗效。

（3）改善微循环障碍：休克患者往往存在着微循环障碍、有效循环血量和组织灌注不足。长托宁直接作用于血管平滑肌，可以解除小血管痉挛，降低循环外周阻力和心脏负荷，起到改善微循环和心脏功能，增加有效循环血量和组织灌注作用，从而用于休克和危重患者的治疗，能够取得较好疗效，当然这种治疗的前提是血容量的充足和抗生素的有效使用。

3. 体内代谢　健康成人在肌内注射长托宁 1mg 之后，长托宁在体内吸收速度很快，给药 2min 可在血中检测出长托宁，10min 血药浓度达到较高水平，20～30min 达到峰值血药浓度，其消除半衰期约为 10. 34h，达峰时间快于阿托品，而半衰期是阿托品的 2. 5 倍。动物实验表明广泛分布于全身组织，以颌下腺最多。24h 总排除率为给药量的 94. 17%，主要以无药理学活性的代谢产物排出，尿液为其主要排出途径，其次是胆汁。

4. 不良反应　由于能通过血－脑屏障，具有中枢镇静作用，因此在老年患者应酌情减量。

（伍　星）

第五节　作用于肾上腺素受体的药物

一、概述

作用在肾上腺素受体的药物，如与受体结合后产生拟似递质去甲肾上腺素样作用的药物称为肾上腺素受体激动药（agonist）或拟肾上腺素药。如能与受体结合产生阻滞肾上腺素受体或其递质的作用称为肾上腺素受体阻滞（拮抗）药（antagonist）。

自主神经系统又称植物神经系统，可分为交感神经系统和副交感神经系统。其节前纤维释放的递质均为乙酰胆碱，但交感神经的节后纤维，除了支配汗腺分泌的乙酰胆碱外，其余均为兴奋时释放去甲肾上腺素，故称为去甲肾上腺素能神经。

1. 递质的合成、储存和释放　去甲肾上腺素为内源性儿茶酚胺之一，其生物合成都在肾上腺素能神经元内和轴突内进行，首先把血液中的酪氨酸输送到交感神经末梢轴浆中，在胞质中经酪氨酸羧化酶（TH）催化成为二羟基苯乙酯胺（多巴，dopa）。当游离的多巴胺或去甲肾上腺素过多时，则对多巴脱羧酶（DD）有反馈性抑制作用。多巴经 DD 催化形成多巴胺，从胞质进入神经末梢的囊泡，在多巴胺－β－羟化酶（DBH）的催化形成去甲肾上腺素。后者与 ATP 及嗜铬蛋白结合储存于囊泡中，在胞质中经苯乙胺－N－甲基转移酶（PNMT）催化合成肾上腺素，再返回囊泡中。

当神经冲动到达肾上腺素能神经末梢时，产生去极化，改变细胞膜通透性，使钙离子进入轴突内，促进结合的去甲肾上腺素释放。另外，其他的拟交感胺直接作用于囊泡内颗粒，也促使去甲肾上腺素从结合部释放出来。

去甲肾上腺素对受体作用的消失，75%~95%从受体和突触间被神经末梢前膜主动再摄取至交感神经末梢内，称为摄取1，是通过主动转运系统（或称胺泵）完成的。少量的去甲肾上腺素在细胞质内被单胺氧化酶（MAO）代谢。扩散到突触间隙外，进入循环的去甲肾上腺素可被非神经组织所摄取，称为摄取2。摄取2与摄取1不同，其容量高，亲和力低，不具有立体结构特异性，摄取后即被细胞内的儿茶酚胺氧位甲基转移酶（COMT）所代谢。

2. 肾上腺素受体　受体（receptor）是处于细胞膜中的一种特殊蛋白质，能选择性结合一定的配基（ligand）（如递质、药物），从而产生特定的效应。在交感神经节后纤维所支配的效应器细胞膜上，能与去甲肾上腺素或肾上腺素结合的受体称为肾上腺素受体。1948年，Ahlquist首先将肾上腺素受体分为α和β体。α受体又可分为α_1、α_2两种亚型（α_1受体是指能被α_1受体激动药甲氧明激动，且能被α_1受体拮抗药哌唑嗪阻滞的α受体；α_2受体是指能被α_2受体激动药可乐定激动，且能被α_2受体拮抗药育亨宾阻滞的α受体）。1967年，Lands也根据特异选择性激动药或拮抗药将β受体分为β_1受体（是指能被β_1受体激动药多巴酚丁胺激动，且能被β_1受体拮抗药美托洛尔或艾司洛尔阻滞的β受体）和β_2受体（是指能被β_2受体激动药特布他林激动，且能被β_2受体拮抗药布他沙明阻滞的β受体）。

3. 肾上腺素受体的作用机制　配基儿茶酚胺可作为第一信使与肾上腺素受体结合，在G蛋白的介导下产生第二信使或激活离子通道而引起生理、生化效应。β肾上腺素受体与儿茶酚胺结合，在兴奋性鸟嘌呤核苷酸结合蛋白（Gs）介导下，激活位于细胞膜内面的腺苷酸环化酶（AC），促进三磷腺苷（ATP）转化成环磷腺苷（cAMP）。cAMP是细胞内儿茶酚胺β-活性的递质，即所谓第二信使。cAMP激活蛋白激酶而产生生理、生化反应，促进血糖升高等。Gs还可直接促使骨骼肌和心肌细胞膜上受体操纵性离子通道开放，改变膜电位，如使Ca^{2+}进入细胞，促进细胞内储存Ca^{2+}释放，并与钙调素结合，产生各种生理效应。儿茶酚胺的正性变力、变时及血管活性作用即因cALMP浓度增大所致。同样，抑制磷酸二酯酶对cAMP的降解，也可增大cAMP浓度产生同样效应。由于儿茶酚胺的功能，必须有离子化钙参与。1984年，Rasmussen称钙离子为第三信使。

α_2肾上腺素受体与其配基结合，在抑制性鸟嘌呤核苷酸结合蛋白（G_i）介导下，抑制AC的活性，减少cAMP的产生，从而降低蛋白激酶活性。另外G_i还可激活K^+传导，抑制钙通道，激活α_2受体，通过负反馈也抑制末梢去甲肾上腺素的释放。

α_1肾上腺素受体激动时，则可能通过另一种G蛋白而激活磷脂酶C，后者可催化膜中的二磷酸磷脂酰肌醇裂解，产生三磷酸肌醇（IP3）和二酰甘油（DAG）等。IP3使细胞内Ca^{2+}释放，增强心肌收缩力等。二酰甘油则激活蛋白激酶C而产生效应。

β受体兴奋时，激活G-蛋白，增强腺苷酸环化酶的活性，使cAMP生成增加，激活蛋白激酶，从而使靶蛋白磷酸化，引发效应细胞各种反应。β_1受体分布于心脏组织，兴奋时使心率增快，心肌收缩力增强。β_2受体兴奋，使血管和支气管平滑肌松弛，引起肾分泌肾素，导致脂肪分解和糖原水解，血糖升高。随着血糖升高，钾离子离开肝细胞，引起血清钾离子一过性升高；红细胞和肌肉细胞的β_2受体兴奋，可激活腺苷酸环化酶和Na^+-K^+-ATP酶，促进钾离子进入红细胞和肌肉细胞，可能出现低血钾和引发心律失常。阻断β_2受体能够抑制血清钾离子的这种改变，故有利于防治心肌梗死后心律失常。β_2受体同样存在于心肌细胞中，正常心室肌细胞的β受体中，15%为β_2受体，正常心房肌细胞30%~40%为β_2受体。当慢性心力衰竭时，由于长期受儿茶酚胺的影响，β_1受体数量减少，但是β_2受体几乎不受影响。因此，β受体在维持心脏功能，特别是在病变心脏和充血性心力衰竭时，可增加心肌细胞内cAMP水平，在维持正常心率和心肌收缩力方面具有重要作用。此外，交感神经末梢也存在β_2受体，兴奋后可促进去甲肾上腺素的释放。β_3受体存在于脂肪细胞、骨骼肌和肝细胞中，它与分解代谢和热量生成关系密切。

4. 肾上腺素受体密度的调节　肾上腺素受体对存在于突触裂隙或血浆中一定量去甲肾上腺素的动力学反应并不是固定不变的，器官或组织内肾上腺素受体密度和对去甲肾上腺素的反应性，可因内环境改变或药物应用而发生迅速的改变。在去除交感神经或给予β受体阻滞药后30min内，β受体的数量增加，即肾上腺素受体上调（“up”regulation），这也就是突然停用β受体阻滞药可导致反跳性心动过速和心肌缺血或心肌梗死发生率增加的机制。

如果持续给予肾上腺素受体激动药，β受体密度显著减少，出现肾上腺素受体下调（“down”regulation）。β受体下调出现较慢，在慢性应激或慢性心力衰竭时，给予β受体激动药数小时后，受体实际上被破坏，必须合成新的受体，才能使交感神经的反应重新恢复到基础状态。

其他的病理生理状态对β受体密度的影响包括甲状腺功能亢进使β受体密度增加，甲状腺功能低下和皮质类固醇减少可使β受体密度减低。

近年来发现拟肾上腺素胺对不同受体的激动还受剂量所影响，其中尤其以肾上腺素和多巴胺最为突出，如肾上腺素不同剂量对各受体可产生不同效应。成人静脉滴注肾上腺素1~2μg/min，主要兴奋β_1和β_2受体，增强心肌收缩力及扩张周围血管，甚至在心脏手术后出现低心排血量时应用此小剂量，正性变力效应远较多巴酚丁胺和强心苷显著，使此老药有了新的发展。增加剂量至2~10μg/min，可兴奋α_1和β受体，但以α_1受体更显著。10~20μg/min主要激动α_1受体，强烈收缩周围血管掩盖β_2效应。心脏复苏时须激动α_1受体，单次剂量可突破20~200μg/kg。

同样，多巴胺对不同受体的剂量依赖效应更为复杂，如静脉滴注每分钟2~5μg/kg可激动DA受体，增加肾及肠系膜血流，同时激动静脉α_1受体效应，增加回心血量及前负荷。静脉滴注5~10μg/kg则激动α_1和β_1受体，并以α_1受体效应为主，掩盖了DA受体效应。所以临床上为了保持DA受体兴奋以促进利尿，限制剂量在每分钟10μg/kg以下，如α_1受体效应不足，应并用其他激动药如去甲肾上腺素、去氧肾上腺素，不应任意增加多巴胺剂量。

5. α_1受体对容量血管的效应　多年来对拟肾上腺素类几乎完全强调其对心肌及阻力血管（小动脉）的作用。事实上容量血管占有80%的血容量，对维持心血管功能至关重要。如肾上腺素类兴奋α受体，小动脉在静脉收缩前10min先行收缩，使血压升高，但每搏量增加常在静脉收缩后。近年来发现，各种拟肾上腺素药对阻力血管及容量血管的收缩作用不尽相同，产生不同的升压效应。如甲氧明和去氧肾上腺素同为小动脉等效α受体激动，均收缩小动脉，但前者对容量血管的α受体不起效应，升压反应极差。而后者有强烈的静脉收缩效应，增加回心血量，升压效果显著。又如去甲肾上腺素对动、静脉收缩均很强烈，升压反应最强。去氧肾上腺素对静脉的收缩较间羟胺强，但对动脉收缩不如后者。虽然动、静脉血管收缩均为α_1受体效应，但对心排血量却起相反效应。如急速增加小动脉张力，增加后负荷，对心力衰竭患者更降低心排血量。急速收缩静脉，增加前负荷，在心肌收缩限度内可增加心排血量，但对心力衰竭患者不一定显效，而对血流分配不当引起的感染性休克或椎管内阻滞后的低血压较为有效（表6-3）。

表6-3　比较α_1受体兴奋对周围阻力血管及容量血管的反应

血管收缩			
α_1 动脉（α_1a）		α_2 静脉（α_1v）	
去甲肾上腺素	++++	去甲肾上腺素	++++
间羟胺	++++	去氧肾上腺素	++++
去氧肾上腺素	+++	间羟胺	+++
肾上腺素	0~+++*	肾上腺素	0~+++△
多巴胺	0~+++*	麻黄碱	+++
麻黄碱	++	甲氧明	0~+?
多巴酚丁胺	0	多巴酚丁胺	?
异丙肾上腺素	0	异丙肾上腺素	0

*. 大剂量显著；△. 小剂量显著

二、拟肾上腺素药

拟肾上腺素药主要通过激活神经元突触前、后膜或靶细胞上肾上腺素受体，或促进去甲肾上腺素能神经末梢释放递质而发挥拟肾上腺素的药理作用，故也称肾上腺素受体激动药。

（一）α、β受体激动药

1. 肾上腺素

（1）药理作用：肾上腺素（adrenaline，epinephrine）是剂量依赖型激动 α_1、β_1 及 β_2 受体。

1）心脏。兴奋心肌β受体，使心肌收缩力增强，传导加速，心率加快，心排血量增多，血压上升，小剂量又能扩张冠状血管，改善心肌供血。给药后显效迅速。近年来发现小剂量肾上腺素的正性变力效应很强，甚至在冠状动脉搭桥手术的患者静脉滴注肾上腺素10～30ng/（kg·min）时每搏量增加较等剂量多巴酚丁胺（2.5μg/kg或5μg/kg）还多，且不增加心率，使此老药新用重新发挥作用。但剂量增大仍可引发心动过速，提高心肌代谢率，增加心肌耗氧量，特别在氟烷麻醉时易激发心律失常，甚至出现室性期前收缩或纤颤。

2）血管。由于皮肤、黏膜血管壁的α受体密度大于 β_2 受体，所以皮肤黏膜血管显著收缩，特别是肾血管也收缩。对冠状血管除了兴奋β受体外，心脏激动后产生的代谢产物如腺苷等增多，也有直接扩张冠状血管的作用。由于肾上腺素对激动 β_2 受体较为敏感，使血管扩张，所以如果术前应用α受体阻滞药，再应用肾上腺素可使血压进一步下降，称为“肾上腺素翻转作用”。

3）血压。静脉输注10μg/min，由于心脏收缩力增加，心排血量增加，故收缩压升高。骨骼肌血管扩张抵消或超过皮肤、黏膜血管的收缩，因而外周血管阻力降低，舒张压降低，所以平均动脉压略有升高或不变，脉压增加。增加剂量时，由于皮肤、黏膜、肾等血管强烈收缩导致外周阻力迅速增加，舒张压上升，平均动脉压增高。

4）呼吸。肾上腺素兴奋支气管平滑肌的 β_2 受体，扩张支气管，并能抑制肥大细胞释放多种过敏递质，显著抑制支气管哮喘。

5）代谢。加速脂肪分解，促进糖原分解，升高血糖，增加产热，降低血钾。

6）中枢神经系统。具有较弱的兴奋作用。剂量过大可引起烦躁、头痛、焦虑和激动。

（2）体内代谢：口服不能产生有效血药浓度，肌内注射作用维持10～30min，皮下注射作用可维持1h。

（3）临床应用：肾上腺素主要用于急性心力衰竭或低心排血量综合征取得很好效应。此外，低血压、支气管痉挛、过敏性休克及心搏骤停仍为临床常用。禁忌在氟烷麻醉下应用。糖尿病、甲状腺功能亢进及高血压患者慎用。肾上腺素不宜口服，肌内注射较皮下注射吸收迅速。心脏复苏时需激动α受体为主，宜用大剂量，成人0.5～1mg静脉注射或1mg稀释成10mL气管内注入，最大量可达10mg。小儿0.01mg/kg，新生儿0.01～0.03mg/kg静脉注射或气管内注入。过敏性休克及支气管痉挛，成人可皮下注射0.1～0.5mg，静脉注射0.1～0.25mg或0.25～1.5μg/min；小儿支气管痉挛静脉注射0.01mg/kg，过敏可皮下注射0.01mg/kg，每15min 1次。近年来用于治疗低心排血量综合征宜用小剂量，单次静脉注射50mg/kg，显效后静脉滴注10～30ng/（kg·min）维持，可取得较好效应。大剂量肾上腺素可引发高血压、头痛、心动过速、心律失常、心肌缺血、心悸等。特别与氟烷并用时可能产生恶性室性心律失常。应用时应密切监测血压及心律，切忌过量。

（4）不良反应及注意事项：主要为心悸、烦躁、头痛及血压升高。剂量过大或输注速度过快时可导致血压骤然升高，引起脑出血或心律失常。老年人慎用，禁用于高血压、器质性心脏病、甲状腺功能亢进及心绞痛患者。

2. 多巴胺

（1）药理作用：多巴胺（dopamine）是体内合成去甲肾上腺素的前体，存在于去甲肾上腺素能神经、神经节和中枢神经系统，是重要的神经递质，同时也是肾上腺素及去甲肾上腺素的中间化合物。

1）心血管系统的作用。多巴胺具有剂量依赖性激动 α 受体及 β_1 受体，对 β_2 受体作用微弱。还有特殊的多巴胺受体分布在肾、肠系膜血管床及心、脑。此外还间接地促进去甲肾上腺素能神经末梢释放去甲肾上腺素，即酪胺样效应。静脉输注 5～10μg/（kg·min）的多巴胺，可使每搏量增加，心排血量增加，收缩压升高，心率增加或没有变化。同时可增加冠状动脉、门静脉及肾血流量，舒张压变化不明显，平均动脉压增加，脉压增大。静脉输注 10μg/（kg·min）或更大剂量，α_1 受体作用占优势，使去甲肾上腺素释放增加，收缩压、中心静脉压及肺动脉压升高，心率加快，心排血量降低，有时可引发心律失常。

2）肾脏。小剂量［1～4μg/（kg·min）］多巴胺可激动近曲小管段血管的 D_1 受体，扩张肾血管，显著增加肾血流量及肾小球滤过率，促进排钠利尿，减少肾小管再吸收。中剂量［4～10μg/（kg·min）］则主要激动 α 受体，掩盖了 DA 受体效应。所以，小剂量对肾功能保护作用曾被称为“肾剂量”。但近年对照研究表明，肾剂量虽有显著利尿效应，但并不能改善肾的肌酐清除率，能否起到肾保护作用尚有争议。

3）体内过程。与其他儿茶酚胺类一样，不易通过血－脑屏障，对中枢作用轻微。多巴胺在体内迅速被 C（）MT 和 MAO 代谢，所以也应静脉注射为宜。

（2）临床应用：多巴胺适用于伴有水钠潴留的充血性心力衰竭及低血压患者，根据其小剂量利尿效应也可用于肾功能不良患者。临床多采用中小剂量静脉滴注，即 <10μg/（kg·min）。如果升压效果不显著应辅用去甲肾上腺素或去氧肾上腺素，尽量保持多巴胺激动 DA 受体效应。为了保护肾功能促进利尿而不需正性变力作用时可应用小剂量滴注，即 1～4μg/（kg·min）。因多巴胺可增加肺动脉压，所以右侧心力衰竭时慎用。

（3）不良反应：可有恶心、呕吐。剂量过大或用药速度过快可导致心律失常。如果漏出血管外可导致局部坏死。不宜与氟哌利多、氯丙嗪等多巴胺受体阻滞药合用，以免拮抗内脏血管扩张作用。

非诺多泮是一种选择性 DA 受体激动药和血管舒张药（是多巴胺作用的 6～9 倍），可以增强尿钠排出，增加利尿作用和肾血流量。由于其较低的生物利用度和临床试验中表现的不确定结果，非诺多泮现在已经不再用于治疗慢性高血压和 CHF。但静脉注射剂量从 0.1～0.8μg/（kg·min）的非诺多泮已经被证明对严重高血压有效。它可以作为硝普钠的替代品，并具有相对较少的不良反应（没有硫氰化物毒性、反跳作用或冠脉窃血），还能改善肾脏血供。在 15min 内非诺多泮达到峰效应。

3. 麻黄碱

（1）药理作用：麻黄碱（ephedrine）又名麻黄素，为非儿茶酚胺类，是从麻黄中提取的生物碱。麻黄碱类似肾上腺素，可激动 α 及 β 受体，增强心肌收缩力，提升血压，作用较肾上腺素弱，但作用持久可达 1h。还能促进去甲肾上腺素能神经末梢释放去甲肾上腺素。另外，对支气管平滑肌也有松弛作用。口服易吸收，不受 COMT 及 MAO 代谢影响，给药后大部分经尿排泄。

（2）临床应用：临床上应用于治疗低血压，特别在椎管内麻醉后引起的低血压及术中牵拉内脏引起的反射性低血压。剂量为 5～30mg 静脉注射，如应用 1～2 次无效，应改用其他激动药。因该药易产生急性耐药现象，剂量过大时还可兴奋大脑皮质及皮质下中枢而引起不安。也可用于防治支气管哮喘的发作。滴鼻可消除鼻黏膜肿胀。

（3）不良反应：可出现精神兴奋、失眠、不安。

（二）α_1 受体激动药

1. 去甲肾上腺素

（1）药理作用：去甲肾上腺素（noradrenaline，norepinephrine）是去甲肾上腺素能神经末梢释放的递质，肾上腺髓质分泌少量。主要激动 α_1 受体，对心脏 β_1 受体也有兴奋作用，对 β_2 受体几乎无作用。

1）心脏。使心脏收缩力增强，心率轻度增快。又因小动脉、小静脉高度收缩，外周阻力增加，回心血量增多，使血压显著升高，也使冠状动脉灌注压升高。激动心脏还使其代谢产物腺苷增加，舒张冠状血管。

2）血管。强烈的收缩外周血管，降低了组织灌注，包括肾血管收缩，显著降低肾血流，特别在 20

世纪70年代发现动脉注入去甲肾上腺素诱发急性肾衰竭的动物模型以来，大大限制了临床应用。近年来进一步研究去甲肾上腺素对肾功能的影响，认为肾血流改变对肾功能的影响不如肾小球滤过率影响大。由于肾受交感神经支配，α_1 受体分布在肾小叶间动脉、输入和输出小动脉、系膜细胞和肾小管段，是去甲肾上腺素调节肾血流及肾小球内压的基础。当去甲肾上腺素引起肾血流显著下降时，由于输出小动脉收缩较输入小动脉强，使肾小球内压升高而代偿了肾血流量下降对肾功能的影响，肾小球滤过率改变不明显。对健康志愿者输入去甲肾上腺素使肾血流量降低50%，也不引起肾小球滤过率改变。甚至对感染性休克患者应用多巴胺不能利尿，改用去甲肾上腺素虽肾血流低下但仍可迅速改善无尿状态。因此，近年来去甲肾上腺素开始再被临床重用。

3）体内过程。去甲肾上腺素起效迅速，停药后1～2min失效，大部分被MAO及COMT代谢。

（2）临床应用：主要用于治疗低血压，特别对于感染性休克高排低阻者，在充分扩容后用去甲肾上腺素可显著见效。此外，嗜铬细胞瘤切除后低血压常需要去甲肾上腺素静脉注射维持一段时间。近年来常与扩血管药物并用于治疗低心排血量或难治性休克患者。长时间静脉滴注时，即使未渗漏至皮下也易导致局部组织缺血、坏死。可在去甲肾上腺素溶液中加酚妥拉明（2 ：1）预防，还可改善组织灌注。由于静脉滴注时血压波动剧烈，所以应持续监测血压变化。

（3）不良反应：静脉输注时间过长、浓度过高或漏出血管外可导致局部组织缺血坏死。可在漏出部位应用酚妥拉明或局部麻醉药浸润注射以减轻损害。使用不当可造成肾损害。高血压、动脉硬化及器质性心脏病禁用。

2. 间羟胺（metaraminol，又名阿拉明 aramlne）　为人工合成的非儿茶酚胺类药，具有直接和间接作用于肾上腺素受体，不易被COMT和MAO降解的特性。其作用类似于去甲肾上腺素，效应稍弱，但持续时间稍长。主要激动 α_1 受体，对β受体作用稍弱。长时间滴注可耗尽体内储存的去甲肾上腺素而失效，应改用去甲肾上腺素。

3. 甲氧明（methoxamine，vasoxyl）　甲氧明是人工合成的非儿茶酚胺药。只选择性激动 α_1 受体，对β受体和 α_2 受体无作用。因只激动小动脉 α_1 受体，很少兴奋小静脉 α_1 受体，所以回心血量不多，血压升高不明显。但甲氧明反射性促进迷走神经兴奋，可治疗室上性心动过速，成人剂量为10～20mg静脉注射。

4. 去氧肾上腺素（phenylephrine，neosynephrine）　又名苯肾上腺素、苯福林、新福林，也是人工合成的非儿茶酚胺类药物。性质稳定，作用时间为5～10min，直接激动 α_1 受体，收缩小动脉及小静脉，稍微促去甲肾上腺素释放，对β受体作用很弱。升高血压可反射性减慢心率，对心肌应激性很小。主要用于治疗低血压，常用于低血容量性休克及血管阻力降低性低血压。单次静脉注射40～100μg，静脉滴注0.15μg/（kg·min），按血压调整。也可用于室上性心动过速。心肌缺血患者及前负荷增高患者切忌单独应用，应与硝酸甘油并用。

（三）α_2 受体激动药——可乐定

可乐定（cionidine）为选择性 α_2 受体激动药，可通过激活中枢 α_2 受体（负反馈机制）抑制去甲肾上腺素能神经末梢释放去甲肾上腺素，达到抗高血压、降低血管阻力及心率的作用。通过抑制脊髓P物质释放，并激活脊髓中神经元突触 α_2 受体而产生镇痛作用。还可能激动蓝斑核中 α_2 受体的抑制效应产生较强的镇静作用，增强麻醉效应。因不阻滞肾上腺素受体，可保持机体正常反射功能。显效时间30～60min，峰值时间2～4h，持续8h。50%在肝内代谢，20%由胆汁排出，80%由肾排出。主要用于治疗高血压，成人0.1～1.2mg/d，分次口服。近年来已应用于临床麻醉。麻醉前用药口服0.2～0.3mg（5μg/kg）可显著镇静，减少麻醉药及阿片类药物剂量40%～50%，还有预防气管内插管的心血管反应的作用。椎管内镇痛应用可乐定有显著的镇痛效应，并延长镇痛时间。硬膜外注入70～150μg可镇痛3～4h，且无恶心、乏力及呼吸抑制现象。在布比卡因椎管麻醉时加可乐定150μg，可显著延长作用时效。同样，在神经阻滞的局部麻醉液中加可乐定150μg也可强化及延长镇痛时间。长期用药患者突然停药可出现反跳性高血压或心律失常。可能有嗜睡、噩梦、不安、焦虑或压抑感。静脉注射可能一过性兴奋外周α受体，导致急性血压升高。

（四）β受体激动药

1. 异丙肾上腺素

（1）药理作用：异丙肾上腺素（isoproterenol，isoprenaline，isuprel）是人工合成的儿茶酚胺类激动药，是非选择性β受体激动药。

1）心血管。可显著增加心率，加速房室传导及心肌收缩，降低血管阻力。因为该药无选择性扩张皮肤及肌肉血管，使体内血液分布到非生命器官，降低了生命器官血流灌注。更严重的是该药可导致心动过速使平均动脉压及舒张压降低，心肌供血减少而需氧量增加，还可导致冠状动脉窃血现象，因而不宜常规用于抗休克及心力衰竭治疗。

2）支气管。异丙肾上腺素可激动 β_2 受体缓解许多平滑肌痉挛，特别对支气管和胃肠道平滑肌作用更明显。另外还具有抑制组胺等过敏性物质释放的作用。该药起效迅速，作用持续约1h，经肝、肺代谢，40%～50%以原型由肾排出。

（2）临床应用：目前主要用于Ⅲ度房室传导阻滞患者在起搏器安置前又对阿托品无效时。偶尔也用于急性心动过缓、哮喘及肺源性心脏病合并特发性或继发性肺动脉高压患者。心脏移植术后均须用异丙肾上腺素维持心率及心肌收缩一段时间。另外，β受体阻滞药中毒患者首选此药。应用该药容易导致心肌供氧和需氧失衡，造成心律失常、心肌缺血、高血压或中枢神经兴奋。反复应用易产生耐药现象。

（3）不良反应：常见心悸、头晕。禁用于冠心病、心肌炎或甲状腺功能亢进等患者。

2. 多巴酚丁胺

（1）药理作用：多巴酚丁胺（dobutamine）与多巴胺结构相似，属人工合成的儿茶酚胺类药，可选择性激动 β_1 受体，对 β_2 受体及α受体作用较弱，对多巴胺受体无激动作用，也无酪胺样作用。

1）心血管。对心脏产生正性变力效应，并轻度扩张血管，所以升压效应不如多巴胺显著，但心排血量增加较多。多巴酚丁胺小剂量时肾血流量不如多巴胺，但随剂量增大可增加心排血量，并继发性增加肾血流量。又因其抑制缺氧性肺血管收缩，所以可有效治疗右侧心力衰竭。

2）体内过程。该药口服无效，静脉注射后1～2min显效，持续约5min。经肝内代谢，经肾排泄。消除半衰期为2min，很少产生耐药现象。

（2）临床应用：主要适用于急性心力衰竭及低血压患者，对心脏手术后低心排血量患者效果较好。常用剂量成人为静脉滴注2μg/（kg·min）开始，逐渐增量直至显效。剂量不超过10μg/（kg·min）很少引起心动过速。小儿可静脉滴注5～20μg/（kg·min）。

（3）不良反应：偶见恶心、呕吐、心悸。患有特发性肥厚型主动脉瓣下狭窄患者禁用。应用该药偶尔可出现心动过速性心律失常，尤其使心房纤颤患者增加心室率。

3. 多培沙明（dopexamine）　多培沙明也是人工合成的儿茶酚胺类药。具有极强的激动 β_2 受体及较强的激动DA受体效应，对 β_1 受体激动微弱，对α受体无效应。另外，还明显抑制神经释放到末梢的去甲肾上腺素再摄取，从而产生间接的拟交感胺效应，显示正性变力及扩张阻力血管效应，对容量血管无影响。由于健康人左心室 β_1 受体较 β_2 受体为多（约4：1），但在严重心力衰竭时，此比例下降至几乎相等，所以该药用于心力衰竭患者激动 β_2 受体较非心力衰竭患者产生更强的正性变力作用。如果健康志愿者静脉滴注多培沙明1～8μg/（kg·min）时心率随剂量增大而增快，心排血量也增加，但平均动脉压很少变化。对慢性心力衰竭患者给药后心率增加，平均动脉压轻度升高，肺动脉压、肺动脉楔压及右心房压均降低，体血管阻力显著下降及心脏指数显著升高。对急性心力衰竭患者大致相似，但肺动脉压、肺动脉楔压及右心房压无改变，所以适用于心力衰竭或低心排血量患者。该药也激动DA受体，更使肾血管阻力显著降低，对肾缺血损害有保护作用。对休克患者特别合并有感染性休克患者还能保护肠道血供，减少乳酸生成。

（五）β_2 受体激动药——沙丁胺醇和特布他林

沙丁胺醇（salbutamol）又名羟甲叔丁肾上腺素，商品名为舒喘灵和嗽必妥。特布他林（terbutaline）又名间羟叔丁肾上腺素，商品名间羟舒喘灵和间羟嗽必妥。均为人工合成的选择性较强的 β_2 受体激动药，对 β_1 受体作用轻微，对 α 受体无激动作用，可显著扩张支气管平滑肌而不伴心率增快。口服 30min 显效，可持续 4～8h，也可气雾喷入。该药经肝内代谢，肾排出。适用于治疗哮喘，预防用药时可口服 2.5～5mg，需要时每 6h 1 次，发作时也可用喷雾吸入或皮下注射 0.25mg，小儿剂量为 3.5～5μg/kg 皮下注射。静脉滴注 10μg/min。近年认为治疗急性高钾血症有效，剂量为 10～100μg/kg 静脉注射。可能出现心率增快、心律失常、肺水肿、低钾血症或中枢神经系统兴奋症状。

三、肾上腺素受体阻滞药

肾上腺素受体阻滞药对肾上腺素受体有较强的亲和力，但缺乏内在活性，一旦与其受体结合，即阻滞神经递质或肾上腺素受体激动药与相应受体结合从而产生阻滞（拮抗）效应。根据药物对 α 和 β 受体的不同选择性，可分为 α 受体阻滞药、β 受体阻滞药和 α、β 受体阻滞药。

（一）α 受体阻滞药

α 受体阻滞药包括非选择性 α 受体阻滞药（即对 α_1 和 α_2 受体均有阻滞作用，如短效的酚妥拉明和长效的酚苄明）、选择性 α_1 受体阻滞药（如哌唑嗪）和选择性 α_2 受体阻滞药（育亨宾）。

1. 酚苄明

（1）药理作用：酚苄明（phenoxybenzamlne）为卤化烷基胺化合物，是 α 受体的不可逆性非竞争性阻滞药。它可以与受体形成共价键，而且受体的功能恢复需要重新合成新的受体。这种药物不仅仅结合失活的 α_1、α_2 受体，同时也与同去甲肾上腺素的神经源性和非神经源性摄取有关的蛋白相结合。

酚苄明可降低外周血管阻力，反射性刺激交感神经 β_1 受体，导致心排血量增加。酚苄明阻断心脏交感神经抑制性突触前 α_2 受体，并通过抑制摄取从而减慢心肌内去甲肾上腺素的清除。这些效应同样可增加心排血量。应用酚苄明可导致直立性低血压，这是因为当患者直立时，压力受体机制无法被激活，而且血管内 β_2 受体的无对抗性激活也降低了血管阻力。

（2）临床应用：酚苄明仍是嗜铬细胞瘤术前首选用药。其独特的非竞争性 α 受体阻断特性可以避免手术时肿瘤操作造成的儿茶酚胺突发性冲击。推荐剂量为 1～2mg/（kg·d）。酚苄明也可用于缓解神经源性膀胱或前列腺增生造成的尿潴留，治疗神经源性膀胱的剂量为：儿童 0.3～0.5mg/（kg·d）；成人 10～20mg/（kg·d）。口服酚苄明可用于降低血压。

2. 酚妥拉明和妥拉唑啉

（1）药理作用：酚妥拉明是咪唑啉（imidazoline）的衍生物，α 受体阻滞药。对 α_1、α_2 受体阻滞作用的选择性较低，对 α_1 受体的阻滞作用比对 α_2 受体的作用强 3～5 倍。

1）血管。酚妥拉明不仅可以阻滞血管平滑肌 α_1 受体，还具有较强的直接舒张血管作用。酚妥拉明对阻力血管的作用大于容量血管，引起周围血管阻力下降，血压降低，肺动脉压下降。

2）对心脏具有兴奋作用，使心肌收缩力增强，心率增快，心排血量增加。

（2）体内过程：静注后起效迅速，2min 内药效即达高峰。该药经肾快速排泄，故作用时效仅维持 5min 左右，因此需要持续静脉输注用药。

（3）临床应用：酚妥拉明主要用于控制围术期高血压，特别适用于嗜铬细胞瘤手术探查及分离肿瘤时控制血压异常升高，故为该手术中必备药物，可以将酚妥拉明 10～20mg 稀释到 100mL 持续静滴，必要时静脉推注 1～2mg，常需与小剂量 β 受体阻滞药伍用，预防心动过速。局部浸润可避免肾上腺素受体激动药外漏所引起的局部组织缺血或坏死。

（4）不良反应：剂量过大或血容量严重不足时可发生严重低血压。可出现副交感神经亢进，如肠蠕动增加、腹泻、腹痛等以及组胺样（皮肤潮红和胃酸分泌增加）作用。胃及十二指肠溃疡及冠心病患者慎用。

妥拉唑啉（tolazoline）用于治疗新生儿持续性肺动脉高压。其主要的不良反应是低血压及反射性心动过速、心律失常、肺及胃肠道出血。由于吸入 NO 应用于临床，妥拉唑啉已不再用于治疗肺动脉高压。妥拉唑啉血浆半衰期为3～13h，以原型经肾排出。

3. 哌唑嗪（prazosin） 是强力的选择性α_1受体阻滞药，经常作为药理试验中的首选用药。它能够拮抗去甲肾上腺素和肾上腺素引起的血管收缩，使外周血管阻力下降，回心静脉血减少。尽管不常出现心率增快，但常出现直立性低血压。与其他抗高血压药物不同，哌唑嗪可以降低低密度脂蛋白并提高高密度脂蛋白。它常被用于治疗高血压，还用于治疗充血性心力衰竭（CHF），但与血管紧张素转化酶抑制药（ACEIs）类药物不同，它并不能延长患者寿命。哌唑嗪在肝内代谢。

4. 盐酸乌拉地尔（urapidil） 商品名压宁定（ebrantil）或优匹敌，是苯哌嗪取代的脲嘧啶衍生物，主要活性成分为盐酸哌胺甲脲啶。乌拉地尔能够阻滞血管平滑肌α_1受体，同时对交感神经末梢α_2受体也有中度阻滞作用，还可通过血－脑屏障，激活中枢5－羟色胺－1A受体，抑制延髓心血管中枢的交感反馈调节，引起外周血管扩张、阻力降低，血压下降。血压降低的同时，心率并不增快，每搏量和心排血量不变或略有增加。对肺血管的舒张作用大于体循环血管，可以降低肺动脉高压。

静脉注射后，分布半衰期为35min，消除半衰期为2.7h，血浆蛋白结合率为80%，经肝内代谢，10%～15%以原型随尿排出。

静脉用药主要用于控制围术期高血压。盐酸乌拉地尔降压效能较为缓和，每次注射25mg，必要时可重复给药。麻醉诱导前静脉注射0.6mg/kg，气管导管拔除前给予0.4mg/kg，可明显减轻气管内插管和拔管时的心血管反应。盐酸乌拉地尔还可用于治疗充血性心力衰竭，静脉注射0.5mg/kg后，以4μg/(kg·min）速度持续静滴。

5. 育亨宾（yohimbine） 为吲哚烷胺生物碱，可特异性阻滞外周突触前膜的α_2受体，并可通过血脑屏障进而阻滞中枢神经系统中的α_2受体。促进去甲肾上腺素释放，特别使海绵体神经末梢释放较多的去甲肾上腺素，减少阴茎静脉回流，有利于充血勃起。少量可刺激脊髓勃起中枢使性功能亢进。消除半衰期仅35min。临床用于治疗功能性阳萎。口服5～10mg，3次/天。不良反应有恶心、呕吐、皮肤潮红。偶有心悸、失眠、眩晕等。

（二）β受体阻滞药

1. 概述 β受体阻滞药大约10种，包括非选择性β受体阻滞药（即对β_1和β_2受体均有阻滞作用，如普萘洛尔）、选择性β_1受体阻滞药（如艾司洛尔）。

（1）药理作用

1）心血管作用：阻滞β_1受体可减慢心率，减弱心肌收缩力，使心排血量降低，血压稍降低。当机体交感神经张力增加或运动时，上述作用明显。同时可降低心肌氧耗，抑制窦房结自律性，减慢传导。

2）支气管平滑肌：阻滞支气管平滑肌β_2受体，可使平滑肌收缩，因而诱发支气管哮喘。

3）代谢：抑制脂肪和糖原分解，对糖尿病患者可加强胰岛素的降糖效果。可抑制血小板聚集，提高血钾浓度。

4）内在拟交感活性：某些β受体阻滞药（如吲哚洛尔）有微弱的β受体激动作用。这类药物对心肌抑制、传导阻滞、增加气道阻力的作用弱于那些无内在交感活性的药物。

5）膜稳定作用：又称为奎尼丁样作用。临床用药的血药浓度无法产生膜稳定作用。

（2）临床应用

1）抗高血压：用药后可减慢心率，减弱心肌收缩力，使心排血量降低，血压下降，但较少引起体位性低血压。

2）抗心律失常：β受体阻滞药可明显抑制因交感神经兴奋造成的心动过速，抑制异位起搏点的自律性，抑制房室结传导。主要用于治疗室上性心动过速，降低心房扑动或心房颤动的心室率。

3）抗心绞痛：β受体阻滞药具有良好的抗心绞痛作用，与硝酸酯类药物合用发挥协同作用。但应避免血压剧烈降低造成的反射性心率增快而增加心肌氧耗。急性心肌梗死的患者早期应用β受体阻滞药可减少梗死范围，改善严重缺血的心内膜下区域的血液灌注，同时预防心律失常和心肌再次梗死的发生，从而降低心肌梗死病死率。但在应用过程中应避免发生房室传导阻滞。

（3）不良反应：可引起恶心、呕吐或轻度腹泻。长期应用可能会出现疲劳、抑郁。偶见发热、皮疹、血小板减少、尿酸增加等。有诱发或加重支气管痉挛的危险。禁用于窦性心动过缓、房室传导阻滞或支气管哮喘。突然停用β受体阻滞药能够出现“反跳”现象，表现为室性心律失常、严重心绞痛、心肌梗死或猝死。停药时应逐渐减量。吸入麻醉或静脉麻醉时应用β受体阻滞药可加重心肌抑制，应引起重视。

2. 常用的β受体阻滞药

（1）普萘洛尔（propranolol）：又名心得安，可能阻滞体内各组织中的β_1和β_2受体，但也有不通过受体的其他作用。通常用于心绞痛、高血压、甲状腺功能亢进、心律失常、肥大型梗死性心肌病等。麻醉过程中常用小剂量普萘洛尔静脉注射控制室上性心动过速和血压过高。普萘洛尔的作用复杂，其降压原理是抑制心脏β_1受体，使心肌收缩力减弱和心率减慢，心排血量减少，因而也降低心肌耗氧量。还可阻断肾旁小体的β受体，抑制肾素分泌和血管紧张素的合成。此外还阻断中枢的β受体，使兴奋性神经活性降低，以及阻滞突触前膜的β受体，反馈性地减少去甲肾上腺素释放，并显著降低心肌需氧量及具有膜稳定作用。

对肾素偏高的高血压效果良好，对伴有冠心病、脑血管病的高血压患者尤为适宜，并很少发生体位性低血压。

普萘洛尔过量可导致心脏过度抑制和支气管平滑肌痉挛，加重心力衰竭和支气管哮喘。普萘洛尔的有效剂量个体差异很大，应用时应由最小有效剂量开始。对控制心动过速和收缩压增高一般最初静脉注射剂量为0.005～0.02mg/kg，以后逐渐增量，总量不得超过5mg。该药可通过血－脑屏障和胎盘，不良反应包括心动过缓、房室脱节、低血糖等，突然停药可能促发反跳性心绞痛。

（2）美托洛尔（metoprolol）：为选择性β受体阻滞药，对β_2受体作用很弱，无内在拟交感活性和膜稳定作用，使静息和运动时的心率减慢，心肌收缩力减弱，心排血量下降，心肌耗氧量降低，血压略有下降。

美托洛尔的脂溶性较高，血浆蛋白结合率12%，能通过血－脑屏障，主要在肝中代谢失活。静脉注射该药的分布半衰期为12min，血浆清除率为92.4L/h，静脉给药后约95%的药物以原型或无活性的代谢产物随尿排出。麻醉中主要用于治疗心动过速，每次静脉注射1～2mg，必要时可重复注射，总剂量不宜超过10mg。给予美托洛尔使心率减慢的同时，血压多无明显改变。近年来将美托洛尔与正性肌力性药物、利尿药和血管扩张药联合应用，治疗充血性心力衰竭，尤其是扩张性心肌病引起的心力衰竭。

（3）艾司洛尔（esmolol）：是20世纪80年代合成的超短效、选择性β_1受体阻滞药。起效迅速，作用持续时间短，无内在拟交感活性及膜稳定作用，无α受体阻滞作用，心肌抑制作用轻微，能够降低窦房结自律性与房室结传导性，对心房、希氏束、浦肯野纤维系统及心肌收缩功能无直接作用。

血浆蛋白结合率为55%。由红细胞内真性胆碱酯酶水解，体内代谢迅速而完全，仅不足2%以原型随尿排出，消除半衰期约9min。若给予负荷量0.5mg/kg后，以50～300μg/（kg·min）速度静脉输注，在5min内即达稳态血药浓度，停药后10～20min β_1受体阻滞效应基本消失，停药后30min在血浆中测不出该药。

艾司洛尔主要用于控制围术期的室上性心动过速，每次静脉注射0.25～0.5mg/kg，必要时持续静脉输注50～300μg/（kg·min）。静脉麻醉诱导药注射完后，给予艾司洛尔0.25mg/kg，可以明显减轻气管内插管的心血管反应。艾司洛尔剂量过大，特别是患者血容量不足时，可出现低血压。不良反应包括心动过缓、房室传导延长、低血压、充血性心力衰竭，大剂量也可能出现β_2受体活性。

（三）α、β受体阻滞药

拉贝洛尔（labetalol）又名柳胺苄心安，是水杨酰胺衍生物。为非选择性α、β受体阻滞药。它能够竞争性阻滞α_1受体和β受体，α_1：β的阻滞效能比为1：6，无α_2受体的阻滞作用，对α_1受体的阻滞作用为酚妥拉明的1/10，对β_1受体和β_2受体选择性不高，心脏β_1受体阻滞效能仅为普萘洛尔的1/4，对气管β_2受体阻滞效能为普萘洛尔的1/12，无内在拟交感活性，无膜稳定作用，能够减慢心率，减弱心肌收缩力，减少心排血量，降低周围血管阻力与血压。

静脉注射后1min起效，10min达峰值，半衰期4~5h。主要在肝内代谢失活。

拉贝洛尔主要用于治疗交感神经兴奋，特别是嗜铬细胞瘤和甲状腺功能亢进手术时的心动过速和高血压，给予拉贝洛尔时必须分次小量静脉注入，并严密监测心率和血压的变化，每次静脉注射不应超过2.5mg，必要时5min后重复给药。当患者血容量不足或静脉注射剂量过大时，心率减慢的同时，血压可能会显著下降，应及时补充循环血容量，可以静脉给予小剂量的去氧肾上腺素（25~100μg），防止血压进一步下降，维持心率在适宜水平。不良反应可引起心动过缓、房室传导阻滞、位置性低血压、哮喘患者可能诱发支气管痉挛。该药可透过胎盘。

（伍　星）

第六节　强心药

强心药又称正性肌力药，指选择性增强心肌收缩力，用于治疗心力衰竭的一组药物。正性肌力药又分为洋地黄糖苷（digtalis）和非洋地黄两大类。洋地黄糖苷主要用于治疗慢性心力衰竭，目的是改善症状，提高生存质量和运动耐量。非洋地黄类药物主要包括儿茶酚胺类（见有关章节）、磷酸二酯酶抑制药、钙增敏药及其他药物，在心力衰竭失代偿时用于维持循环功能、保证组织灌注以稳定病情。

一、洋地黄糖苷类

（一）地高辛（digoxin）

1. 药理作用

（1）增加心肌收缩力：抑制心肌细胞膜Na^+-K^+-ATP酶，抑制Na^+和K^+的主动跨膜转运，使胞质内Na^+含量升高，促进Na^+-Ca^{2+}交换，使细胞内Ca^{2+}升高，Ca^{2+}从肌浆网向胞质的释放也增加，使细胞去极化周期中有更多的Ca^{2+}参与激活收缩，从而加强心肌收缩力。

（2）减慢心率：通过直接对心肌细胞和间接通过迷走神经的作用，减低窦房结自律性，提高浦肯野纤维自律性，减慢房室结传导速度，缩短心房有效不应期，缩短浦肯野纤维有效不应期。大剂量时增加交感神经活性。

（3）利尿作用：除通过改善心功能使肾血流量和肾小球滤过率增加，产生间接利尿作用外，还可直接刺激心房分泌心钠素（ANP），以及心排血量增加后使原来增加的醛固酮分泌减少，产生协同利尿效果。

（4）心电图影响：地高辛用药后心电图表现为T波低平或倒置，ST段压低（呈鱼钩状）或抬高，PR间期延长，QT间期缩短。地高辛的致心律失常作用与钙依赖的后除极有关。

2. 临床应用　地高辛是临床上最常用的强心苷，用于慢性心力衰竭时改善临床症状，也用于在快速房颤时减慢心室率和室上性心动过速。尤其适用于心力衰竭伴快速心室率的房颤患者。对窦性心律但有心力衰竭症状，已经应用血管紧张素转化酶抑制药和β受体阻滞药的患者也有一定辅助治疗作用。

地高辛口服吸收率75%，其余在肠道被细菌转化为无活性代谢产物。吸收的地高辛大部分原型经肾排泄，30%经非肾途径清除。口服地高辛0.5~2h起效，2~3h血药浓度达峰，获最大效应时间6~8h。静脉注射5~30min起效，1~4h达到作用高峰，作用持续6ho血浆半衰期为32~48h。可以使心脏产生最大收缩效应的地高辛血药浓度约为1.4ng/mL，0.5~1.0ng/mL即可产生治疗需要的神经体液效应，再增加用药剂量，只会增加药物相关不良反应。对于慢性心力衰竭，一般采用口服给药。目前提倡小剂量缓给法，0.125~0.25mg/d，持续7d左右达到稳定血药浓度（0.8~1.5ng/mL），高龄和肾衰竭患者应从更小剂量开始。维持剂量应根据需要随时调节，使房颤患者休息时心室率维持在60~70次/分即可。不能口服者可经静脉注射途径给药，首次缓慢注射0.25~0.5mg，4~6h后根据需要可再注射

0.25～0.5mg，但一日总量不超过1mg。

3. 不良反应和注意事项　地高辛的不良反应主要包括如下几点。

（1）心律失常：如室性早搏、室性心动过速、房室阻滞等。

（2）胃肠道反应：食欲减退、恶心、呕吐、腹泻。

（3）神经系统不良反应：表现头痛、眩晕、嗜睡、意识错乱。

（4）其他：如血小板减少、视物异常等。

地高辛的毒性反应与血药浓度有关，由于治疗量和中毒阈值接近（治疗量为中毒量的60%），安全范围小，约20%的患者在治疗量内可出现中毒症状。尤其存在低血钾、低血镁或甲状腺功能低下时更容易发生。

地高辛避免用于Ⅱ度以上房室传导阻滞患者、肥厚性梗阻型心肌病患者，以及伴有QRS波增宽的预激综合征和病态窦房结综合征患者。与钙制剂合用，可引起恶性心律失常。与多种抗心律失常药联合应用时，地高辛血药浓度升高，增加药物中毒的危险。

药物毒性反应的预防与治疗，包括根据患者的个体反应决定用药剂量，避免为追求“洋地黄化”而加大用药剂量。治疗期间随时监测心电图和血清电解质，尤其避免高钙低钾血症的发生。一旦发现药物毒性表现应立即停用地高辛和诱发毒性反应的药物，及时纠正电解质紊乱和低氧血症等诱发因素，对症处理药物导致的心律失常。

（二）去乙酰毛花苷（deslanoside）

1. 药理作用　又名去乙酰毛花苷丙（cedilanid）。即西地兰。作用机制和药理作用类似地高辛，但对窦房结、心房自律性和房室传导的作用较强。由于起效快（快于地高辛，但比毒毛花苷K稍慢），蓄积小，安全范围大，是术中预防和治疗快速性房颤和阵发性室上性心动过速的常用药物。静脉给药后10～30min起效，1～3h达到作用高峰，持续2～5h，血浆蛋白结合率25%，在体内转化为地高辛，消除半衰期36h，经肾排泄，作用完全消失需3～6d。

2. 临床应用　去乙酰毛花苷主要用于急性心力衰竭或慢性心力衰竭急性加重，也可用于控制快速心室率的心房颤动、心房扑动和室上性心动过速。首次静脉注射0.4mg，2～4h后可再注射0.2～0.4mg，病情稳定后改用口服地高辛。手术前已接受强心苷治疗者，术中应减少用量，单次静脉注射0.2～0.4mg，药物显效后如仍难以控制心率，考虑联合应用β受体阻滞药。由于本药终止室上性心动过速时起效慢，现已少用。

3. 不良反应和注意事项　同地高辛。

（三）毒毛花苷K（strophanthin K）

1. 药理作用　作用机制和药理作用类似地高辛，属速效强心苷，起效快，排泄也快。用于预防和治疗快速性心房纤颤和阵发性室上性心动过速。静脉给药后10～15min起效，作用高峰1～2h，持续2～3h，蛋白结合率2%～5%，消除半衰期为21h，在体内不代谢，以原型经肾排泄。

2. 临床应用　适应证同地高辛。毒毛花苷K起效快，但作用时间短，由于减慢心率和抑制房室传导的作用较去乙酰毛花苷弱，故适用于心力衰竭而心率较慢的危急病例。首次静脉注射0.125～0.25mg，稀释后缓慢静脉注射，必要时2～4h后可再注射0.125～0.25mg，一日总量应不超过0.5mg。

3. 不良反应和注意事项　同地高辛。

二、磷酸二酯酶Ⅲ抑制药

（一）氨力农（amrinone）

1. 药理作用　为非儿茶酚胺类强心药，兼有正性肌力作用和血管扩张作用。正性肌力作用是通过抑制磷酸二酯酶，使心肌细胞内环磷腺苷浓度增高，增加细胞内钙含量，增加心肌收缩力和心脏排血量。血管扩张可能是直接作用于小动脉或因心功能改善后交感张力下降结果，使心脏前、后负荷降低，尤其是左心室充盈压的降低，使心室功能得到改善。因此更适用于对高循环阻力的心力衰竭治疗。但对平均动脉压和心率影响较小。氨力农有增强房室结功能和传导系统功能，对存在室内传导阻滞者更为合适。

2. 临床应用　用于对血管扩张药、利尿药和洋地黄治疗无效或效果欠佳的各种急慢性顽固心功能不全的短期治疗，适用于合并房室传导阻滞和心肌缺血的心力衰竭的治疗。围术期用于低心排血量综合征，对左、右侧心力衰竭均有效，尤其适用于高左室舒张终末压、高肺动脉压和右侧心力衰竭时的治疗，可作为一线药物与肾上腺素类合用。也适用于某些较严重的慢性心力衰竭如原发性扩张性心肌病合并心力衰竭。

氨力农口服给药有很好的生物利用度，但长期口服不良反应多，现多采用短期静脉给药。静脉注射后的药动学符合开放二室模型。分布半衰期为1.4min，分布容积1.3±0.36L/kg，血浆蛋白结合率10%～20%。单次静脉注射后2min内起效，10min产生最大效应，作用持续1～1.5h，半衰期为2～4h，心力衰竭时可延长到6h，本药大部分经肝中代谢，代谢产物及约30%药物以原形经肾排泄。

单次注射用药剂量一般为1.0～1.5mg/kg，5～10min内缓慢静脉注射。在麻醉手术中更多采用注射负荷剂量后继以持续静脉输注给药方法。负荷剂量为0.5～1.0mg/kg，维持量5～10μg/（kg·min），疗程不宜超过2周。

3. 不良反应和注意事项　氨力农不宜用于严重低血压、低血容量、室上性心动过速和严重肾衰竭患者。

主要不良反应是血小板减少症，发生率约10%，与用药剂量有关。消化系统反应包括恶心、呕吐、腹痛，偶发肝损害和过敏反应。用药期间应监测血小板和肝肾功能的变化。

本药与葡萄糖液混合药物效价降低，一般用0.9%盐水稀释。

（二）米力农（milrinone）

1. 药理作用　作用机制与氨力农相同，但其正性肌力作用为氨力农的10倍以上，对动脉血压和心率无明显影响。小剂量时主要表现正性肌力作用，随剂量增加，血管扩张作用逐渐加强，PVR降低程度大于SVR。米力农口服在0.5h内起效，1～3h达最大效应，作用持续4～6h。静脉注射后5～15min起效，蛋白结合率70%。主要在肝内代谢，代谢产物80%随尿液排出。用药后约60%药物在2h内经尿排出，8h排出90%，药物半衰期2～3h。严重心力衰竭或肾功能受损患者的半衰期延长。

2. 临床应用　用于各种原因引起的急性心力衰竭及慢性难治性心力衰竭的短期治疗。米力农常常用于严重右侧或左侧心力衰竭患者的短期治疗，也常与多巴胺或多巴酚丁胺等儿茶酚胺药物联合用于体外循环心脏手术中的循环支持。对于因较长时间应用儿茶酚胺支持循环而发生耐受或依赖性的患者，也可以米力农作替换治疗或撤除用药的过渡。

米力农给药多以静脉负荷剂量开始，继以持续静脉输注。典型方法为：负荷剂量37.5～50μg/kg，10min内给予，心脏术中用药最好在体外循环停机前给予，维持量0.375～0.75μg/（kg·min），持续静脉输注。一日最大剂量不超过1.13mg/kg。口服每次2.5～7.5mg，4次/天。但因不良反应多，可导致远期死亡率升高，目前已经不再应用。

3. 不良反应和注意事项　不良反应低于氨力农，很少发生胃肠道反应。用药期间室性心律失常发生率超过10%，室上性心律失常也有发生。由于轻度缩短房室结传导时间，可能加快房颤患者心室率。其他可能发生的不良反应包括低血压、头痛、血小板减少症及肝肾功能异常。尤其肾衰竭患者应减小剂量。狭窄性瓣膜病和肥厚性心肌病患者慎用。

（三）依诺昔酮（enoximone）

1. 药理作用　选择性磷酸二酯酶抑制药，其正性肌力作用比外周血管扩张作用明显，加快心率作用相对较弱，正性肌力与正性频率作用的剂量比值<0.1。还可以扩张肺血管，减轻右心室负荷，改善右心室功能。

2. 临床应用　适用于伴充盈压升高的心力衰竭，尤其适用于心脏手术术中体外循环撤机困难，术后低心排血综合征的治疗。也用于等待心脏移植的晚期心力衰竭患者的循环维持。90μg/（kg·min）

静脉输注 10 ~ 30min 后改为 5 ~ 20μg/（kg · min）连续静脉输注，最大用量 24mg/（kg · d）。

3. 不良反应和注意事项　不良反应包括心律失常、低血压、恶心。狭窄性瓣膜病和肥厚性梗阻型心肌病患者慎用。

三、其他

左西孟旦（levosirnendan，Levo）

1. 药理作用　为钙增敏剂，增加肌钙蛋白（troponin C，Tnc）对 Ca^{2+} 的敏感性，使心肌细胞在细胞内 Ca^{2+} 浓度不变情况下增加心肌收缩力。心肌收缩力增加同时心肌耗氧量增加较少。综合药效与米力农相似，即增强心肌的收缩性和左、右心室的收缩指数、扩张血管降低外周阻力和心室的前、后负荷。

左西孟旦在低浓度时，主要发挥 Ca^{2+} 增敏作用，与心肌细肌丝上 Tnc 的氨基酸结合，使 TnC - Ca^{2+} 结合物构型的稳定性增强，同时使其解离减速，从而加强心肌的收缩力。左西孟旦与 Tnc 的结合呈 Ca^{2+} 浓度依赖性，在心缩期的作用最强，心舒期的作用较弱，因此可防止或减轻 Ca^{2+} 增敏导致的舒张功能损害。在左西孟旦浓度较高（≥0.3μmol/L）时也抑制磷酸二酯酶，直接增加肌浆网囊泡摄取 Ca^{2+} 的能力，增加心脏输出，扩张血管。在改善心脏泵功能时并不增加心率，既增加心肌收缩力同时又不增加心肌氧耗。

2. 临床应用　左西孟旦不影响心肌舒张，也不增加恶性心律失常的危险，且在心肌缺血和再灌注损伤时具有心脏保护作用。临床可用于急性失代偿性心力衰竭、急性冠状动脉综合征血管再通后和败血症后、心脏手术围术期心肌顿抑以及在心肺复苏后改善心肌功能。治疗心肌顿抑，尤其是败血症所致的心肌顿抑，由于心肌对 β 肾上腺素呈现低反应性，左西孟旦与小剂量多巴胺［5μg/（kg · min）］联合应用，明显增加治疗效果。

左西孟旦的具体用法如下：先静脉注射 6 ~ 24μg/kg 的负荷量（ >10min），然后以 0.05 ~ 0.1μg/（kg · min）的速度持续静脉输注，最大输液速度 0.2μg/（kg · min）。

3. 不良反应和注意事项　头痛和低血压是较常见的不良反应，其发生率分别为 2% ~9% 和 5%，常发生在大剂量应用时。大剂量用药还可以增加诱发室性心律失常的发生率，对正处于心肌缺血的患者尤其应慎用。

（伍　星）

第七节　血管扩张药

血管扩张药作用为舒张血管平滑肌，使血管扩张。扩张小动脉可使体循环阻力降低，引起血压下降；而扩张静脉（容量血管）则使静脉压降低。主要用于治疗高血压、心力衰竭和心绞痛。其中主要作用于阻力血管的药物可用于降低血压和心力衰竭的治疗，由于其能反射性增快心率而不适用于心绞痛的治疗。静脉血管扩张药能有效缓解心绞痛，有的可用于心力衰竭的治疗，但不作为治疗高血压首选药物。多数药物具有混合作用，而一些药物则对扩张动脉或静脉具有高选择性，从而临床应用中更具针对性。一些药物还具有其他的作用，如钙通道阻滞药，不仅能扩张血管，还能抑制心脏机械和电活动。因此，其不仅能降低血压，还具有抗心律失常的作用。

一、中枢和交感神经抑制药

包括可乐定、甲基多巴、胍法辛、胍那苄、莫索尼定和雷美尼定。以往认为可乐定的降压作用主要通过作用于孤束核 α_2 肾上腺受体，后来发现其降压作用还与咪唑啉受体有关。这两个核团的 2 种受体之间有协同作用，可乐定是通过这两种受体起作用，而莫索尼定主要作用咪唑啉受体，甲基多巴则作用于孤束核 α_2 受体（图 6 - 1）。

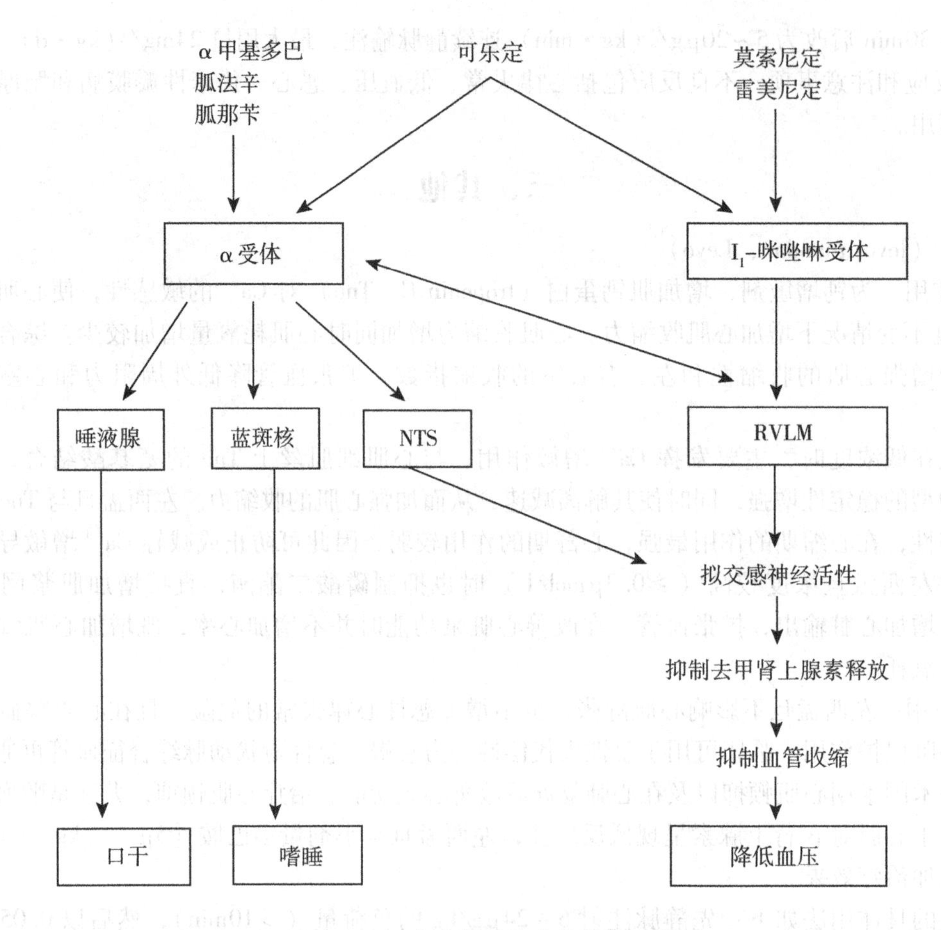

图6－1　中枢血管扩张药的作用机制

（一）可乐定（clonidine）

1. 药理作用　降压作用中等偏强，可抑制胃肠分泌及运动，对中枢神经系统有明显抑制作用。其扩张血管作用为通过兴奋延髓背侧孤束核突触后膜的 α_2 受体，抑制交感神经的传出冲动，使外周血管扩张。也作用于延髓嘴端腹外侧区（RVLM）的咪唑啉受体（I_1 受体），使交感张力下降，外周血管扩张。其嗜睡等不良反应主要是由作用于α受体所致。过大剂量的可乐定也可兴奋周围血管平滑肌上的α受体，引起血管收缩，使降压作用减弱。

2. 临床应用　适用于中度高血压治疗，降压作用中等偏强，不影响肾血流量和肾小球滤过率，可用于高血压长期治疗。与利尿药有协同作用。口服也可预防偏头痛或作为吗啡类镇痛药成瘾者的戒毒药。

3. 不良反应　常见为口干和便秘，其他包括嗜睡、抑郁、眩晕、血管性水肿、腮腺肿痛、恶心、心动徐缓、食欲缺乏。

（二）甲基多巴（methyldopa）

1. 药理作用　为中枢性降压药，其活性代谢物α－甲基去甲肾上腺素可激动血管运动中枢突触后膜 α_2 受体，使交感神经传出冲动减少，外周阻力下降，降压作用与可乐定相似，降压时伴有心率减慢，心排血量减少，对肾血流量和肾小球滤过率无明显影响。

2. 临床应用　用于高血压，尤其是肾性高血压或肾功能不全的高血压患者。

3. 不良反应

（1）较常见的为水钠潴留所致的下肢水肿，口干、乏力、鼻塞、头痛、腹胀、便秘、嗜睡和直立性低血压。

（2）较少见的有药物热、嗜酸性粒细胞增多、肝功能变化、精神改变、性功能减退、恶心、呕吐、腹泻、乳房增大、晕厥。

（三）莫索尼定（moxonidine）

1. 药理作用 作用与可乐定相似，但对咪唑啉 I_1 受体的选择性较可乐定高。降压效能略低于可乐定，与其对 α_2 受体作用较弱有关。

2. 不良反应 由于选择性较高，莫索尼定的不良反应较少。无明显镇静作用，也无明显停药后反跳现象。长期应用也有良好的降压效果，并能逆转高血压所致的心肌肥厚。

二、α－肾上腺素受体阻滞药

（一）药理作用

这类药物能有效阻滞交感神经在血管平滑肌的α－肾上腺素受体，多数药物为竞争性拮抗去甲肾上腺素对平滑肌的作用，所以，也称为解交感药物。一些则为非α－肾上腺素受体竞争性，如酚苄明，其作用明显延长。

血管平滑肌有两种α受体，即 α_1 和 α_2 受体，α_1 受体位于血管平滑肌，而 α_2 受体则位于交感神经末梢及血管平滑肌。平滑肌（突触后）α_1 和 α_2 受体与G－蛋白偶联，通过IP3信号转导通路使血管收缩。突触前膜的 α_2 受体位于交感神经末梢，对释放去甲肾上腺素起负反馈调节作用。

α_1 肾上腺素受体阻滞药可阻断去甲肾上腺素与平滑肌受体的结合，引起血管舒张。非选择性 α_1 和 α_2 受体拮抗药则阻断突触后膜的 α_1 受体和 α_2 受体，导致血管扩张；但阻断突触前膜的 α_2 受体，则增加去甲肾上腺素的释放，使血管舒张作用得以一定程度缓解。此外，阻断心脏突触前膜的 α_2 受体，使去甲肾上腺素释放增加，并作用心脏β－受体，使心率加快、心肌收缩力增加。

α受体阻滞药可扩张动脉和静脉，两者均由交感神经支配；但对动脉阻力血管的阻滞作用更为明显。由于基础状态下，多数血管均有一定的交感张力，从而该类药物能发挥扩血管作用。在应激及病理状态下（如嗜铬细胞瘤患者循环中儿茶酚胺含量增加）作用更加突出。

（二）临床应用

该类药尤其是 α_1 受体阻滞药主要用于原发性高血压的治疗（虽不像其他药物应用那么广泛）。非选择性α受体阻滞药则主要用于高血压急诊（如嗜铬细胞瘤）治疗，此时，常合并应用β受体阻滞药，以对抗反射性心率加快。

（三）分类

新型用于治疗高血压的α受体阻滞药多为选择性 α_1 受体阻滞药，包括哌唑嗪、特拉唑嗪、多沙唑嗪、曲马唑嗪；而非选择性α受体阻滞药包括酚妥拉明、酚苄明等。

（四）不良反应及禁忌证

最常见的不良反应与α受体阻断有关，包括眩晕、体位性低血压、鼻黏膜充血、头痛、反射性心动过速。此外，可引起液体潴留，如同时应用利尿药则可克服这一问题。这类药不主张用于心力衰竭和心绞痛的治疗。

三、神经节阻滞药

（一）药理作用

交感神经节包括椎旁神经节和脊髓神经节，节前纤维来自脊髓交感突触，释放神经递质乙酰胆碱（ACh），与烟碱受体结合。激活烟碱受体后使突触后神经元去极化，产生动作电位，传导至靶器官。副交感神经节则位于器官内，节前纤维来自脑干，进入靶器官（如心脏），其副交感神经节发出节后纤维。神经递质也为ACh，与烟碱受体结合后激活位于靶器官内的节后纤维。

解交感药物可从3个层面上拮抗交感活性：一是外周解交感药物，如α受体拮抗药和β受体拮抗药，阻滞去甲肾上腺素对效应器官的作用（血管、心脏）；二是交感神经节阻滞药，可阻滞交感神经冲动的传递；三是阻滞交感神经的中枢活性，称为中枢解交感药。

神经节阻滞药抑制神经节内神经递质的活性，可降低交感神经的心脏活性，使心率减慢、心肌收缩力下降，并使血管张力降低。该类药还降低副交感活性。

（二）临床应用

不适用于慢性高血压治疗，主要原因是其不良反应明显，而其他的抗高血压药种类多、安全系数高。从而其主要用于高血压急诊的处理。临床偶尔应用的药物仅有樟磺咪芬，适应证为高血压危象和控制性低血压。

（三）不良反应

潜在的神经肌肉阻滞作用及延长神经肌肉阻滞药的作用，可由于节交感左右而致严重低血压，解副交感作用而引起便秘，尿潴留，口干。还刺激组胺释放。

四、硝基类扩血管药

（一）硝普钠（sodium nitroprusside）

1. 药理作用　可直接松弛小动脉和静脉平滑肌，属硝基扩血管药，在血管平滑肌内代谢产生一氧化氮（NO），NO 具有强大的舒张血管平滑肌的作用。NO 与内皮源性松弛因子（EDRF）在许多性能上相似，是一种内源性血管舒张物质。NO 可激活鸟苷酸环化酶，促进 cGMP 的形成，产生血管扩张作用。其属于非选择性血管扩张药，很少影响局部血流分布。一般不降低冠状动脉血流、肾血流和肾小球滤过率。

2. 临床应用

（1）控制性降压和高血压患者的降压：静脉输注或用微泵输注 0.01% 的药液，以 10μg/min 开始，严密观察血压变化，根据血压调整给药速率，推荐剂量为 0.5～8μg/（kg·min）。一般总量不宜超过 1.5mg/kg，或 2.5h 内不宜超过 1mg/kg，以防氰化物中毒。

（2）心力衰竭或低心排血量的治疗：为减轻前后负荷，可从 0.5μg/（kg·min）开始，根据患者血压情况，逐渐增加剂量，直至获得满意的效果。要强调的是，无高血压病史的心力衰竭患者，对硝普钠非常敏感，应从小剂量开始，以免造成严重低血压。

3. 不良反应　静脉应用时可能出现恶心、呕吐、精神不安、肌肉痉挛、头痛、皮疹、出汗、发热等。大剂量连续应用（特别是在肝肾功能损害的患者），可引起血浆氰化物或硫氰化物浓度升高而中毒，可导致甲状腺功能减退。用药时要严密监测血浆氰化物浓度。

（二）硝酸甘油（nitroglycerin）

1. 药理作用

（1）硝酸酯类药能在平滑肌及血管内皮细胞中与“硝酸酯”受体结合，在其巯基的作用下，产生 NO，而松弛平滑肌，能拮抗去甲肾上腺素、血管紧张素等的缩血管作用。可扩张全身小动脉和小静脉，但以扩张容量血管更为明显。用量增大可使动脉压下降至反射性心动过速。

（2）抗心绞痛作用：能增加心肌缺血区的血流量，扩张较大的心外膜冠状动脉血管，并使冠状动脉血流重新分布。硝酸甘油舒张静脉血管后，使回心血量减少，降低前负荷，使心室舒张末期容量和压力下降；较大剂量的硝酸甘油可扩张阻力血管，降低后负荷，减少心脏做功使心肌耗氧下降。

2. 临床应用

（1）控制性降压：通常采用 0.01% 或 0.1% 药液静脉滴注或微泵输注，开始速率为 1μg/（kg·min），观察反应后调节速率，一般 3～6μg/（kg·min）可使血压降至所需水平。硝酸甘油降压时可引起颅压增高，特别是原先有颅内压增高患者，除非预先采取控制颅内压的措施，否则，应在脑膜切开后开始给药。

（2）心绞痛的治疗：可用于各类心绞痛患者，也可预防发作。对于急性心肌梗死患者既可降低心肌耗氧，又可减少梗死面积。

（3）治疗心力衰竭、心肌缺血：广泛用于冠状动脉旁路术中预防、治疗心肌缺血，也可用于体外循环心内直视术后低心排血综合征的治疗。

3. 不良反应 继发于血管扩张作用，如面部潮红、灼热感，搏动性头痛，眼胀痛。因此，脑出血、颅内高压、青光眼患者慎用。

（三）三磷腺苷和腺苷

1. 药理作用 腺苷是三磷腺苷的代谢产物，为内源性血管扩张物质。腺苷与其受体结合后，抑制平滑肌对 Ca^{2+} 的摄取，干扰心肌细胞收缩过程中对 Ca^{2+} 的利用，从而引起血管平滑肌的松弛和心肌抑制作用。

（1）对心血管系统作用：对心脏负性频率作用明显，可引起剂量依赖性心率减慢。对血管平滑肌，可选择性扩张阻力血管，降低心脏后负荷，减少心脏射血阻力。腺苷导致的低血压并不增加肾素活性和血浆儿茶酚胺量。三磷腺苷在降解过程中产生许多磷酸，后者易与 Mg^{2+}、Ca^{2+} 螯合，可致心律失常，因此有用腺苷代替三磷腺苷作用降压药物的趋势。

（2）其他作用：腺苷对中枢神经系统具有镇静、催眠和抗癫口作用，腺苷受体与苯二氮口受体在某些点相似，一些腺苷受体拮抗药可阻滞地西泮与苯二氮口类受体结合。腺苷还可抑制交感神经刺激引起脂肪分解，增加肥大细胞中组胺的释放。

2. 临床应用 腺苷有极强的降压作用和快速消除的特点，无快速耐药性，亦无反跳性高血压和心率增快的作用，临床剂量无明显毒性。单次静脉注射 0.36～2.9mg/kg 的三磷腺苷可使收缩压和舒张压分别下降 27.3mmHg 和 25mmHg。对伴有心脏传导系统疾病或冠心病患者慎用。

3. 不良反应 静脉快速输注三磷腺苷过快或过量时，可引起血压过低、眩晕和心律失常，表现为心动过缓、房室传导阻滞。

五、血管紧张素转化酶抑制药

肾素－血管紧张素系统（RAS）是由肾素、血管紧张素及其受体构成的重要体液系统，血管紧张素原在肾素的作用下转化成肽的血管紧张素Ⅰ（AngⅠ），后者在血管紧张素转化酶（ACE）的作用下切去两个氨基酸转化为血管紧张素Ⅱ（AngⅡ）。AngⅡ作用于血管紧张素受体（AT）亚型1，即 AT_1，产生收缩血管、促进肾上腺皮质释放醛固酮、增加血容量、升高血压等作用。AngⅡ也作用于血管紧张素受体亚型2，即 AT_2，激活缓激肽 B_2 受体与一氧化氮（NO）合酶，产生NO，舒张血管，降低血压，促进细胞凋亡，能部分拮抗 AT_1 作用。此外，人的心脏与血管组织的糜酶旁路也可将AngⅠ转化成AngⅡ（图6－2）。

包括卡托普利、依那普利、赖诺普利、贝那普利、福辛普利。

（一）卡托普利（captopril）

1. 药理作用 ACE 的活性部位有两个结合位点，其中一个为含 Zn^{2+} 的是 ACE 抑制药有效基团必须结合的部位。卡托普利含有一SH 基团，有效与 Zn^{2+} 结合而直接抑制 ACE。降压效果与患者的肾素血管紧张素系统（RAS）活动状态有关，肾素水平高或低盐饮食或服用利尿药者，降压持续时间为 8～12h。其含有一SH 基团，有自由基清除作用，对与自由基有关的心血管损伤和心肌缺血再灌注损伤有防治作用。

2. 临床应用 治疗高血压；有效、安全地用于充血性心力衰竭的治疗，能降低充血性心力衰竭患者的病死率；对缺血性心肌有保护作用，能减轻缺血再灌注损伤和由此引起的心律失常。心肌梗死患者在心梗后早期应用能改善心功能和降低死亡率。是 FDA 批准唯一用于糖尿病性肾病治疗的 ACE 抑制药。

3. 不良反应 其毒性小，耐受性好。除咳嗽外，因含一SH 基团，可导致青霉胺样反应，出现皮疹、嗜酸性粒细胞增高、味觉异常等。可出现中性粒细胞减少，多与用药时间长、剂量较大或肾功能障碍有关。禁用于双侧肾动脉狭窄患者。

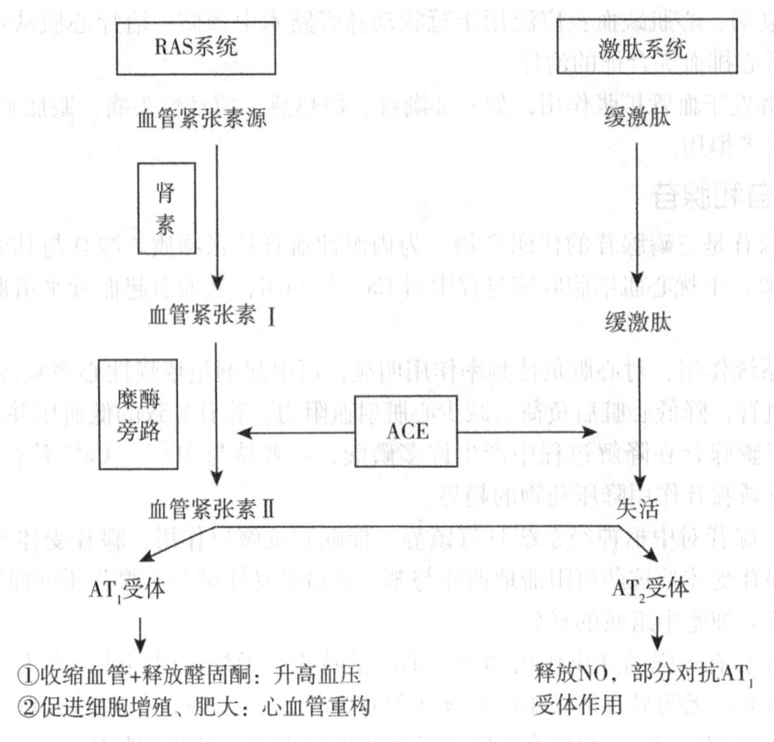

图6－2　血管紧张素转化酶抑制系统

（二）依那普利（enalapril）

1. 药理作用　口服后在肝脂酶的作用下，生成二羧酸活性代谢物依那普利酸，对ACE的抑制作用较卡托普利强10倍。降压时外周血管阻力降低，肾血流量增加，对肾小球滤过率无明显影响。长期应用，能逆转左心室肥厚和改善大动脉的顺应性。

2. 不良反应　与药物治疗相关不良反应包括干咳、低血压、血管神经性水肿、高血钾、急性肾衰竭。禁忌证同卡托普利。

六、血管紧张素Ⅱ（AT_1）受体拮抗药

包括氯沙坦、缬沙坦、厄贝沙坦、坎替沙坦。

（一）氯沙坦（losartan）

1. 药理作用　对AT_1受体有选择性拮抗作用，其对AT，受体的选择作用比AT_2受体高20 000～30 000倍。EXP3174为氯沙坦的活性代谢物，拮抗AT_1受体作用比氯沙坦强10～40倍。对肾血流动力学影响与ACE抑制药相似，能拮抗血管紧张素Ⅱ对肾入球小动脉与出球小动脉的收缩作用。对高血压、糖尿病合并肾衰竭患者有保护作用。长期应用能抑制左心室心肌肥厚和血管壁增厚。

2. 临床应用　用于高血压的治疗。

3. 不良反应　不良反应较少，少数患者用药后出现眩晕。禁用于孕妇、哺乳妇女及肾动脉狭窄者。低血压严重肾衰竭、肝病患者慎用。应避免与补钾或留钾利尿药合用。

（二）缬沙坦（valsartan）

1. 药理作用　其对AT_1受体的亲和力比对AT_2受体强24 000倍，口服降压作用持续24h。长期用药可逆转左心室肥厚及血管壁增厚。

2. 不良反应　发生率低，主要为头痛、头晕、乏力。低钠、血容量不足、肾动脉狭窄、严重肾动脉狭窄、肾衰竭、胆汁性肝硬化或胆道梗阻患者服用后可引起低血压。用药期间应慎用留钾利尿药和补钾药。妊娠和哺乳妇女禁用。

七、钙通道阻滞药

钙离子作为生物细胞的重要信使，参与细胞多种重要功能的调节，包括心脏起搏、心肌细胞和骨骼肌及血管平滑肌细胞的兴奋-收缩偶联、神经递质释放、腺体分泌和基因表达等。

钙通道阻滞药，又称钙拮抗药，是一类选择性阻滞钙通道，抑制细胞外 Ca^{2+} 内流，降低细胞内 Ca^{2+} 浓度的药物。常用的为二氢吡啶类药物尼卡地平和尼莫地平。

1. 适应证

（1）高血压：由于舒张血管平滑肌，从而降低全身血管阻力，使血压下降。其主要作用于阻力血管，对容量血管影响较小。

（2）心绞痛：通过血管扩张和心肌抑制作用而实现：全身血管阻力降低，使心脏后负荷降低，心肌氧耗减少。心脏选择性钙离子拮抗药维拉帕米、地尔硫卓可降低心率和心肌收缩性，使心肌氧耗减少，从而具有很好的抗心绞痛作用。其还能扩张冠状动脉，增加心肌氧供。

（3）心律失常：为Ⅵ类抗心律失常药，可减少心脏起搏点的节律，更加重要的是延长传导和复极，尤其在房室结。从而抑制折返机制所致的快速室上性心动过速。

2. 分类　分为3类，不同点不仅在于基本化学结果，而且在选择性对心脏或血管的L-型钙通道作用不同。氢吡啶类为血管平滑肌选择性，主要用于降低全身血管阻力而治疗高血压。不用于治疗心绞痛，原因是其降低血压后可造成反射性心动过速，增加心肌耗氧。

氢吡啶类包括：氨氯地平、非洛地平、伊拉地平、尼卡地平、硝苯地平、尼莫地平、尼群地平。

非氢吡啶类：临床应用的有两种：维拉帕米（苯烷基胺类），为相对心肌选择性，而对全身血管作用较小。因此，对治疗心绞痛（降低心肌耗氧和逆转冠脉痉挛）和心律失常非常有效。地尔硫卓（苯并噻氮卓类），其对血管平滑肌的舒张作用介于上述两类之间，具有心脏抑制和血管扩张作用。可降低血压而不产生明显的反射性心脏刺激作用。

3. 不良反应　氢吡啶类可引起潮红、头痛、过度低血压、水肿和反射性心动过速。心脏选择性非氢吡啶类钙拮抗药可导致心动过缓，损害传导（如房室结阻滞），抑制心肌收缩性。因此，先前存在心动过缓、传导阻滞、心力衰竭患者应避免应用。并不主张与β受体阻滞药合用，以免加重抑制心脏传导和收缩性。

八、内皮素受体拮抗药

1. 药理学作用　内皮素-1（ET-1）是一21氨基酸组成的肽，由血管内皮产生，与血管平滑肌受体结合后产生强烈的血管收缩作用。ET-1受体有两个亚型，即ETA和ETB受体。这些受体与G-蛋白配对，受体激活后促使IP3形成，使肌浆网释放钙离子，使平滑肌收缩及血管收缩。位于内皮细胞的ETB受体受刺激后产生NO，而使平滑肌舒张。这种受体的分布特性有助于解释给予ET-1后产生短暂的血管扩张（先激活内皮细胞ETB）低血压，接着为长时间的血管收缩和高血压（平滑肌细胞的ETA和ETB受体作用）。

位于心脏的ET-1受体也与G-蛋白和IP3信号通路相关，ET-1可使心脏钙离子释放，心肌收缩力增强，还使心率加快。

2. 临床应用　由于ET-1具有强烈的缩血管作用，与高血压、心力衰竭、冠状动脉痉挛的病理有关。许多研究也证实，ET-1与肺动脉高压发生相关。其也可由受损心肌释放，从而与钙超载和心肌肥大有关。

ET-1受体抑制药可使血管扩张和心肌抑制，研究显示可以改善实验性心力衰竭模型的血流动力学。

目前可以用于临床的药物为波生坦，为非选择性ET-1阻滞药。适应证为肺动脉高压的治疗。

3. 不良反应　与血管扩张作用有关，包括头痛、表皮潮红和水肿。由于可能导致生育异常，而禁用于孕妇。也有肝损害的报道。

（马　丽）

第七章

神经外科手术的麻醉

第一节　神经外科麻醉基础

一、神经系统解剖学

中枢神经系统可分为五部分：脊髓、大脑、间脑、脑干和小脑（图7-1）。临床上将颅腔分为幕上和幕下两部分。幕上空间内有大脑半球和间脑，幕下空间内有脑干和小脑。

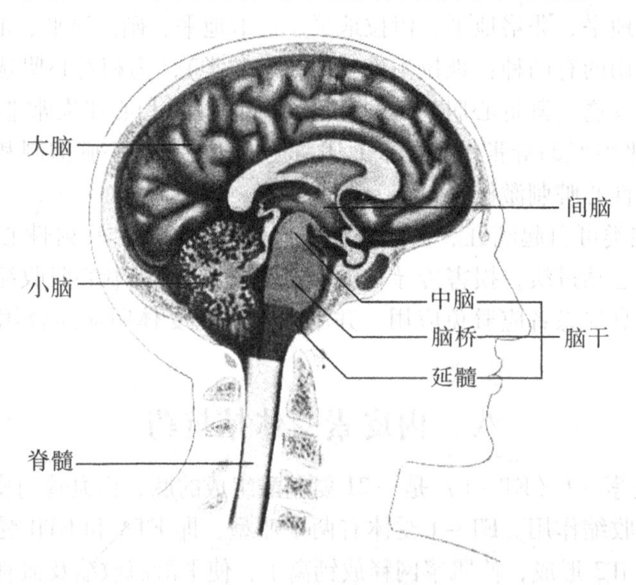

图7-1　脑的解剖结构

（一）幕上空间

1. 大脑半球　大脑半球表层的灰质称大脑皮质，深部的白质又称髓质，蕴藏在白质深部的灰质核团为基底核。大脑半球内的腔隙为侧脑室。大脑半球表面有隆起的脑回和深陷的脑沟。每侧半球可分为额叶、颞叶、顶叶和枕叶。

大脑皮质是高级神经活动的物质基础。机体的各种功能活动在大脑皮质的特定部位具有定位关系，形成功能区。开颅手术时通常选择避开这些功能区的入路。功能区包括运动区、感觉区、语言中枢（Broca区和Wernicke区）、视觉区和听觉区等。运动区和感觉区分跨中央沟两侧，与对侧躯体运动和双侧躯体感觉（以对侧为主）有关。视觉区主要位于枕叶内侧面距状沟两侧。听觉区位于颞横回。

几乎所有右利手者的语言中枢在左半球。在左利手者中，语言中枢仍在左半球的占80%，而双侧均有或位于右半球的分别占15%和5%。Wernicke区位于颞上回后部的听觉皮层后方，损伤后可致感觉性失语。Broca区位于额下回后部，对语言的组成至关重要，损伤后可致运动性失语。

2. 间脑　间脑位于中脑上方，主要包括丘脑和下丘脑。丘脑是“信息中转站”，除嗅觉外的所有感觉信息均经过丘脑传导，与大脑皮质和小脑有着广泛的相互联系。丘脑在控制运动、觉醒以及感觉信息的处理方面有重要作用。损伤后可出现昏迷、震颤及其他运动障碍，并可有疼痛综合征等感觉异常。

下丘脑位于丘脑下方，通过漏斗与垂体相连。垂体位于视交叉的后下方，故垂体肿瘤可压迫视交叉，导致视力障碍（如双颞偏盲）。下丘脑可调节垂体激素的分泌，影响自主神经运动及内脏功能，分泌抗利尿激素，对维持机体内环境的稳定至关重要。下丘脑还可调节体温、食欲和觉醒功能。

（二）幕下空间

1. 脑干　脑干位于后颅窝的前部，自下而上由延髓、脑桥和中脑三部分组成，是脑部所有重要神经传导束的共同通道，也称为生命中枢。脑干表面附有第Ⅲ～Ⅻ对脑神经根。

维持意识是脑干最具临床意义的功能。以脑干为中心的一整套核团相互联系构成调控意识水平的脑干网状结构。脑干重度损伤致使网状激活系统受损时，患者可出现昏迷。

呼吸中枢位于延髓和脑桥，参与控制呼吸节律，处理来自中枢和外周化学感受器以及肺部感受器所传递的信息。延髓局部损伤或水肿可引起窒息，足以致命。

当患者的面部与躯体出现的障碍不一致时（如右面瘫伴左侧肢体瘫痪），应高度怀疑脑干损伤。患者昏迷时，可借助神经反射来粗略评估脑干的功能。瞳孔对光反射（视神经、动眼神经）反映中脑功能。角膜反射（三叉神经、面神经）反映脑桥功能。吞咽反射（舌咽神经、迷走神经）反映延髓功能。呕吐反射通路经过延髓，是网状结构中某些神经元受刺激后，冲动下行到低位运动神经元，引起膈肌和腹肌收缩。

2. 小脑　小脑位于后颅窝，被小脑幕覆盖，借三对小脑脚与延髓和脑桥相连。小脑幕是位于小脑上方的横向硬脑膜，将其与大脑半球的枕叶分隔开。

近枕骨大孔上方为小脑扁桃体。当颅脑外伤或颅内肿瘤等导致颅内高压时，小脑扁桃体可嵌入枕骨大孔，形成小脑扁桃体疝，压迫脑干，导致呼吸循环功能障碍，危及生命。

小脑是重要的运动调节中枢，其功能主要是维持身体平衡，调节肌张力、协调随意运动和管理编程运动。这种功能也是单侧性的，但并非是交叉性支配，即右侧司理右侧，左侧司理左侧。

原小脑接受来自前庭核的纤维传入，调控眼球的运动。旧小脑包括小脑体的蚓部和中间部，处理来自脊髓小脑束的本体感觉传入，通过投射到新皮质来控制躯体轴向定位。新小脑主要位于小脑的外侧部，接受新皮质经小脑中脚发来的纤维，传出纤维经丘脑反射回皮质。

小脑损伤时有特异的临床表现。旧小脑（内侧）损伤时典型表现为平衡失调、站立不稳、蹒跚步态和眼球震颤；新小脑（小脑半球）损伤时则为患侧肢体共济失调、指鼻试验阳性、辨距不良、不能作轮替动作和意向性震颤。

（三）脑神经

共有12对脑神经出入脑，分别为嗅神经（Ⅰ），视神经（Ⅱ），动眼神经（Ⅲ），滑车神经（Ⅳ），三叉神经（Ⅴ），外展神经（Ⅵ），面神经（Ⅶ），听神经（Ⅷ），舌咽神经（Ⅸ），迷走神经（Ⅹ），副神经（Ⅺ），舌下神经（Ⅻ）。第Ⅰ，Ⅱ，Ⅷ为纯感觉神经；第Ⅲ，Ⅳ，Ⅵ，Ⅺ，Ⅻ为纯运动神经；第Ⅴ，Ⅶ，Ⅸ，Ⅹ为混合神经，包括感觉，运动和自主神经纤维。

（四）脊髓

脊髓位于椎管内，与31对脊神经相连，故脊髓分为31个节段：即8个颈节（C）、12个胸节（T）、5个腰节（L），5个骶节（S）和1个尾节（Co）。

脊髓有两个梭形的膨大，即颈膨大（$C_4 \sim T_1$）和腰骶膨大（$L_1 \sim S_3$）。这两个膨大的形成是因为内部的神经元数量相对较多，与四肢的发达有关。脊髓末端变细，称为脊髓圆锥，向下延为终丝，终丝止于尾骨的背面。由于脊髓比脊柱短，腰、骶、尾部的脊神经前后根要在椎管内下行一段距离，才能到达各自相应的椎间孔，这些在脊髓圆锥以下下行的脊神经根称马尾。

在脊髓的横切面上，可见中央有一细小的中央管，围绕中央管周围是“H”形的灰质，灰质外面是白质。

髓主要有 3 种功能。

(1) 脊髓灰质中有调控运动功能（除面部、舌和口腔）的神经通路，包括前角细胞核和相应的调控通路（反射弧）。

(2) 脊髓接受外周神经的感觉传入信息，将其传递到上级中枢。上行传导束为脊髓后索和脊髓丘脑侧束。后索传导精细触觉、振动觉和本体感觉。脊髓丘脑侧束传导对侧痛觉和温度觉。痛觉传导纤维上行或下行 1 ~ 3 个节段后才在脊髓中更换神经元。

(3) 脊髓白质中有大量下行传导束，通过直接刺激神经元或间接调节中间神经元增强或减弱信号，实现上级中枢的调控。其中最有临床意义的是来自大脑半球的皮质脊髓侧束，调节对侧的自主精细活动。

（五）脑和脊髓的血液循环

1. 脑的动脉（图 7 - 2） 脑的血供很丰富，在静息状态下，占全身体重仅 2% 的脑，需要 20% 的全身血供。

脑的动脉来源于颈内动脉（internal carotid artery，ICA）和椎动脉。大脑半球的前 2/3 和部分间脑由 ICA 供应，大脑半球后 1/3 及部分间脑、脑干和小脑由椎动脉供应，因此将脑的动脉归纳为颈内动脉系和椎 - 基底动脉系。此两系动脉的分支为皮质支和中央支，前者营养大脑皮质及其深面的髓质，后者供应基底核、内囊及间脑等。

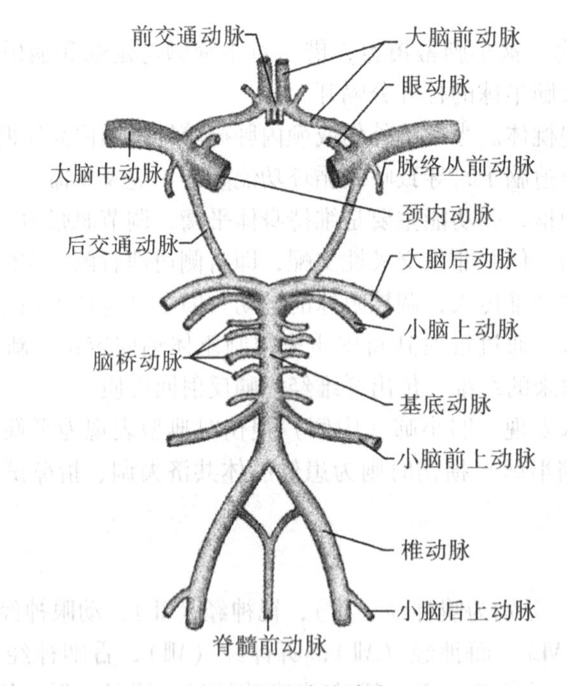

图 7 - 2 脑的动脉

在甲状软骨水平，颈总动脉分为 ICA 和颈外动脉（external carotid artery，ECA）。ICA 在颈动脉鞘内上行，起始处为梭形扩张的颈动脉窦，窦壁上有压力感受器，可感受动脉血压。颈动脉化学感受器是位于血管分支处的豌豆样结构，低氧血症和代谢性酸中毒时被激活。

ICA 的主要分支有：大脑前动脉（anterior cerebral artery，ACA）、大脑中动脉（middle cerebral artery，MCA）、后交通动脉和脉络丛前动脉。ACA 供应额叶底面和新纹状体内侧。MCA 是 ICA 的最大分支，可视为 ICA 的直接延续，营养大脑半球上外侧面的大部分和岛叶，包括躯体运动中枢、躯体感觉中枢和语言中枢。MCA 发出一些细小的中央支，即豆纹动脉，是供给纹状体外侧的唯一动脉。

椎动脉起自锁骨下动脉，在脑桥与延髓交界处汇合成一条基底动脉，供应脑桥、中脑和小脑。基底动脉沿脑桥腹侧上行，至脑桥上缘分为左、右大脑后动脉（posterior cerebral artery，PCA）两大终支，后分出包括后交通动脉在内的几条细小分支。

大脑动脉环（Willis 环）由两侧大脑前动脉起始段、两侧颈内动脉末端、两侧大脑后动脉起始段借前、后交通动脉连通而共同组成。位于脑底下方，蝶鞍上方，环绕视交叉、灰结节及乳头体周围。此环使颈内动脉系与椎－基底动脉系相互交通，在正常情况下大脑动脉环两侧的血液不相混合，而是作为一种潜在的代偿装置。当此环的某一处发育不良或被阻断时，可在一定程度上通过此环使血液重新分配和代偿，以维持脑的血供。据统计，国人约有48%的大脑动脉环发育不全或异常，不正常的动脉环易出现动脉瘤。前交通动脉和大脑前动脉的连接处是动脉瘤的好发部位。

2. 脑的静脉　脑的静脉壁薄而无瓣膜，不与动脉伴行。脑的静脉分为深（内），浅（外）两组，两组之间相互吻合，最后汇入静脉窦，经颈内静脉（internal jugular vein，IJV）回流入心脏。

静脉窦是位于硬膜皱褶内的内皮化通路，与静脉内皮表面相延续。静脉窦内无瓣膜，壁上也无肌肉组织。静脉窦引流入 IJV，后者在颈静脉裂孔处与乙状窦连接。IJV 顶端有一膨大，即颈静脉球。在此水平回流入 IJV 的颅外组织静脉血量极少。测定颈静脉球氧饱和度（oxygen saturation of internal jugular vein，$SjvO_2$）有助于评价脑的氧饱和度。当前的证据提示，IJV 内血液70%来自同侧脑组织，3%来自颅外组织，其余来自对侧半球。

3. 脊髓的血供　供应脊髓的动脉包括脊髓前动脉、脊髓后动脉及根动脉。

脊髓前动脉起源于双侧椎动脉的颅内部分，在延髓腹侧合并为一支，供应脊髓全长前2/3的灌注。脊髓后动脉左右各一条，起源于同侧椎动脉的颅内部分，供应脊髓的后1/3。根动脉起源于椎动脉、主动脉、肋间动脉和腰动脉。每个根动脉分成前根动脉与后根动脉，与脊髓前、后动脉构成脊髓的冠状动脉环。脊髓动脉灌注压是临床上一项重要的指标，当俯卧位静脉压升高时尤其应给予关注。

二、神经系统生理学

（一）脑血流及其调控

1. 脑血流（cerebral blood flow，CBF）　成人脑的重量只占体重的2%，但是由于代谢旺盛（占基础耗氧量的20%，基础耗糖量的25%），需要足够的 CBF 进行灌注。静息状态下，CBF 约占心排血量的15%。在脑的不同部位，CBF 分布并不均匀，变化范围在10～300mL/（100g·min）之间。灰质和白质的 CBF 平均值分别为80mL/（100g·min）和25mL/（100g·min）。

2. CBF 的调节　如下所述。

（1）流量－代谢偶联：脑代谢是调节 CBF 的主要因素，并且调控的潜伏期较短（约1s）。因此，许多影响脑代谢的因素同时对 CBF 也有作用。如应激、觉醒、伤害性刺激以及发热，都能提高脑代谢率与 CBF；而镇静安眠药和低温均能降低脑代谢率和 CBF。

流量－代谢偶联的具体机制尚不完全清楚，可能与代谢产物引起局部的微血管扩张有关，如小动脉周围的细胞外液中钾离子、氢离子、一氧化氮、钙离子、腺苷、血栓素和前列腺素等，这些物质都会影响局部 CBF。

（2）脑血管自动调节（图7－3）：正常情况下，动脉血压在一定范围内波动时，CBF 保持基本恒定，这种调节机制称为脑血管的自动调节功能。

脑灌注压（cerebral perfusion pressure，CPP）是平均动脉压（mean arterial pressure，MAP）与颅内压（intracranial pressure，ICP）的差值。当 CPP 变化时，脑血管阻力相应调整，以保持稳定的 CBF。这个 CPP 波动的范围在50～150mmHg。CPP 过低会发生脑缺血，CPP 过高可能破坏血脑屏障引起脑水肿。慢性高血压和交感神经张力较高的患者，自动调节的阈值下限比血压正常者高，因此在其血压高于正常血压下限时，仍可能发生脑缺血。缺氧、贫血、高碳酸血症、创伤以及某些麻醉药物均可能损伤自动调节机制。

目前，对调节机制尚不明确，可能与肌源性、神经源性及代谢性因素综合有关。CPP 突然改变后需要30～180秒调节 CBF。由此可见，脑血管床对 CBF 的调节分两部分：远端的小血管对组织代谢需求的突然改变可以迅速做出反应（流量－代谢偶联），而近端的较大血管在 CPP 波动范围内确保充足的供血。这两种系统很可能相互关联。

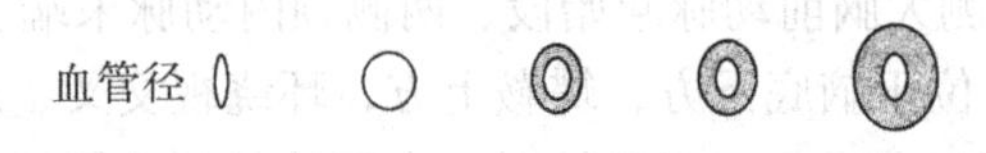

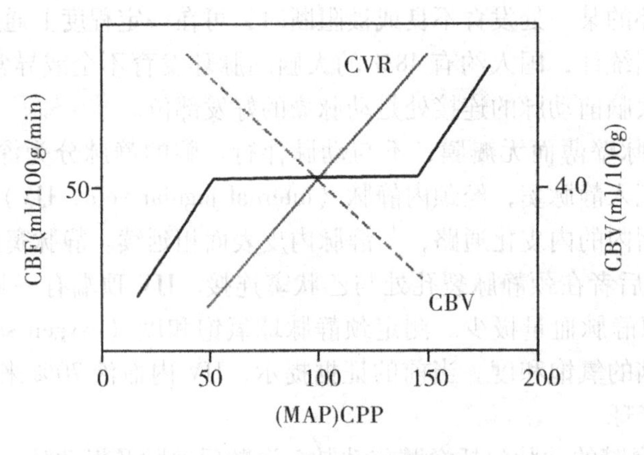

图 7-3 脑血管自动调节

(3) $PaCO_2$ 和 PaO_2（图 7-4）：$PaCO_2$ 是影响 CBF 的重要因素。在生理范围内，CBF 与 $PaCO_2$ 呈近似线性的关系。$PaCO_2$ 每变化 1mmHg 时，CBF 约变化基础值的 3%。而 CBF 与脑血容量（cerebral blood volume，CBV）呈正相关，因此过度通气可在短时间内松弛大脑，降低 ICP。但过度通气持续 6～18 小时以上时，由于碳酸氢盐的转运，脑脊液的 pH 逐渐恢复至正常，该作用也就随之消失。由于在 CBF 降低的同时不伴有脑代谢率的变化，因此在理论上有发生脑缺血损伤的风险，应该引起关注。临床上对脑组织正常的患者在全身麻醉下实施适度的过度通气，不会造成脑缺血损伤。

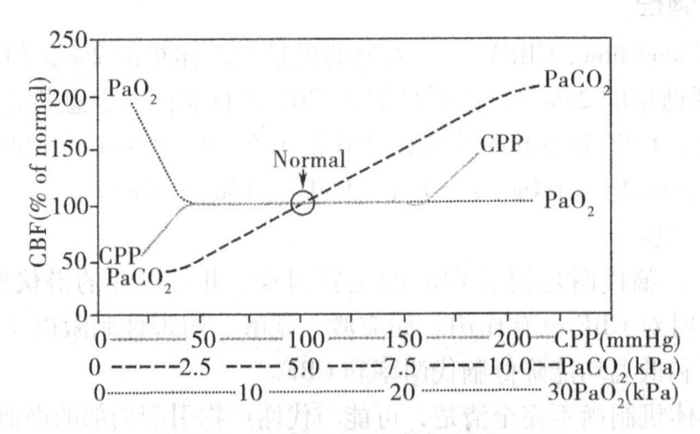

图 7-4 气体分压对脑血流的影响

脑血管对 CO_2 的反应性和自动调节的理论机制虽然不同，但是两种调节机制之间可以互相影响。当血压很低时，脑血管对 CO_2 的反应性降低；当高碳酸血症时，因脑血管扩张，其自动调节的能力也丧失。

与 $PaCO_2$ 相比，PaO_2 对 CBF 几乎无影响，PaO_2 极低时除外，当 $PaO_2 < 50$mmHg 时，CBF 开始大幅增加，这可能是多种因素发挥作用，包括神经源性，末梢化学感受器以及低氧对血管的直接作用。

(4) 其他因素：血细胞比容会改变血液黏度而影响 CBF，贫血时 CBF 增加。神经源性因素包括肾上腺素能、胆碱能和儿茶酚胺能等系统也会影响 CBF，主要作用于较大血管。低温能降低神经元代谢，从而减少 CBF。而高温则有相反作用。

3. 麻醉药物对 CBF 的影响　不同麻醉药物对 CBF、脑血管对 CO_2 的反应性以及自动调节功能的影响不尽相同。吸入麻醉药会引起剂量依赖性的脑血管扩张，但脑代谢率并不随着血管扩张而同比增加，即流量-代谢失偶联。另一方面，吸入麻醉药还可通过降低脑代谢率而收缩脑血管，这削弱了其对脑血管的直接扩张作用。因此，当吸入麻醉药的浓度较低时，CBF 保持不变或略有增加。当吸入浓度较高时，脑血管扩张作用占优势，表现为 CBF 增加。硫喷妥钠和丙泊酚等静脉麻醉药能收缩脑血管、降低脑代谢率。而氯胺酮增加 CBF 和脑代谢率。CBF 对 CO_2 的反应性是很强的调节机制，在各种麻醉药物作用下均能得到较好的保存。而脑血管的自动调节机制仅在丙泊酚静脉麻醉时能得到很好的保留，在吸入麻醉时以剂量依赖的方式逐渐减弱。

（二）脑代谢

尽管脑重量仅占体重的2%，但是在静息状况下，脑的氧摄取量占全身氧供的20%，葡萄糖摄取量占全身用量的25%。脑代谢主要分为两部分，约60%用于跨膜电位及离子浓度梯度的维持，其余40%的能量用于维持细胞内环境稳定，包括维护细胞膜的功能，神经递质的合成、运送和再吸收等。

脑是机体消耗葡萄糖的主要场所，脑功能的维持几乎完全依赖于葡萄糖的有氧代谢。但实际上，脑组织的糖原贮备极少，难以满足其代谢需要，以正常的三磷酸腺苷（adenosine triphosphate，ATP）产生的速率来推算，脑组织贮备的糖原在3min 内便会耗竭。在安静状态下，脑组织摄取血液中10%的葡萄糖以满足其代谢需求。当 CBF 减少时，葡萄糖的摄取率会代偿性地增加。当血糖低于4mmol/L 时，机体通过糖原分解、糖原异生以及进食以升高血糖。如果上述代偿机制失效，血糖降至3mmol/L 以下时，脑功能将会受损。

葡萄糖通过易化扩散从血液转运至脑组织内。进入脑组织的葡萄糖可进行糖酵解、三羧酸循环并参与电子链的能量传递。当机体氧供充足时，1 分子葡萄糖可生成38 分子 ATP；而在无氧的条件下，1 分子葡萄糖仅能生成2 分子 ATP。由此可见，仅靠葡萄糖的无氧代谢难以满足脑组织对能量的需求。

脑组织如此大的氧需求量主要来源于血液对氧的转运（脑氧供）。通常情形下，脑氧供 = 血氧含量 × CBF ≈ 150mL/min，往往大于脑氧需（40 ~ 70mL/min）。脑组织摄取约40%的氧供进行有氧代谢，即所谓的氧摄取率（oxygen extraction ratio，OER）。当脑氧供降低或脑氧需增加时，OER 在短时间内迅速增加以满足代谢需求。当脑氧供需进一步失衡时，脑代谢提供的能量不足，神经细胞将丧失功能性及完整性。

长时间禁食导致低血糖时，为维持神经功能的完好，酮体（乙酰乙酸，β 羟丁酸）便成为维持脑代谢的重要底物。此外，脑组织还可利用一些氨基酸及有机酸进行能量代谢。这些物质的能量供给很有限，仅在机体应急时（如低血糖或脑缺血）才发挥作用。

三、神经系统药理学

（一）吸入麻醉药

吸入麻醉药是目前神经外科手术最常用的麻醉维持用药。吸入麻醉药扩张脑血管的作用使颅内容积增加，从而升高 ICP，这在颅内占位或脑水肿的患者中表现尤为明显。异氟烷、地氟烷和七氟烷均可升高 ICP，其中七氟烷的作用最弱。

吸入麻醉药以剂量依赖的方式抑制脑电活动，直至脑电图（electroencephalogram，EEG）成等电位为止；延长诱发电位（包括动作、感觉、听觉和视觉诱发电位）的潜伏期，降低诱发电位的波幅。

1. 氧化亚氮　氧化亚氮（N_2O）扩张脑血管，增加脑代谢，升高 ICP。过度通气或合用其他降低 CBF 的药物（如丙泊酚、巴比妥类、咪达唑仑）时，其扩张脑血管的作用可减弱。但是，颅内高压的患者吸入 N_2O，会使 ICP 进一步升高。因此，对颅内顺应性降低的神经外科患者应当慎用。

2. 异氟烷　异氟烷对 CBF 和脑代谢的影响与剂量有关。吸入浓度低于0.6MAC 时，异氟烷降低脑代谢和 CBF 的作用很小；当吸入浓度达到1MAC 时，脑血管的自主调节功能消失。此时，脑血管呈剂量依赖性地扩张，ICP 进行性升高。吸入浓度为1.1MAC 时，CBF 增加约20%；1.5 ~ 2.0MAC 时，脑氧代谢减少50%，EEG 表现为等电位。

3. 七氟烷　与其他吸入药相比，七氟烷的血管活性作用最弱。吸入浓度低于1MAC 时，CBF 不增加；吸入浓度高于1 ~ 1.5MAC 时，会使 ICP 升高，而脑血管的自主调节功能仍保存完整。

吸入七氟烷时，EEG 可出现棘波和癫痫样改变。这种现象多见于服用抗癫痫药患者，或者有高热惊厥史患者。一般认为，只要不进行过度通气、吸入浓度低于1.5MAC，对有癫痫发作倾向的患者使用七氟烷是安全的。

与其他吸入药相比，七氟烷刺激性弱，对ICP影响轻微，适合小儿或成人吸入诱导。由于血/气分配系数较低，可控性好。

4. 地氟烷　地氟烷具有较强的扩张脑血管、增加CBF和升高ICP的作用。地氟烷维持脑血管对CO_2反应的敏感性；抑制脑代谢作用比其他吸入麻醉药强；对EEG的影响与异氟烷相似，可以在较低吸入浓度时出现爆发性抑制。吸入浓度大于1MAC时，脑血管的自主调节功能消失。

在各种吸入麻醉药中，地氟烷是能增加脑脊液生成的药物。增加脑脊液产生与脑血管扩张作用叠加，导致ICP增加。这种作用在颅腔密闭时可能对患者不利，但是对开颅手术影响不大。

地氟烷的优点是血/气分配系数低，可控性好。另外，地氟烷还有交感兴奋作用，可较好地维持患者的血压和脑灌注压。

（二）静脉麻醉药

目前，静脉麻醉药的作用机制尚未明确。现有的研究表明，除氯胺酮是N－甲基－D－天冬氨酸（Nmethyl－D－aspartic acid，NMDA）受体激动剂外，几乎所有的静脉麻醉药（如丙泊酚、硫喷妥钠、依托咪酯）都是通过激活γ－氨基丁酸A受体（gamma－aminobutyric acid A，$GABA_A$）而发挥作用的。具体机制是，$GABA_A$受体激活后，氯离子通道开放，促使氯离子内流，导致细胞膜超极化，抑制神经电活动。不同的麻醉药在$GABA_A$受体上的结合部位不同，因此，其产生的药理作用也不尽相同（如镇痛、镇静、麻醉状态）。

神经外科麻醉中理想的静脉麻醉药应具有如下特性：①苏醒快速，以利于早期神经功能评估；②血药浓度的可控性好；③对其他系统影响轻微；④有镇痛作用；⑤不诱发癫痫（甚至有抗惊厥作用）；⑥能改善脑血流动力学：保持脑血管自主调节功能和对CO_2的反应性的完整，降低脑代谢的同时，CBF同比降低，不升高ICP，甚至降低ICP。

目前还没有任何一种静脉麻醉药能完全满足上述标准。丙泊酚、硫喷妥钠、依托咪酯是神经外科麻醉最常用的静脉诱导药。

1. 硫喷妥钠　硫喷妥钠在降低CBF的同时，脑代谢率同比例降低，ICP也降低。动物实验证实其具有脑保护作用，可以清除自由基，抑制钙离子内流，可能是钙通道阻滞剂。硫喷妥钠可以用于治疗癫痫和难治性颅高压。长时间持续输注硫喷妥钠对，肝诱导酶会逐渐饱和，其代谢从一级消除转换为零级消除，此时由于药物分布容积很大，易引起蓄积，造成苏醒延迟。

2. 丙泊酚　丙泊酚减少CBF，脑代谢率同比例降低；降低ICP，尤其是高颅压时的ICP；维持脑血管自主调节功能；保持脑血管对CO_2的反应性。动物实验证实，丙泊酚具有脑保护的作用，清除自由基的特性强于硫喷妥钠，是钙通道阻滞剂与谷氨酸受体拮抗剂。

丙泊酚半衰期短，即使长时间输注，也能较快苏醒，利于尽早进行神经功能评估。丙泊酚具有抗惊厥作用，可用于控制顽固性癫痫。使用丙泊酚时需要注意其抑制心血管系统的作用，使血压降低，从而降低CPP。

3. 氯胺酮　氯胺酮是NMDA受体拮抗剂，也是静脉麻醉药物中唯一能够兴奋脑功能的药物，使CBF增加50%，脑代谢增加20%，ICP也相应升高。氯胺酮麻醉时脑血管自动调节功能尚完整。氯胺酮兴奋脑边缘区和丘脑，具有致幻和致抽搐作用，并引起相应的EEG改变。由于氯胺酮升高ICP，严重限制了其在神经外科麻醉中的应用。

4. 依托咪酯　注射诱导剂量的依托咪酯对心血管系统影响小，能维持正常的CPP。其对CBF、脑代谢、脑血管自主调节功能的影响与硫喷妥钠和丙泊酚相似。然而，由于依托咪酯抑制肾上腺皮质激素的合成，在有严重器质性疾病的患者中表现尤为明显，这在很大程度上限制了其广泛应用。

在有癫痫发作倾向的患者中，低剂量依托咪酯（6～10mg）即可诱发EEG癫痫波。因此，在癫痫病灶切除手术中，在EEG监测下应用依托咪酯可以探查病灶。

5. 苯二氮䓬类药物　由于镇静作用时间长，限制了其作为神经外科麻醉诱导药的使用，但可作为术前用药。苯二氮䓬类药物可轻度降低 CBF、脑代谢和 ICP；保持脑血管对 CO_2 的反应性；预防和控制癫痫发作。苯二氮䓬类有平台效应，即用量增加时而上述脑血管作用不再增强。

氟马西尼是苯二氮䓬受体的竞争性拮抗剂，可完全拮抗苯二氮䓬类药对中枢神经系统的作用，并可能诱发癫痫发作。

（三）肌肉松弛药

1. 非去极化肌松药　非去极化肌松药通过释放组胺对脑血管产生影响。组胺可引起血压降低，导致 CPP 降低，同时 ICP 升高（脑血管扩张）。筒箭毒碱释放组胺的能力最强。目前常用的非去极化肌松药释放组胺很少，包括泮库溴铵、阿曲库铵、维库溴铵等，对脑血流动力学没有明显影响。长期使用抗癫痫药物（如苯妥英钠、卡马西平）会缩短肌松药的作用时间，这是中枢和外周共同作用的结果。酰胺咪嗪可使维库溴铵的作用时间缩短一半。

2. 去极化肌松药　在浅麻醉状态下，琥珀胆碱可以一过性升高 ICP。脑顺应性差，琥珀胆碱升高 ICP 幅度更大、持续时间更长。加深麻醉，或预先应用非去极化肌松药，可以预防 ICP 升高。

（四）阿片类药物

阿片类药物是镇静催眠药物的重要辅助药物。除了镇痛作用外，还具有镇静作用，可以增强术中血流动力学的稳定性，抑制伤害性刺激（如气管内插管、气管内吸引和头架固定等）对脑血流动力学的不良影响。神经外科手术中应避免使用大剂量阿片类药物（瑞芬太尼除外），以避免苏醒延迟。

在血 CO_2 正常时，大剂量阿片类药物会降低 CBF 和脑代谢，但在使用临床剂量时，这种作用并不明显。阿片类药物不影响脑血管自动调节功能和对 CO_2 的反应性。

苏芬太尼的作用强度是芬太尼的 6～10 倍，而且消除半衰期较短。瑞芬太尼含有酯键，可被组织和血浆中的非特异性酯酶迅速水解，并且其作用时间不随输注时间延长而延长，非常适合持续输注维持麻醉。短小的神经外科手术，或要求不使用肌松药，但须避免术中呛咳和体动的手术（如听神经瘤，需要面神经监测时），瑞芬太尼是与镇静催眠药联合使用的理想药物。与长效阿片类药相比，其术后镇静、恶心、呕吐的发生率低，可能与其快速清除有关，但是由于镇痛作用消失快，需及时给予充分的术后镇痛。

纳洛酮是阿片类药物的竞争性拮抗剂，对 μ 受体有很高的亲和力，同时也竞争性拮抗 κ 和 δ 受体，但作用较弱。纳洛酮自身对 CBF 和脑氧代谢影响轻微。纳洛酮可以逆转阿片类药物引起的镇静和呼吸抑制作用，但是同时也会拮抗阿片类药物的镇痛作用，如果使用不当，可能会导致疼痛、高血压、心律失常、心肌缺血，甚至颅内出血。因此，应尽量避免使用纳洛酮。即便使用也应小心，每次给予小剂量（约 1.5μg/kg），逐渐达到拮抗作用。单次使用纳洛酮，其作用时间仅为 20～30min，对于使用过长效阿片类药物的患者，有可能会重新进入麻醉状态。

（五）α_2 肾上腺素受体激动剂

这类药物可以产生镇静、镇痛和抗焦虑作用，同时降低交感神经张力，不抑制呼吸，是一种良好的麻醉辅助用药。可乐定和右美托咪啶是两种常用药物。右美托咪啶对 α_2 受体的选择性（α_2/α_1 为 1 620∶1），远高于可乐定（α_2/α_1 为 220∶1），半衰期约为 2 小时（可乐定为 6～10 小时）。右美托咪啶降低 CBF，但不影响脑氧代谢，也不会造成脑缺氧。右美托咪啶可以用于术中唤醒麻醉。由于其中枢性抗交感作用，以及类似外周神经节阻滞剂的作用，血压和心率可发生中度下降，对于存在低血容量或心脏传导阻滞的患者，需谨慎使用。

（六）抗惊厥药物

常用的抗惊厥药物有苯妥英钠、卡马西平、丙戊酸和乙琥胺。由于苯巴比妥会产生明显的镇静作用，现已不常用。

苯妥英钠是细胞色素酶 P450 的强效诱导剂，主要用于治疗癫痫大发作。卡马西平常用于治疗癫痫、三叉神经痛和其他慢性疼痛综合征。卡马西平和三环类抗抑郁药有相似的结构和不良反应，可以导致电解质紊乱（如低钠血症）。和苯妥英钠相似，它也是肝酶诱导剂。丙戊酸常用于治疗癫痫、偏头痛和双向抑郁，有抑制血小板功能的不良反应。乙琥胺常用于治疗小儿的癫痫小发作。

长期服用抗惊厥药物的患者在神经外科比较常见。这类患者对麻醉药物的反应与其他患者不同，主要是对非去极化肌松药产生耐药。苯妥英钠和卡马西平的表现最为明显。主要经肝脏代谢的甾体类肌松药受到的影响最大，不依赖于肝脏代谢的苄基异喹啉类肌松药受到的影响较小。近期研究表明，使用苯妥英钠的患者对维库溴铵的需求量增加5倍。这种药物间相互作用的机制包括：①抗惊厥药是肝药酶诱导剂，使肌松药的代谢和消除加快；②苯妥英钠有轻微的神经肌肉阻滞作用，使乙酰胆碱受体上调；③影响肌松药的蛋白结合率；④作用于突触前的乙酰胆碱受体。

在神经外科手术中，抗惊厥药物抑制肌松药的作用，可能会使患者不能耐受气管内插管而出现肌紧张和呛咳，甚至造成手术失败。因此，麻醉医师应该意识到对于这类患者常规剂量的肌松药药效减弱，肌松监测就显得尤为重要，也可以使用较大剂量的阿片类药物，以减少患者发生体动和呛咳。

四、神经系统影像学

（一）成像方法

1. 结构成像方法　具体如下。

（1）计算机断层扫描（computed tomography，CT）：CT的优点包括操作简便、扫描时间短以及安全无创，因此对于颅脑创伤的患者，为了能尽早进行外科干预，急诊CT为首选。现代CT扫描仪能通过三维重建成像技术来评估颅内和椎管内的结构。缺点是有电离辐射作用，以及不能评估那些易造成射线伪影的损伤（如后颅窝和中颅窝底的损伤）。

（2）磁共振成像（magnetic resonance imaging，MRI）：MRI是基于氢核的弛豫特性成像的。在不同的成像方式下，同一种解剖结构显示的信号强度不同。在T_1加权成像时，脂肪呈高信号，充满水的结构如脑脊液则呈低信号。在T_2加权成像时，脂肪为中等信号（呈灰色），而水和脑脊液则呈高信号。骨皮质由相对固定的质子组成，不产生信号。流动的血液不产生信号（即所谓的信号缺失）。一般来说，病灶通常含水量多，因此在T_1加权像呈低信号，而在T_2加权像呈高信号。使用MRI顺磁性造影剂如喷替酸钆，可使血管和病灶的显影更清晰，表现为T_1加权像的显影增强。

不同的MRI序列可更好地显示中枢神经系统的特征，常用的有液体衰减反转恢复（fluid - attenuated inversion recovery，FLAIR）和梯度回波脉冲序列（gradient recalled echo，GRE）。FLAIR成像通过消除脑脊液的高信号，使病灶的高T_2信号显影增强，使灰质异常（如挫伤）和白质异常（如剪切伤）更易与邻近的脑脊液暗区相鉴别，有助于评估累及穹隆和胼胝体的弥漫性轴索损伤，提高了检测蛛网膜下隙出血（subarachnoid hemorrhage，SAH）的敏感性（表现为脑沟和脑回内高信号）。GRE T_2加权成像对检测颅内出血非常敏感。

MRI检查的禁忌证包括：心脏起搏器、眼内金属碎片、植入的机械装置（如人工耳蜗、药物输注泵、用于深部脑刺激的神经刺激器）和铁磁性动脉瘤夹（非铁磁性或弱铁磁性、钛合金或纯钛的夹子是安全的）。这些物质会引起不良反应，如磁力诱发运动、电流和产热。此外，铁磁性材料可产生伪像，降低成像的质量。

（3）血管造影术：血管造影术需要经动脉置入一根导管。可选择的穿刺部位包括股动脉、腋动脉和肱动脉。术中对患者实施镇静，有助于提高患者的舒适度、增强合作及减少焦虑。通常注射碘造影剂进行全脑血管造影（即双侧颈动脉及双侧椎动脉造影），随后进行数字减影血管造影（digital subtraction angiography，DSA）。脑血管造影是有创操作，有相应的风险，神经系统并发症的发生率为0.3% ~ 1.3%，其中0.07% ~0.5%是永久性的。脊髓血管造影的风险更大，只有在强烈怀疑脊髓血管病变时才会行脊髓血管造影。

在一些医疗中心，无创方法如CT血管成像（CT angiography，CTA）和MR血管成像（MR angiography，MRA）已代替有创的DSA，成为颅内血管疾病初筛和诊断的工具。

2. 功能性成像方法　可以提供结构成像的补充信息，更好地显示中枢神经系统病理学特征。脑功能成像可用于研究神经元损伤早期的病理生理过程，评估治疗效果，以及指导进一步治疗计划。

（1）正电子发射断层扫描技术（positron emission tomography，PET）和单光子发射计算机断层扫描技术（single photon emission computed tomography，SPECT）：这些成像方式通过测量葡萄糖消耗（PET）和局部脑血流（SPECT）来间接测量脑代谢，可用于恶性肿瘤、脑缺血、神经变性病、癫痫等的诊断和研究。需要注意的是，PET 和 SPECT 扫描时，患者的辐射接触量相当于 CT 扫描的 10 倍。

（2）灌注 CT 成像（perfusion CT，PCT）：在多室示踪动力模型的基础上，通过监测弹丸式注射的碘造影剂首次通过脑循环来完成 PCT，并计算出脑灌注的参数。优点是应用广泛、定量准确。局限性是无法全脑成像，每次只限于 2 ~3cm 厚的脑组织断层。

（3）功能 MRI：弥散加权 MRI（Diffusion - Weighted MRI，DWI）和弥散张量成像（Diffusion Tensor Imaging，DTI）用于评估急性缺血型卒中和颅脑创伤，研究脑的发育和成熟，尤其是髓鞘形成的过程。灌注加权 MRI（Perfusion - Weighted MRI，PWI）可鉴别可逆的缺血区域。动脉自旋标记（arterial spin labeling，ASL）技术使用内源性弥散示踪剂来测量灌注参数，由于处理程序烦琐，目前主要用于研究，尚未广泛应用于临床。

（二）神经外科主要疾病的影像学特点

1. 颅脑创伤　由于 CT 检查廉价、便捷，可准确检测出需要外科干预的损伤（即出血、骨折），因此，是评估急性颅脑创伤时首选的成像方法。CT 在检测急性出血、急性脑水肿及颅骨骨折时具有明显优势。在鉴别轴索损伤、小面积挫伤及脑干、基底节和丘脑的细微损伤时，MRI 优于 CT。

（1）急性颅脑创伤时行头部 CT 的适应证包括：格拉斯哥昏迷评分（Glascow coma score，GCS）小于 8 分或评分降低超过 3 分；头痛、呕吐；意识水平下降；意识丧失超过 5 分钟；局灶性神经损伤表现；癫痫发作；穿透性颅骨损伤；颅底骨折或凹陷性颅骨骨折的体征；锁骨以上外伤的体征。

（2）硬膜外血肿（图 7 -5）：硬膜外血肿是指脑外血液在硬膜和颅骨内板间的潜在腔隙聚积。硬膜外血肿相对少见（占 1% ~4%），死亡率为 5%。在由颅骨骨折引起的脑膜中动脉或硬脑膜静脉窦破裂的患者中，有 85% ~95% 继发硬膜外血肿。典型的临床表现为伤后昏迷，有一中间清醒期，随即又昏迷。在中间清醒期时脑组织还没有受压，继而因为硬膜外血肿扩大，脑组织受压引起再度昏迷。但是只有 20% 的患者有此典型临床表现。

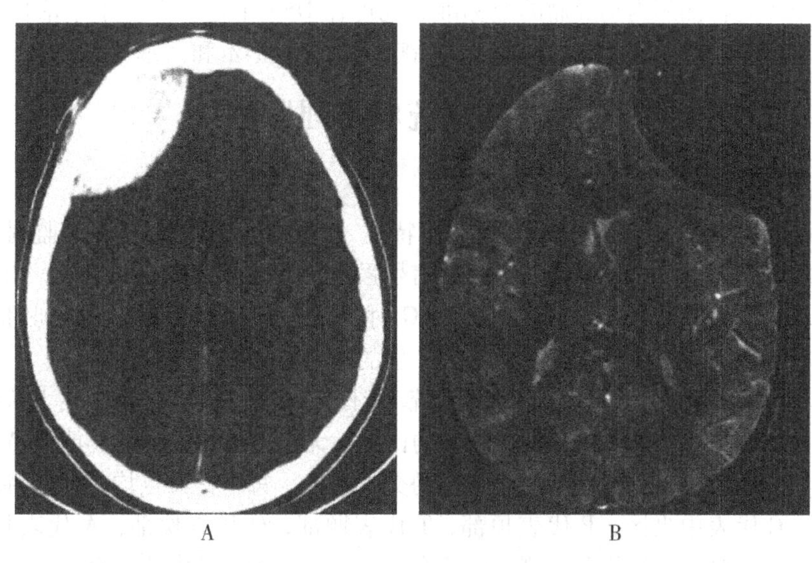

图 7 -5　急性右额硬膜外血肿

A. CT；B. MRI

硬膜外血肿影像学表现为双面凸出的高密度影，多发生于颞顶部。血肿通常不跨越中线和骨缝（矢状缝例外），可从幕上间隙向幕下间隙扩张，而硬膜下血肿则受幕的限制。在高密度的血肿中若出现低密度区域（“漩涡征”），则提示活动性出血区域。

（3）硬膜下血肿：硬膜下血肿较常见（占 10% ~20%），死亡率 50% ~85%。硬膜外血肿多位于受伤处，而硬膜下血肿多是对侧损伤，通常是由于减速机制导致外伤性桥静脉破裂。硬膜下血肿呈新月形或半球形，能跨越骨缝，并沿幕和大脑镰扩展，但不会从幕上间隙扩展到幕下间隙。常见于大脑凸面、大脑镰和小脑幕。除外伤外，还见于脑室快速减压和自发性硬膜下血肿（常见于服用抗凝药者，老年人或凝血障碍者）。急性期血肿在CT上呈现高密度影，慢性期呈现低密度影。

（4）弥散性轴索损伤：通常继发于突然加速或减速导致的深部白质或灰、白质交界处的损伤。早期、准确鉴别轴索损伤很难，因为这些损伤很少能在CT或常规MRI中发现。出血性弥散性轴索损伤有时可通过CT或常规MRI T_1 或 T_2 加权像来诊断。非出血性弥散性轴索损伤常仅在DWI或DTI上可见。

2. 颅内肿瘤　颅内肿瘤影像学表现的共同特征包括：占位效应、有时脑积水；异常的CT低密度或MRI T_2 高信号，反映脑水肿；多数情况下信号异常增强；可见出血性并发症、囊性坏死。鉴别诊断常仅限于患者年龄，单发或多发，脑内或脑外。胶质瘤属于脑内，脑膜瘤和神经鞘瘤属于脑外。转移癌常多发，位于脑内或脑外。CT常用来评估脑肿瘤的并发症，如出血和占位效应，包括脑水肿。MRI用于肿瘤的诊断和治疗后随访。

3. 脑血管畸形　分为颅内动脉瘤、动静脉畸形和动静脉瘘、毛细血管扩张、发育性静脉异常及海绵状血管瘤五种类型。

（1）蛛网膜下隙出血：引起自发性蛛网膜下隙出血的常见原因是颅内动脉瘤或动静脉畸形，少见于硬膜动静脉瘘、肿瘤或出血性疾病。在出血的24小时内CT的敏感度达98%，但在7天后降至50%。如CT检查阴性，仍不能排除蛛网膜下隙出血时，应进行腰穿检查。脑血管DSA仍然是金标准，CTA和MRA已可用作DSA的有效替代方法。CTA和MRA对动脉瘤检测的敏感性和特异性都很高，但是对小动脉瘤的敏感性低。如果CTA或MRA的检查结果是阴性，应进行DSA检查。20%的病例DSA呈阴性，应在5~7天后重复检查，可能会发现隐匿性的血管瘤，可同时对其进行栓塞治疗。如果重复检查仍是阴性，则说明是非动脉瘤性蛛网膜下隙出血（发生率约15%），常见于中脑周围，这种出血可能源于静脉，预后良好。

（2）颅内动脉瘤：是自发性蛛网膜下隙出血的主要原因。常见部位是后交通动脉从颈内动脉发出的起始部、前交通动脉和大脑中动脉分叉处。破裂的可能性与动脉瘤大小相关，当直径大于7mm时破裂的可能性极大。DSA是检测颅内动脉瘤的金标准。也可在DSA下进行介入手术治疗，可用弹簧圈栓塞破裂或未破裂的动脉瘤、对血管痉挛进行血管内治疗［血管成形术和（或）动脉内给予维拉帕米］。

五、神经系统电生理监测

（一）脑电图

1. 脑电图（electroencephalogram，EEG）的基本特征　EEG是脑功能最基本的监测，能在头皮表面记录皮层神经元去极化时的电活动。神经电活动的信号强度非常小，约20~200μV。相比之下，肌肉活动产生的电信号强度大约是其1 000倍。在监测EEG时，其他电活动源（来自心脏和肌肉的电活动）必须从信号系统中过滤掉，以避免掩盖皮层活动所产生的微小电压。

EEG监测时电极位置标准常采用国际10/20系统（图7-6）。该系统是在头皮上从前至后，从左到右人工画几条经线，其中10/20是指横跨头皮距离的比例，无论是从耳屏到耳屏或从鼻根到枕外粗隆的连线，均定义为经线。电极可以放置在每两条经线的交叉点处，每个交叉点均有一个特定的名称，这些字母中F代表额部，C代表中央区，P代表顶部，T代表颞部，O代表枕部，A代表耳部，Fp代表额极，字母后接奇数代表左侧，偶数代表右侧。以两个字母命名的点，其中第二个字母是Z，表明是沿中线的点。

头皮电极记录到的EEG频率在0.5~30Hz波动：0.5~4Hz为δ波，4~7Hz为θ波，8~13Hz为α波，13~30Hz为β波。α波见于闭目放松状态，低波幅的β波是觉醒时的主要波形，δ波和θ波见于深昏迷、脑病、深麻醉或慢波睡眠。

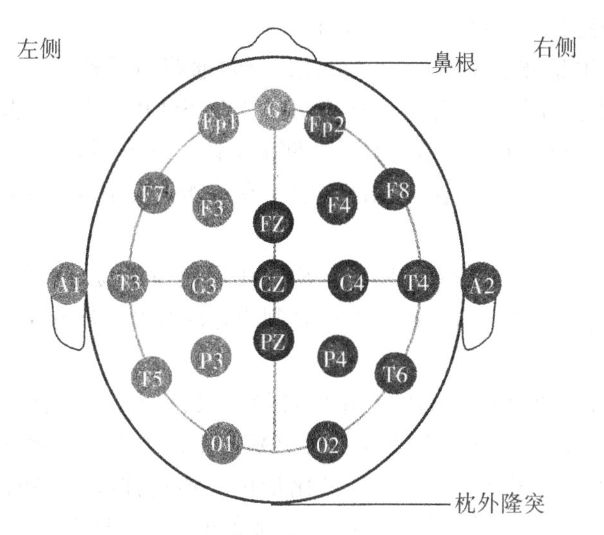

图 7-6　国际 10/20 系统 EEG 记录电极位置示意图

在开颅手术中，神经外科医师把 EEG 记录电极直接放置在脑皮质表面，这种记录方法即皮层 EEG。由于电极直接与大脑皮层接触，可避免肌电信号的干扰以及经头皮骨瓣的信号衰减，使获得的脑电信号更清晰。头皮电极和皮层电极都不能记录到大脑深部产生的电信号，但是，皮层 EEG 通过复杂的数学分析能反映大脑深部电活动的重要信息。

2. 术中 EEG 监测　癫痫是由于脑神经元异常放电导致的慢性脑功能障碍，可引起肢体抽搐和（或）意识障碍。在癫痫病灶切除术中，神经外科医师结合皮层 EEG 监测来判定致痫灶的部位和切除范围。在麻醉中可通过静脉注射致痫药（如依托咪酯或美索比妥）诱发癫痫波出现。癫痫病史较长的患者有时可监测到发作间期的异常 EEG。通常在致痫灶切除后，需再次监测皮层 EEG，以判断手术效果。

用 EEG 诊断癫痫时，通常需要用多个电极进行复杂的监测。而在术中 EEG 监测时使用的电极较少（两个或四个），仅能粗略评价脑电活动，不经常使用 EEG 监测的医师有时很难察觉到微小的变化，因此有必要把 EEG 加工成容易分析解释的信息。脑电双频指数是许多 EEG 信号通过傅立叶变换获得的，用于监测镇静深度，范围 0～100，40～60 被认为是足以预防知晓的镇静深度，80 以上接近麻醉苏醒。由于脑电双频谱分析来源于 EEG，因此其数值可能被脑缺血引起的 EEG 改变所影响，同时也需要排除如肌电等的各种伪差。

当 CBF 进行性减少时，EEC 的典型表现为高频率活动波缺失，脑电波功率逐渐降低，并最终演变成等电位 EEG。因此，在有可能影响脑灌注的手术中可以用 EEG 来判断 CBF。例如，在颈动脉内膜剥脱术中监测双侧 EEG，一旦发生患侧缺血，可以观察到 EEG 的不对称性改变。

其他影响脑功能的因素也会影响 EEG。静脉麻醉药和吸入麻醉药都能以剂量依赖的方式逐步降低脑电活动，最终表现为等电位 EEG。某些特殊手术，如颅内外搭桥手术，在脑缺血期间需要最大限度地抑制脑代谢率来进行脑保护。在这种情况下，可以利用 EEG 的波形变化来滴定麻醉药的剂量，直至出现 EEG 的爆发抑制，即在等电位 EEG 中出现短暂的高峰慢波（“暴发的”脑电活动）。出现爆发抑制时，可以计算出爆发抑制率，即一个周期中出现等电位 EEG 的比例。脑电活动可以达到近乎完全抑制（抑制率 >90%）的程度，一旦停用麻醉药，可以很快恢复规律的脑电活动。如果麻醉过深，出现完全等电位 EEG，那么停用麻醉药后 EEG 不易恢复。

（二）诱发电位监测

虽然 EEG 是监测脑功能的基本工具，但它仅能监测自发的脑电活动，诱发电位监测则需要对患者进行特定的刺激方可获取到有用的信息。常用的监测包括体感诱发电位（somatosensory evoked potential，SSEP），脑干听觉诱发电位（brainstem auditory evoked potential，BAEP），视觉诱发电位（visual evoked potential，VEP）和运动诱发电位（motor evoked potential，MEP）。术中应用这些监测技术，可及时发现手术造成的可逆性神经功能损伤，避免永久性损伤。

1. 体感诱发电位　SSEP 监测感觉通路的完整性，感觉通路包括外周神经、脊髓、脑干、皮层下结构和感觉皮层。这条通路上的任何一部分被破坏都可能干扰 SSEP。可能损害感觉传导通路的手术均是 SSEP 监测的适应证。例如，脊柱手术有损害脊髓背侧的危险，尤其适合进行 SSEP 监测。其他一些手术如颈动脉手术和开颅手术，由于手术牵拉或局部缺血，有可能损害手术区域内的感觉传导通路，同样是 SSEP 监测的适应证。

由于自发脑电活动的存在，单一的外周刺激产生的皮层诱发电位的波幅很低，在复杂的 EEG 背景中不易被察觉。为了提取到有意义的信号，必须重复刺激外周神经，收集 1 000 个以上的反应信号得以平均，才能得出一个清晰的 SSEP 波形。

刺激任何感觉神经均可产生 SSEP。通常在正中神经、尺神经和胫后神经分布的区域内进行经皮电刺激，以产生预期的信号。描述 SSEP 的指标是极性（波变形的方向）及潜伏期（刺激后皮层产生信号波的时间）。振幅和潜伏期是衡量 SSEP 的两个量化指标。感觉神经通路的任何一点中断，都会导致 SSEP 完全丧失。术中常见的是神经缺血使 SSEP 的波幅降低、潜伏期延长。一般认为，波幅降低 50% 或潜伏期延长 10% 具有临床意义。假阳性变化（即 SSEP 明显改变，而实际没有神经损伤）包括：麻醉因素，低体温，$PaCO_2$ 的急剧变化，低血压，低血容量和贫血。由于 SSEP 只监测感觉通路的完整性，单纯的运动系统功能的损伤可能被遗漏（即假阴性反应）。

SSEP 监测的信号质量与麻醉药直接相关。吸入麻醉药以剂量依赖的方式降低 SSEP 的波幅。因此，当吸入麻醉时需维持较低浓度，以免影响信号质量（潜伏期延长和振幅降低）。SSEP 不受阿片类药物的影响，吸入低浓度的麻醉药时，常联合应用阿片类药物，以确保麻醉的安全性和监测的有效性。使用丙泊酚进行全凭静脉麻醉时，也可以获取非常好的信号质量。

2. 脑干听觉诱发电位　BAEP 是一种特殊的感觉诱发电位，用于监测听觉通路的完整性，用一个标准化的声音（咔嗒声）刺激听觉通路的第Ⅷ对脑神经。这种技术可以产生一系列的波形，其中每个波的潜伏期都与听觉通路各个部位的完整性高度相关。BAEP 特别适用于听神经瘤手术的监测，也可用于脑干周围的手术以推断脑干的完整性。BAEP 几乎不受麻醉药物的影响，肌松药对其也无影响。

3. 视觉诱发电位　VEP 是用光刺激视网膜产生的电信号。眼球在护目镜遮盖下受到光的照射，同时头皮电极记录 VEP，用于监测视觉通路的完整性，尤其适用于那些有引起视力丧失风险的手术，如俯卧位的脊柱手术、靠近视神经和视交叉的手术、视皮质肿瘤切除术等。其缺点是监测技术要求高，记录到的信号较弱，而且对大多数麻醉药都非常敏感，在全身麻醉期间记录到的信号难以保持稳定，因此不能在手术室中普遍应用。

4. 运动诱发电位　MEP 不同于上述几种诱发电位监测。无论是 SSEP、BAEP 还是 VEP 都是提供有关上行感觉神经传导通路的信息（即从外周神经到大脑皮层），而 MEP 则是传递下行运动传导通路的信息（即从大脑皮层到外周肌肉群的神经肌肉接头）。因此 MEP 可以补充 SSEP 所传递的信息，特别是在脊椎手术中，联合应用这两种监测方式可以提供脊髓的完整信息。MEP 通过经颅骨直接刺激运动皮层的神经元，刺激经过逐级的下行传导，最终在支配肌肉嵌入的电极上记录到肌电信号。可以使用磁刺激或电刺激的方法，其中磁刺激是无创的，痛苦小，但是无法在手术室应用。经颅电刺激通常采用 4 个或更多个快速成串的刺激方式，不断调整电压，最终在肢体末端获得足够强的信号。MEP 通常在鱼际肌和外展肌处记录肌电信号。

MEP 监测被认为是监测运动神经功能和防止其损伤的理想方法。MEP 可以应用于所有的脊椎或开颅手术中，而且越来越多地应用于颈椎手术中，减少了对术中唤醒的需要。

与 SSEP 相比，MEP 对麻醉药更为敏感，尤其是吸入麻醉药，可以通过加大经颅刺激电压或者增加成串刺激的数量使振幅放大。一般选择全凭静脉麻醉，监测时需停用肌松剂以免干扰信号。由于刺激可以引起患者体动，因此，通常是在手术的特定期间内间断地获取 MEP 信号，以免患者的体动对手术产生不良影响。必须置入牙垫以防止经颅刺激时患者咬伤自己的舌头。

MEP 的潜伏期不太可靠，通常不作为诊断的依据，一般只用振幅来作诊断，幅度下降 50% 被认为具有临床意义。急性不对称的改变能更准确地预计神经损伤。影响 MEP 的病理因素包括：低温，低血压和低血容量。在术前就存在肌肉病变（由于神经病变或肌病）的患者，在术中很难监测到 MEP。此外，小儿需要很强的刺激才能引发 MEP，这可能是由于未成熟的运动通路缺乏完全髓鞘化的缘故。

（三）肌电图

肌电图（electromyography，EMG）不同于诱发电位监测，原因在于 EMG 信号不是通过故意刺激神经传导通路某一特定点而产生的。相反，它是记录手术区域内的神经根所支配的肌肉群自发的肌电活动。其目的是探查手术区域内的神经根是否有损伤。当手术器械触碰到神经根时，很容易观察到其所支配肌肉的自发 EMG 活动，这时可提醒医师及时调整操作以免造成神经损伤。虽然 EMG 的信号很强，不受麻醉药物影响，但还是应该避免使用肌松剂。EMG 常应用于颅底手术及颈椎、腰椎的手术中，以避免脑神经、臂丛神经和腰骶丛神经的损伤。例如，在听神经瘤切除术中应用 EMG 监测来保护面神经（第Ⅶ对脑神经）功能。EMG 也可以监测其他脑神经的功能，包括第Ⅲ～Ⅵ，Ⅸ～Ⅻ对脑神经。

（马　丽）

第二节　神经外科围手术期的特殊问题

一、颅内压升高

（一）颅内空间和颅内压

颅内压（intracranial pressure，ICP）是指颅内空间的压力，目前只能通过有创技术直接测得。ICP 反映了颅内容物体积的变化及其适应能力之间的动态关系。颅内容积约为 1 700mL，在解剖学上可分为 3 部分：脑实质约为 1 400mL（80%，其中约 10% 为固体物质，约 70% 为液态水）；脑血容量（cerebral blood volume，CBV）约为 150mL（10%）；脑脊液（cerebrospinal fluid，CSF）约为 150mL（10%）。

Monro－Kellie 学说指出，在一个不可扩张的颅腔内，CBV、CSF 和脑组织三者必须处于平衡状态，当其中之一的体积增加或颅内有占位性病变时，最初可通过增加静脉回流或减少 CBF，以及转移或减少颅内 CSF 来代偿。婴儿的囟门未闭，也可参与容量代偿。但这种代偿作用有限，当占位进一步加大，或脑水肿、颅内血肿逐渐增大时，将导致 ICP 迅速升高。

在生理情况下，ICP 低于 10～15mmHg，但并不恒定，可随着心搏、呼吸和脑血管舒缩而变化。腹内压和胸内压突然短暂地升高（如咳嗽、用力时）可导致 ICP 相应地明显升高，但并不影响脑代谢和脑功能。但是在病理情况下，颅内顺应性降低，同样的腹内压和胸内压的升高，会使 ICP 升高的时间延长，影响到脑代谢和脑功能。例如，升高的 ICP 压迫脑桥静脉，导致静脉淤滞，减慢微循环血流，引起缺氧和血管活性物质的释放，进一步增加 CBV，导致脑水肿（包括细胞毒性脑水肿和血管源性脑水肿），进一步加重了缺氧、缺血。

颅内容积和 ICP 的动态关系可用“压力－容积”曲线来表示（图 7－7）。由图可知，最初容量增高时，ICP 变化不大或无变化（曲线平直部），然而当代偿耗竭后（失代偿点），颅内容积小幅增加即可导致 ICP 显著升高。颅内顺应性可反映脑和脊髓的代偿储备能力，公式：$C=\Delta V/\Delta P$（ΔV：容积的变化；ΔP：压力的变化）。压力－容积曲线的斜度，受多种因素的影响，如年龄、激素和血细胞比容等。

（二）ICP 监测

ICP 监测虽然不能直接提供 CBF 的相关信息，但可以用于计算 CPP，充足的 CBF 必须有适宜的 CPP。CPP 定义为 MAP 与 ICP 之差，是推动血液在脑血管内流动的净压力（假设 ICP 大于右房压）。CPP 和 CBF 不一定成比例变化，因为决定 CBF 的还有其他因素。在生理 CPP 范围之内，CBF 会保持相对的稳定。CPP 过低时会导致脑缺血，而过高时会导致脑充血。

1. ICP 监测的适应证　颅脑外伤和蛛网膜下隙出血是 ICP 监测的主要适应证。其他适应证包括格拉斯哥昏迷评分≤7；有时也用于非昏迷患者，如脑，积水和颅内肿瘤；也可用于开颅手术后，或脑动静脉畸形的栓塞术后，监测脑肿胀或脑灌注突破已达峰值时ICP的水平。

2. ICP监测技术　目前所用的各种ICP监测方法都有缺陷。硬膜外ICP监测方法现已过时，硬膜下ICP监测应用范围有限（主要用于术后）。腰部CSF压力监测因为有发生脑疝的风险，禁用于颅脑顺应性降低时，而且蛛网膜下隙留置导管口径小、长度长，影响监测结果的准确性。脑室内和脑实质内ICP监测技术是目前比较常用的方法。

脑室内ICP监测结果准确。在脑室受压并向中线移位时，可在脑室额角进行置管测压。缺点是：管腔可能被脑组织和血凝块阻塞，脑室内感染，CSF过度引流，脑内和脑室内出血等。防止脑室造口术感染最好的措施是将加强护理、预防性应用抗生素和严格无菌敷料包裹结合起来。为确保读数准确，应每日对系统进行调零，以颈静脉孔（体表标志为外耳屏）作为零点参考水平。

脑实质内ICP监测技术应用简便，易于维护。在放置脑内传感器之前，需进行一次调零。该方法的缺点是零点漂移，零点参考基线以每天1～2mmHg的速率向上漂移。

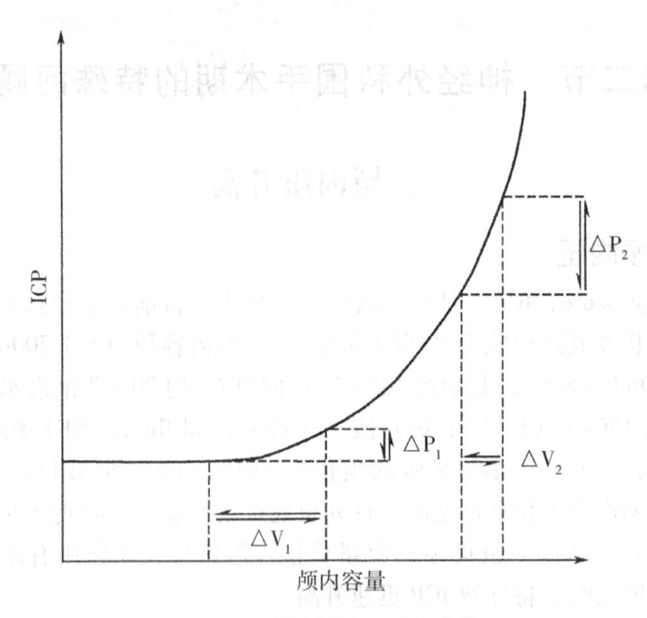

图7-7　颅内压力-容积曲线

（三）ICP升高的机制

ICP升高最常见的病因和病理生理机制如下。应该明确，以高颅压为特征的绝大多数病变中，以下情况常同时存在，共同导致ICP升高。

1. 脑水肿致脑实质中液体量增多　常见的脑水肿类型如下。

（1）血管源性脑水肿：细胞外水肿，继发于血脑屏障通透性增加，如脑外伤、颅内血肿、颅脑手术后和脑血管意外等。

（2）细胞毒性脑水肿：细胞内肿胀，由于颅脑损伤或脑缺血、缺氧，使细胞能量代谢异常，离子和液体转运障碍。

（3）组织间脑水肿：由于脑组织间渗透压不同，致使脑细胞不同程度的肿胀。

（4）混合性脑水肿：根据原发病因确定主要以哪种类型为主，通常以上三者同时存在。

2. 引起颅内血容量增加的病理生理因素　具体如下。

（1）静脉回流减少：颈内外静脉机械阻塞，头低位，通气阻塞，呼气末正压过高，颈托过紧等。

（2）CBF增加：CPP过高或过低时丧失脑血管自动调节功能，$PaCO_2$过高，缺氧，酸中毒，代谢水平增高，丘脑下部或脑干部位手术刺激血管运动中枢等。

3. CSF吸收障碍和（或）分泌过多导致脑积水　常见原因如下。

（1）交通性脑积水：蛛网膜颗粒吸收不足，如蛛网膜下隙出血，感染。

（2）梗阻性脑积水：CSF 循环阻塞，颅内占位或出血，颅脑创伤，感染。

（3）CSF 生成过多：脑膜炎，脉络丛肿瘤等。

4. 颅内占位性病变　如颅内肿瘤、脓肿等，直接增加颅内容量，同时病变周围脑水肿或阻塞 CSF 循环通路，致使梗阻性脑积水。

（四）ICP 升高的临床表现

1. 头痛　是颅内高压最常见的症状，脑血管和硬膜受到牵拉所致，多为弥散性钝痛。晨起时较重，躺卧、运动或用力过度（起身、咳嗽和喷嚏）时亦加重。急性 ICP 升高时头痛剧烈，坐立不安，往往伴有喷射性呕吐。

2. 恶心和呕吐　表明激惹了脑干的呕吐中枢和迷走神经核。呕吐常呈喷射性，多伴有剧烈头痛、头昏。

3. 视盘水肿，视力障碍　视神经鞘与脑蛛网膜下隙相延续，压力经视神经鞘传导至此。表现为一过性黑蒙，逐渐发展为视力减退甚至失明。眼底检查可见视盘水肿。急性颅内高压可无视盘水肿表现。

4. Cushing 溃疡　胃、十二指肠、食管溃疡，与 ICP 升高有关。

5. 神经功能缺陷　可以提示 ICP 升高的原因（如占位效应），也可表现为高颅压致使外展神经麻痹的症状。

6. Cushing 三联症　即高血压、心动过缓和脉压增大，提示颅内高压相当严重，为脑疝的先兆征象。

7. 脑疝　严重颅内高压的晚期，部分脑组织发生移位，挤入硬脑膜的裂隙或枕骨大孔，压迫附近的神经、血管和脑干，产生一系列症状和体征：

（1）小脑幕切迹疝（颞叶沟回疝）：为单侧或双侧颞叶及间脑经小脑幕切迹向下移位。单侧幕上占位病变时，颞叶沟回下移压迫位于大脑脚的动眼神经核和皮质脊髓束，临床表现为同侧动眼神经麻痹（眼睑下垂，瞳孔散大，对光反射迟钝或消失），对侧肢体偏瘫，不同程度的意识障碍。当双侧瞳孔散大，对光反应消失时，预示脑干受压。

（2）枕骨大孔疝（小脑扁桃体疝）：脑干和小脑受压可经枕骨大孔导致小脑扁桃体疝。临床表现为后颈部及枕部疼痛，颈项强直，强迫头位，意识障碍，双侧瞳孔散大，对光反射消失，呼吸或循环骤停。

（五）ICP 升高的影像学特征

当前的神经重症治疗中，CT 是主要的成像技术之一。尽管 ICP 升高时，CT 上无明确影像学表现，但有助于发现占位病变和脑水肿。在无明显的占位病变时，以下特征提示 ICP 急剧升高：皮层沟消失，无法区分灰质和白质（脑水肿的细微特征）；脑室或基底池受压或完全闭塞；颅内容物移位（单侧病变致中线移位，脑疝的特征）；脑积水（脑室增大伴脑室周围出现“造影池”，颞角粗大，提示 CSF 梗阻）；ICP 慢性升高在影像学上的特征不明显，难以据此做出诊断。MRI 的空间分辨率高，更有助于明确颅内病变的性质。

（六）ICP 升高的治疗

ICP 升高的治疗取决于病因、颅内高压的程度和持续时间。ICP 升高的程度与颅内病变的部位和范围密切相关。因此，应尽快弄清病因，从根本上解决问题。

降低 ICP 的方法包括：开颅手术切除占位或去除骨瓣减压；脑室切开 CSF 引流术；抬高头位，减少脑血容量；镇静、肌松和低温，降低代谢率，从而减少 CBF 和 CBV；甘露醇等渗透药物减少脑水含量；纠正缺氧；维持合理的 CPP，必要时可以给予血管加压素。紧急情况下，可采用适当的过度通气以减少 CBF 和 CBV，从而迅速降低 ICP。对于有 ICP 升高倾向的患者，应当避免导致血管扩张的措施。术前用药应当避免增加 $PaCO_2$；吸入麻醉药，尤其氧化亚氮应当慎用。

治疗目标是：ICP 维持在 20mmHg 以内，维持适宜的 MAP 使 CPP 达到 60mmHg 以上，保证脑的正常功能活动；避免一切加重颅内高压的不利因素。

二、经外科手术体位

神经外科手术体位是手术成功的重要因素，好的体位才能有好的显露，由于手术时间较长，显微手术中不能变更体位或较难按摩骨突部，患者在术中易发生皮肤压伤。这就要求医师及巡回护士术前要根据手术部位及患者的特点，如年龄、身高、体重等选择好合适的体位及翻身用具。包括头圈、腿带、束手带、体位垫、拉肩带、托手板、棉垫、头架等。

患者的体位随手术区域的不同而不同，可有仰卧位，侧卧位，侧俯卧位，俯卧位，坐位等。小脑幕上开颅手术一般采用仰卧位、侧卧位或侧俯卧位。小脑幕下开颅手术一般采用侧卧位、侧俯卧位或坐位等。

（一）注意事项

1. 基本原则　使手术视野达到最佳的暴露，方便手术及麻醉操作，发生意外情况时便于抢救。

2. 注意保护　摆体位时动作轻柔，体位垫的放置及约束带松紧合适。注意保护好气管导管、导尿管及静脉通道，以防拔出。术中麻醉医师及巡回护士要密切观察患者情况，以确保手术顺利进行。

3. 颅内静脉压　因颈部和颅内静脉无静脉瓣，颅内静脉压力水平高低主要依据头部与右心房水平之间的高度，以及基础脑静脉压水平，因此当开颅时，头位过高可造成静脉负压，当静脉破裂时形成空气栓子；头位过低时可造成手术出血增加。一般常采用轻度头高足低位。

4. ICP 升高　腹压增加、颈内静脉受压引起的静脉充血，头位低于右心房水平等均可造成 ICP 升高。静脉充血可造成脑水肿，出血增加，不利于手术操作。静脉充血的原因包括：俯卧位时下腹部的软垫支撑不足，呼气末正压过高，或者颈部的过度扭转或屈曲引起的静脉回流受阻。

5. 气道问题　颈部过度扭转或屈曲可能会压迫气管导管。使用钢丝加强导管常能避免气管导管受压变形。一般原则是在颈部屈曲时，应当保持下颌和胸骨有一到两指宽的距离。

6. 术后压迫损伤　神经外科手术时间长，易使受压部位的皮肤破损或外周神经受损。常见的压迫点有肘部（尺神经），乳腺和男性生殖器官。外周神经损伤常见臂丛损伤。一般来说，合适的手术体位应该是在患者清醒状态下，能长时间保持不动的舒适姿势。

7. 眼部损伤　所有患者均应闭合眼睑避免角膜磨损。手术时间较长者，应加用眼药膏后再闭合眼睑。

（二）常见的神经外科手术体位

1. 仰卧位（图 7－8）　适用于单、双侧额部开颅或单侧额颞部开颅。这是对循环影响最小的手术体位。头下放一头圈或以头架固定。偏一侧的手术可取头转向健侧的仰卧位；经额底入路，颈部轻度后仰；经纵裂入路，颈部轻度屈曲，能到达侧脑室或第三脑室，注意颈部勿过度屈曲，以免压迫气管导管和发生气栓，尤其是双额开颅术，有损伤上矢状窦的风险。

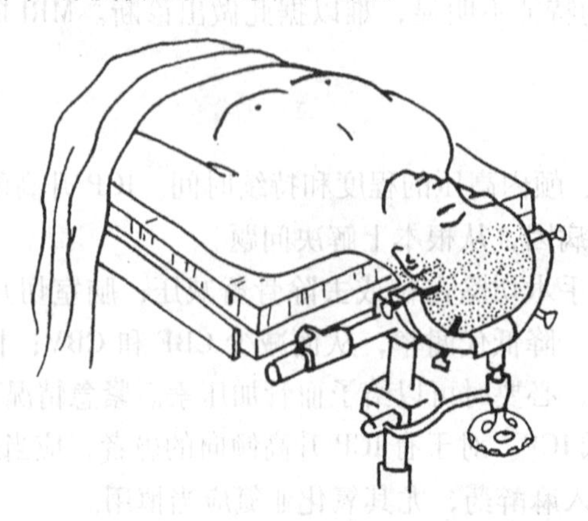

图 7－8　仰卧位

四肢均要约束，并用包布将患者肢体与手术台及托盘等金属物品隔开，防止术中使用电刀时灼伤患者皮肤。上肢通常摆放在身体两侧，应避免外展超过90°，预防臂丛损伤。如手臂在身体上固定为屈曲的体位，应使用棉垫保护肘部和手腕，避免损伤尺神经和正中神经。膝部应适当抬高，减轻对后背的牵拉。足跟部也应加上棉垫，避免压伤。

2. 侧卧位（图7-9） 适用于颞、顶、枕、后颅窝开颅术和脊髓手术。患者取侧卧位，一般患侧在上，头下放头圈或安装头架固定头部。两臂前伸并固定在特殊的支架上，贴床侧上肢绑血压计袖带，放于托手板上。健侧腋下垫一软枕，以免腋动脉及臂丛长时间受压造成肢体功能障碍。健侧的大粗隆及髂嵴部亦要垫以气垫或软枕以免长时间手术造成皮肤压伤。贴床侧下肢伸直，另一侧下肢屈曲呈90°，并在下肢膝和小腿下垫一长方形海绵垫，避免压迫腓总神经和胫神经。为了保持侧卧姿势，在后背和腹部放置支撑物。肩部用拉肩带固定，并将拉肩带向背部后下方牵拉固定在手术台旁，使之与手术台呈45°。臀部、膝关节部各用一腿带固定，如为高颈髓手术及后颅窝手术，应尽量使头颈部靠近手术台头架边缘，额部向前低，下颌内收，以使切口暴露更清晰。

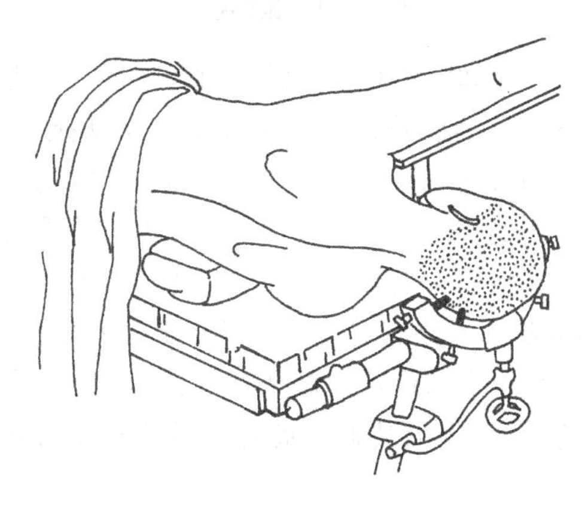

图7-9 侧卧位

3. 侧俯卧位（图7-10） 适用于远外侧入路、脑桥小脑角、侧脑室后部病变的手术。患者侧卧，头颈部屈曲、下垂并向对侧旋转，用头架固定。所有受压部位必须垫好软垫。从侧卧位扭转15°成侧俯卧位。

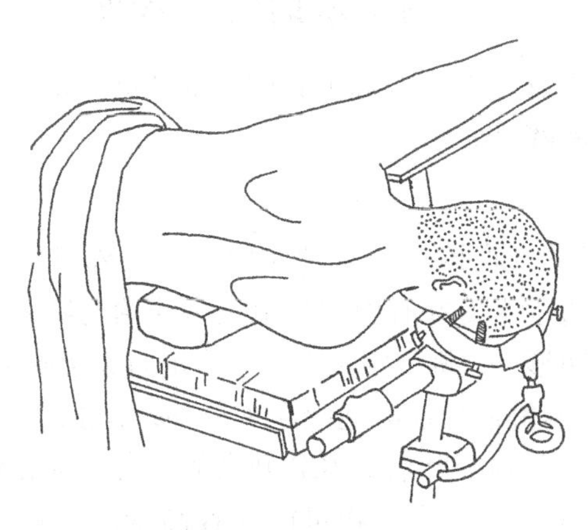

图7-10 侧俯卧位

颈部屈曲和扭转需要考虑气管导管和颈内静脉受压，防止脑静脉回流受阻，避免下颌骨压迫锁骨。肩部用拉肩带固定时需避免压迫臂丛。

4. 俯卧位（图7-11） 适用于各段脊髓手术、枕部手术及后颅窝切口。患者于全身麻醉后平稳翻转180°成俯卧位，胸部略抬高，胸下及耻骨会阴部各垫一大号海绵垫，双侧上肢自然放于身体两侧，用宽布带固定。小腿放在中号海绵垫上，膝关节部用腿带固定。头下置头圈或以头架固定，这样不仅有利于切口暴露，且可保持呼吸道通畅。要注意骨突部位垫海绵或棉垫，如颧骨、眼眶等，以防皮肤压伤。

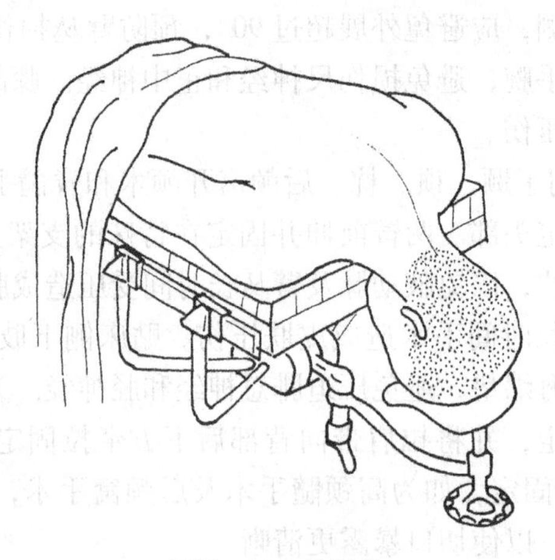

图7-11　俯卧位

俯卧位的潜在并发症很多，如：从仰卧位转为俯卧位时导致血流动力学的变化，术中通气障碍和脊髓损伤。为了减轻对腹部和股静脉回流的影响，同时保证膈肌移动充分，软垫应有充分的厚度和足够大，减少对腹部的压迫。检查乳腺和男性生殖器不受任何压迫。下颌内收，可引起气管导管受压，应使用钢丝加强管。长时间手术会引起面部和气道水肿，术后有可能需要重新插管。俯卧位手术后失明尽管罕见，但已有报道，多伴发于手术时间长、大量失血和低血压的情况下。

5. 坐位　后颅窝手术，如小脑幕下入路有时使用坐位。此体位需要特制的手术椅，虽然有显露清楚、出血量少的特点，但不利之处在于头部位置明显高于右心房水平，容易发生静脉空气栓塞、低血压和术后张力性气颅，出血严重时容易造成脑缺血。此外，颈部过度屈曲易引起气管导管受压和颈髓缺血。

坐位下行神经外科手术的患者中，气栓的发生率为9%～43%。由于坐位下气栓的高风险，所有拟于坐位下行开颅术的患者，在术前应接受超声心动图检查排除卵圆孔未闭。心前区多普勒超声检查，呼气末 CO_2 监测，右心导管均有助于发现气体栓子。考虑到气栓的可能，应避免使用 N_2O。

三、围手术期气道管理

神经外科患者围手术期的气道管理需要考虑患者的一般状况、既往病史、体格检查、所患疾病特点、手术特点及主要步骤，以及麻醉因素等。

（一）一般特点

1. 气道评估　神经外科患者的气道评估与管理原则与其他外科手术患者所述一致，首先应遵循ASA困难气道管理流程。对于有过手术史并有困难气道史者应给与特别关注。常见困难气道包括颈托固定、生长激素型垂体瘤、寰枕畸形、颈椎固定术以及立体定向头架固定者。

2. 麻醉前用药　成人患者在麻醉前静注咪达唑仑1～2mg镇静，一般不会影响颅内血流动力学变化，但仍应密切观察。部分患者（如脑干肿瘤或ICP升高的患者）对镇静药比较敏感，应避免使用麻醉前用药，以免出现呼吸暂停。由于阿片类药物可能导致高碳酸血症并可增加其他药物的药效，应慎用。

3. 麻醉诱导　神经外科患者常伴有颅内高压或颅内顺应性降低。如果麻醉前评估时未发现潜在的困难气道，在麻醉诱导时发生面罩给氧困难，很快就会出现高碳酸血症、低氧血症及CBF增加。低氧血症或缺血可引起显著的脑血管扩张及ICP升高。置入喉镜、插管困难或操作不当，均可严重影响颅内血流动力学，并增加意外风险。当已知或预计有困难气道时，常选用纤维支气管镜插管，可在患者清醒合作下实施。

各种操作应避免引起咳嗽反应。静注利多卡因（1.5mg/kg）、β受体阻滞剂或增加丙泊酚用量可以抑制插管时的血流动力学变化及ICP升高。插管前应保证肌松完全，喉头及气管的表面麻醉能够预防插管反应、呛咳及ICP升高。

4. 术中气道管理　为便于神经外科手术操作及手术野显露，普遍使用固定头架，通常会拉伸或扭曲患者的颈部，这样会使气管内导管进入主支气管或者使气管内导管在咽后部打折。因此一定要在体位固定好后再次确认导管位置，以及是否通畅。使用钢丝加强管可以避免气管导管打折。

俯卧位或侧卧位时，口腔分泌物流出，可能使气管导管的固定松动。即使导管与皮肤固定牢靠，面部水肿仍可能会使之脱出，尤其是小儿患者。

5. 术后气道管理　神经外科手术后早期清醒拔管，有利于尽早进行神经功能评估。大部分行择期手术的患者若神经功能完好且手术过程顺利，术后很快就可拔管。苏醒期应避免剧烈咳嗽和血流动力学波动。静脉注射利多卡因（1～1.5mg/kg）能减少气道刺激引起的咳嗽。

应综合评估患者情况以确定拔管时机：术前神经功能评估，手术方式和持续时间，术中有无不良事件，术中出入量，体位，麻醉药物残余，插管困难程度，咳嗽、吞咽反射恢复情况，舌和气道是否水肿，通气量是否足够等。术后是否拔管还应与手术医师协商后决定。

（1）插管困难者应延迟拔管。

（2）有些神经外科手术时间很长，术后会出现呼吸道黏膜水肿。这种情况在小儿更多见。气管导管气囊放气后，如果患者可以通过导管周围空隙进行呼吸，则证明呼吸道水肿已经消失，才能拔除气管导管。如果呼吸道水肿存在，必须保留气管导管，必要时给予镇静。

（3）头颈转向一侧或颈部过度屈曲导致静脉回流受阻，或者长时间俯卧位手术，均会导致面部、舌部、口咽部及气道水肿。这种情况下应推迟气管拔管。

（4）后颅窝、脑干或高颈髓手术，麻醉药物容易蓄积，苏醒延迟，不宜过早拔管。尤其是术前即有通气不足、吞咽困难及构音障碍者，术后可能发生呼吸抑制，气道保护性反射减退或消失，应延迟拔管。即便患者已经苏醒并可做出一些必要的动作时也不宜拔管。应在患者的吞咽、咳嗽反射恢复完全、潮气量足够并可按指令做出反应时才可考虑拔管。如术后需要长期呼吸机支持治疗，可以行气管切开术，以保证呼吸道通畅，便于排痰，以防止肺部感染。

（5）其他推迟气管拔管的因素包括：液体管理不当、呼吸道梗阻、神经源性肺水肿等导致的肺水肿和低氧血症，以及长时间的血流动力学不稳定。

（二）几种特殊神经外科手术的气道管理特点

1. 肢端肥大症　肢端肥大症是生长激素型垂体腺瘤的典型临床表现，具有手足增大、鼻唇增大增厚、皮肤粗厚、皮质骨增厚、下颌骨增长等特有面容。随着病程的延长，此型患者均伴有不同程度的高血压和心律失常，出现左心室肥厚、瓣膜关闭不全等心脏器质性改变，严重者出现扩张型心肌病。

肢端肥大症患者的困难气道发生率为10%～30%。其主要原因是下颌前突、巨舌症及咽喉部软组织增生造成气道梗阻；颈椎骨质增生导致颈椎活动度降低；声带粗厚、喉返神经麻痹、环状软骨变窄、会厌部及室襞肥大影响气道通畅；部分患者表现为睡眠呼吸暂停综合征，亦增加围手术期气道管理的难度。

麻醉前访视应充分评估气道，准备困难气道的应对措施：①预测有困难气道时应增加一名麻醉医师；②准备困难气道所需的插管设备；③有可以熟练进行气管切开的外科医师在场。

面罩通气时即可发生困难，这是由于患者下颌前突可能妨碍放置面罩，使用肌松药后巨舌及增生的软组织可能引起气道梗阻，颈椎骨质增生引起的活动受限也可能妨碍给氧。由于舌体肥厚、会厌宽垂，还有下颚骨过度增长，导致咬合不正、颅骨变形，即使应用最大号喉镜片也不能充分推开舌体，全部置入喉镜片也感提升会厌吃力，声门常常暴露困难。因此，目前多主张清醒状态下，采用纤维支气管镜、GlideScope视频喉镜或两种方法相结合插管。

伴有睡眠呼吸暂停、声嘶或喘鸣病史的患者，麻醉医师需要注意其可能的声门及声门下问题。术后早期阶段，尤其是经鼻蝶入路垂体瘤切除术者，双侧鼻孔被阻塞时需要注意气道是否通畅。应在完全清醒后再拔除气管导管。

2. 颅脑创伤　颅脑创伤（tramatic brain injury，TBI）患者的气道管理要点包括如下几点。

（1）给予及时有效的通气和供氧：大多数轻、中度 TBI 患者的呼吸功能仍可维持稳定，无须紧急气管插管，应尽早实施面罩高流量吸氧，可待麻醉诱导后进行气管插管。格拉斯哥昏迷评分≤8 分者应立即行气管插管以保护呼吸道和进行呼吸支持，不必等麻醉诱导后再进行。在气道没有得到有效控制（如气管内插管）的情况下不能给予镇静药。颅底骨折及静脉窦损伤患者经鼻插管和置入鼻咽通气道有可能损伤脑组织，属相对禁忌证，所以仍以经口插管为主。

（2）TBI 患者多为饱胃，插管时应预防胃内容物反流误吸，快诱导插管时可采用压迫环状软骨的方法。对于已经有误吸的患者，应进行肺内误吸物吸引与灌洗。

（3）TBI 患者对缺氧的耐受性很差，必须事先准备好应对插管困难的措施，如训练有素的助手和各种插管设备等，紧急时应迅速行气管切开或环甲膜切开术。严重的面部创伤和困难气道的患者，紧急行气管切开是最适方案。

（4）警惕颈椎损伤：大约 2% 的 TBI 患者合并颈椎骨折，GCS≤8 者这一比例可高达 8% ~10%，因此除非已经有影像学检查明确排除颈椎损伤，在进行气管插管操作时，应尽量减少患者头部运动，防止颈髓损伤。这增加了喉镜暴露和气管插管的难度。可使用可视喉镜、光棒或纤维支气管镜插管。插管时由助手用双手固定患者头部于中立位，保持枕部不离开床面可防止头部过度后仰，颈部下方放置颈托也有助于保护颈椎。

（5）呼吸管理：麻醉诱导与维持过程应保证 PaO_2 在 100mmHg 以上，对于合并肺挫伤、误吸或神经源性肺水肿的患者可能需要呼气末正压通气来维持充分的氧合，但应尽量避免过高的胸腔内压力增加 ICP。过度通气可收缩脑血管，降低 CBF 和 ICP。但是，在 TBI 早期 CBF 通常减少，过度通气会进一步加重脑缺血。而且，过度通气的缩血管效应仅能维持 6 ~ 18 小时，所以对 TBI 患者是否采用过度通气应综合 ICP 和脑松弛等方面个体化应用，且尽量缩短使用时间。过度通气后将 $PaCO_2$ 恢复正常范围时也应逐步进行，快速升高 $PaCO_2$ 也同样会干扰脑生理。

3. 颈椎外伤　寰枢关节半脱位、创伤性颈髓损伤合并面部受损、脊柱严重侧弯或畸形、脊椎不稳定时最常出现气道问题。颈椎损伤患者术前应重点检查张口度和颈部活动度。若颈部活动时出现任何异常，则应避免使患者处于该体位。当患者带着 Halo 环形支架或颈部固定器时，应行清醒插管以保证气道通畅。

对于合作的患者在颈椎不动的情况下可以采用纤维支气管镜或可视喉镜清醒气管插管。这种技术需要完善的气道局部麻醉。局部麻醉药选用利多卡因。清醒插管的优点在于可以实时监测患者症状以避免加重脊髓损伤。如果患者不能合作，也可以在快速诱导后，在保持颈椎稳定的情况下，使用纤维支气管镜或可视喉镜气管插管。对合并有头面部损伤的颈椎损伤患者，迫切需要保持气道的通畅。当面部损伤严重、颈椎极不稳定或完全丧失气道时，则必须行环甲膜切开或气管切开术。

4. 立体定向神经外科手术　近年来，随着神经影像技术和神经电生理技术的发展，立体定向毁损术、脑深部电刺激等技术在帕金森病、癫痫等疾病的治疗中日益广泛。在颅内病变的诊断治疗、异物取出以及神经组织、细胞移植中，立体定向技术也发挥着重要的作用。

立体定向手术中，患者头部的立体定向架始终固定于手术床上。由于手术创伤小，可以合作的患者在局部麻醉 + 镇静下可以耐受手术。术中应严密监测，选择可保持无痛、镇静及循环稳定的药物。鼻导管给予氧气，并且监测呼气末二氧化碳波形。头架固定时应注意避免头过度屈曲导致气道梗阻。

对肥胖及易发气道梗阻的患者最好采用全身麻醉。由于患者头部被立体定向仪固定，头颈部活动和张口受限，立体定向仪本身部分阻挡了口鼻显露，咽喉结构暴露均为Ⅲ级及Ⅲ级以上，导致医源性插管困难。气管内插管宜在纤维支气管镜引导下经鼻气管插管，此方法成功率高，插管时间短；辅以充分的表面麻醉及镇静，患者耐受良好，痛苦轻，易配合，创伤小。也可以采用喉罩通气，优点是麻醉诱导快、复苏快，不损伤气管黏膜，麻醉并发症少。

如果患者不能合作，例如小儿、反应迟钝及有癫痫发作倾向者，可在上头架前全身麻醉插管，并必须保证患者在进行影像学检查的过程中通气、镇静良好。

四、围手术期液体管理

围手术期液体管理的目标是保证充分的组织灌注，只有保证充足的有效循环血容量和全身氧供，才能维持机体内环境稳定。神经外科患者常因出血、应用强效利尿剂或中枢性尿崩症而发生明显的血容量变化。术中应用麻醉药及血管扩张药，可引起血容量相对不足。在容量管理过程中，麻醉医师还应考虑尽量减轻脑水肿、降低 ICP。因此，神经外科围手术期液体管理是对麻醉医师的特殊挑战。

（一）血－脑屏障（blood brain barrier，BBB）破坏与液体管理

在外周组织，水在血管内外之间的运动由血浆胶体渗透压决定。而在中枢神经系统中，血浆总渗透压是水分子穿越完整的 BBB 的决定因素。这解释了为什么输入大量等渗晶体液，血浆蛋白浓度稀释后，会引起外周组织水肿，却不增加脑水含量和 ICP。而输入过量的水，可以导致脑水肿及 ICP 增高。反之，输入高渗晶体液（如甘露醇）增加血浆渗透压，会导致脑水含量减少，ICP 下降。

当脑部受损、BBB 遭到破坏时，血浆蛋白渗入脑组织间隙，使渗透梯度完全消失，血浆渗透压的变化不会导致局部脑水含量的变化。如果损伤较轻，BBB 的功能可能变得与外周组织相似，对离子的通透性增加，而对高分子胶体并不通透，因此胶体渗透压的下降会加重局部脑水肿。

目前对此类患者血容量的补充应采用何种液体还没有定论。动物实验发现，胶体液可以缩小脑梗死体积，改善神经功能，作用优于晶体液；高渗溶液（甘露醇或高渗盐水）可使液体从 BBB 完整的部位移出脑组织，但并不能使损伤部位及邻近部位的脑水含量降低。

在临床工作中，此类患者应酌情限制入量，但不能入量过少。补液不足可能导致血流动力学不稳定和脑灌注压降低，加重脑损伤，特别是对于伴有血管痉挛、已脱水治疗、低血压、低血容量和低氧血症的患者，所以必须竭力避免。

（二）静脉输液的种类

1. 晶体液　晶体液包括葡萄糖溶液和电解质溶液，可以为低渗、高渗或等渗溶液。术中常用乳酸林格液或生理盐水，应避免输入低渗溶液或含糖溶液。在脑肿胀明显的情况下，通常认为限制输液量可以减轻脑水肿。但是实验发现，犬完全限水 72 小时，虽然体重下降 8%，但脑水含量仅下降 1%。因此，严格地限制液体，会使患者处于严重的生理应激状态，而脑水含量仅轻度减少。

术中若需大量输液，应注意输入大量乳酸钠林格液可能导致低渗状态，使脑水含量增加。生理盐水的张力高于乳酸林格液，但应注意大量输入可能导致高氯性酸中毒。

2. 胶体液　胶体液的基础溶液大多为生理盐水。胶体液在毛细血管壁通透性正常时存留在血管内，可提高胶体渗透压，维持有效血容量。常用的胶体液包括 6% 羟乙基淀粉、5% 及 25% 的白蛋白、右旋糖苷及血浆。目前普遍认为，胶体液对 ICP 的影响较小，更适用于神经外科患者，但大量输注仍要警惕对凝血功能的影响。

3. 高渗盐水　应用高渗盐水治疗失血性休克的最大优势在于，输入小量即可快速复苏，改善心排血量，降低外周阻力。高渗盐水减少脑水含量和降低 ICP 的短期效果好，但其长期（24～48 小时）的治疗效果仍不明确。输入大量高渗盐水可能引起高钠血症。血钠浓度快速升高超过 170mmol/L 时，会发生意识水平下降或惊厥。因此，对于有癫痫倾向及因脑损伤而出现意识障碍的患者，需注意血钠变化。与传统的甘露醇相比，高渗盐溶液是否具有更明显的优势，有待进一步研究。

4. 葡萄糖溶液　临床研究发现，术后严格控制血糖 4.4～6.1mmol/L 的患者的预后好于高血糖 10.0～11.1mmol/L 患者，然而另有研究指出，术中使用胰岛素更加严格控制血糖 4.4～5.6mmol/L，不能改善预后。而且，过于严格控制血糖会增加低血糖的风险并影响预后。一般认为，除非用于预防或治疗低血糖，神经外科手术中不应输入含糖溶液。血糖管理的合理目标是将血糖控制在 <10.0mmol/L。

5. 甘露醇　甘露醇常用于治疗严重的脑肿胀或颅内高压，促进手术野的显露，预防因牵拉引起的脑缺血。只有在排除了其他导致脑肿胀的因素（如高碳酸血症、扩张脑血管药物、静脉回流受阻）时，才可以使用甘露醇。通常以 0.25～1g/kg 的剂量快速静脉输入。输入大剂量甘露醇（如 2g/kg）时可能

会导致一过性的高钾血症（血钾升高可达1.5mmoL/L），这可能是由于溶剂牵引作用（即水从细胞内移出，同时携带出钾离子），以及输液部位附近高浓度的甘露醇引起红细胞溶解所致。

甘露醇对于ICP的作用是双相的。输入后ICP先短暂地升高，这可能是由于血浆渗透压的突然升高引起了脑血管扩张，继而脑组织间隙及细胞内的水进入血管床，引起ICP下降。

（三）围手术期液体管理

1. 原则 ①正常脑组织及血管内水的转移依赖于总的渗透梯度，因此，胶体液对脑水含量及ICP的影响较小，神经外科麻醉常用等张晶体液，慎用低张液；②在维持正常血容量的前提下，保持适当的高渗状态；③避免过分严格限制液体而导致的低血容量，以免出现低血压和脑灌注减少；④避免血容量过多，以免引起高血压和脑水肿；⑤减少脑水含量以提供脑松弛的同时，维持血流动力学和脑灌注压稳定。

2. 围手术期液体的补充 首先要达到血流动力学和脑灌注压稳定的目的，在此前提下才能考虑为手术提供适当的脑松弛。因此，限制入量应根据具体病情来分析。围手术期液体的补充包括术前额外缺失量、生理需要量、术中额外损失量（失血量、第三间隙丢失量、术野蒸发量）及麻醉后血管扩张造成的补偿性扩容量。麻醉后血管扩张造成的补偿性扩容量目前多主张以胶体液补充，剂量为5~7mL/kg。大多数神经外科手术的第三间隙和术野蒸发丢失量很小，可以忽略不计。而术中生理需要量和失血量必须给予100%补充。

目前争议的焦点在于，因术前禁食水造成的液体缺失量的补充。对于颅外手术和不存在脑水肿及颅内高压的颅内手术患者，应当补充这一部分液体。对于存在脑水肿及颅内高压的患者，可以考虑不予补充这一部分液体。但是对于术前存在严重脑水肿及颅内高压，且已限制入量，或已使用甘露醇数日的患者，术前已存在明显的脱水。麻醉后的血管扩张会引起血流动力学不稳定，导致低血压和CBF减少，脑和其他器官面临缺血损害。因此，对于这些患者，不仅要补充这一部分液体，还要部分补充术前脱水造成的缺失量。

对于血容量的补充，目前推荐的晶胶比为（1~2）：1。胶体液在血管内扩容效力强，停留时间长，能够改善组织氧合，减少内皮细胞肿胀。晶体液可以维持良好的灌注、增加间质液容量、促进淋巴回流和间质白蛋白转移入血，从而改善血液循环。对于神经外科患者，重要的不是晶胶比例，而是用于补充血容量的晶体液的总量，因为晶体液用量过大可能会导致脑水含量增加。

（四）特殊神经外科患者的液体管理

1. 颅内动脉瘤 脑血管造影显示，60%~80%的蛛网膜下隙出血患者存在脑血管痉挛，症状性脑血管痉挛在动脉瘤破裂后4~10天达高峰，通常导致脑缺血甚至脑梗死。

高血容量/高动力学疗法可以预防和治疗脑血管痉挛。研究显示，容量负荷联合正性肌力支持治疗，可以改善脑血管痉挛的预后。这种方法只适用于不存在动脉瘤破裂危险的患者。应在血流动力学参数（如中心静脉压、肺动脉导管或经食管超声）的指导下应用。稀释血液使血细胞比容达到大约30%，可以通过输入等渗晶体液、胶体液或红细胞达到容量负荷。严密监测动脉血气、胸片和肺功能，一旦发生肺水肿伴低氧血症，将抵消增加CBF的任何益处。

另一种治疗方法是应用钙通道阻滞剂（如尼莫地平），可以改善脑血管痉挛的预后。与高血容量/高动力学疗法相比，其优势是无血流动力学的不良反应，不会引起动脉瘤破裂，在动脉瘤夹闭前即可应用。

2. 尿崩症（diabetes insipidus，DI） 鞍区手术（如颅咽管瘤、垂体瘤）术后或脑创伤的患者，由于下丘脑、垂体后叶受损后引起抗利尿激素（antidiuretic hormone，ADH）分泌减少或缺乏，引起肾小管重吸收水的功能障碍，从而出现多尿，渐进性脱水及高钠血症。主要临床表现为多尿、烦渴和多饮，24小时尿量可多达5~10L，甚至更多。虽然术中发生DI已有报道，但DI通常是在术后逐渐显露出来。DI通常是自限性的，几天之后自行缓解。诊断标准为：①尿量>4L/日；②高钠血症；③尿比重<1.002；④血浆渗透压>300mOsm/L；⑤尿渗透压<150mOsm/L。

DI的治疗原则是：恢复血钠水平，维持血管内容量及电解质水平正常，注意出入量平衡防止液体超负荷。患者的输液量应为每小时维持量加相当于前1小时尿量的3/4（或前1小时尿量减50mL）的液量。液体的选择取决于患者的电解质状态。因丢失的是低渗的游离水，所以常输入0.45%盐水，并应适当补钾。不提倡使用5%葡萄糖溶液，因大量输注会导致高血糖。应经常测定血清钠、钾、糖的水平。若尿量连续2小时，>300mL/h，应每6小时肌内注射或皮下注射一次5～10IU的血管加压素；或每6小时静脉注射一次人工合成的ADH 0.5～10μg。

五、围手术期脑功能保护

（一）脑缺血、再灌注损伤和脑保护

脑缺血是指脑组织的血液灌注不足而不能提供足够的氧气和营养物质来维持脑代谢和正常功能活动。

再灌注损伤是指脑组织灌注恢复后发生的损伤。灌注恢复的最初发生高灌注，随后脑血流逐渐下降即发生无再灌注现象。血栓素所致的血管收缩作用、血小板聚集反应、红细胞的变形性受损、组织水肿、钙离子水平异常等均会导致脑灌注不足。同时，酸中毒、兴奋性氨基酸和儿茶酚胺的释放、自由基的形成，都会对神经系统造成再灌注损伤。

脑保护是指对那些有脑缺血风险的患者，采取事先干预的治疗措施以改善其神经功能，主要目的是防止脑缺血对脑组织的损伤作用。当前的脑保护措施已从降低脑代谢转变到针对缺血级联反应的干预。

通常，在脑缺血发生之后才开始采取脑保护措施，很少有机会在脑缺血发生之前就进行干预。然而在手术室例外，因为在手术室发生的缺血损伤很多是医源性的，可以事先预知。例如，临时夹闭大脑中动脉是一个可预测的局部缺血损伤，而应用腺苷短暂停止循环，协助夹闭基底动脉瘤则是一个全身缺血损伤的例子。预知这些事件的意义就是让麻醉医师可以提前进行干预。在围手术期麻醉医师可采用的脑保护方法很少，而且很多都是由动物实验得出的结论。

（二）非药物治疗

1. 低温　深低温的脑保护作用已众所周知。核心温度低于20℃，循环停止<30分钟通常可以被很好耐受。深低温停循环在胸主动脉瘤和脑动脉瘤术中已被广泛应用。深低温不仅能降低脑代谢，还能降低维持细胞形态所需的能量。在有脑缺血风险的患者中使用深低温有很多禁忌，如凝血异常等。尽管如此，这项技术仍然是目前需要停循环的外科手术中保护脑和其他器官的一种常用方法。

浅低温（33～35℃）不仅能够降低脑代谢，而且能够调控机体对脑缺血发生的免疫反应和炎性反应，从而减轻再灌注损伤。与深低温相比，其优势是在手术室较易实施，不易引起明显的心肌抑制或心律失常，可快速复温。动物实验和的人体试验均证实，对心搏骤停者采用浅低温能够改善预后。但是，在手术中患者很少出现心搏骤停所致的全脑缺血，更常遇到的是脑血管临时阻断时所致的局部脑缺血。尽管动物实验表明低温对大鼠局部脑缺血明显有效，而在人类的证据仍然不足。相反，有些临床研究表明，在脑动脉瘤手术中或脑外伤手术中实施控制性浅低温，并不能改善神经功能预后。因此，低温不常规应用于神经外科手术患者。

相反，脑温升高可加重缺血损伤的程度。即便体温仅增加1℃，也能显著加剧脑损伤的程度，扩大脑梗死范围。因此，当脑缺血或有缺血性脑损伤的可能时，如缺血性卒中、蛛网膜下隙出血、心搏骤停和脑外伤等，应避免患者体温升高。

2. 避免高血糖　在许多情况下，包括急性冠状动脉综合征、脑卒中、TBI和危重患者等，高血糖会导致预后不良。因此，在有脑缺血可能的脑血管手术中可以考虑控制血糖。例如，颈动脉内膜剥脱术，术中临时阻断血管导致一过性脑缺血的神经外科患者，应当进行血糖控制。在手术中是否应使用胰岛素降低血糖至正常范围仍然有争议。大量临床研究都来自ICU而不是手术室。神经外科手术时间是数小时而不是几天，因此不应将ICU患者的研究结论外推到麻醉环境。

3. 避免低血压、低氧血症和高碳酸血症　在临时阻断动脉瘤的载瘤动脉近端以进行动脉瘤夹闭时，

麻醉医师应升高血压改善脑灌注压。在此过程中如果发生低血压，患者有发生脑血管痉挛的风险。

4. 血液稀释 使血细胞比容维持在32%～34%，会改善血液的黏滞性，从而改善脑血流，提高氧的运输能力。

5. 使升高的颅内压恢复正常 可以通过过度通气、头部抬高、用甘露醇或呋塞米利尿、脑脊液引流、限制液体入量等方法来达到降低颅压的目的。用巴比妥类镇静来降颅压的效果很差。

（三）麻醉药的脑保护作用

过去脑保护的方法主要集中在如何降低脑代谢。吸入和静脉麻醉药均能抑制脑代谢，似乎均可用于脑保护。然而，药物抑制代谢的程度与脑保护的程度并不一致，这使过去关于脑保护机制的观点受到质疑。

目前的观点认为，麻醉药的脑保护作用主要是通过防止兴奋毒性损伤，从而延迟神经元死亡，提供一个较长的治疗时间窗。如果不合用其他方法来阻止最终的细胞死亡，改善预后的可能性不大，除非是尚未启动凋亡通路的轻度缺血。目前几乎所有麻醉药的脑保护作用都是从动物研究中获得的，而鲜有可供参考的临床研究。

1. 巴比妥类药物 巴比妥类药物（如硫喷妥钠）的脑保护作用已被广泛研究，至少对局灶性脑缺血有短暂的保护作用，但是对全脑缺血是否有效仍有争议。这种作用可能是由于降低谷氨酸活性和细胞内钙离子的浓度，提高γ－氨基丁酸（gamma－ami－nobutynic acid，GABA）和N－甲基－D－天冬氨酸（N－methyl－D－aspartic acid，NMDA）受体拮抗剂的活性。大量的研究表明：巴比妥类药物能减弱脑电活动，直至使EEG降为等电位。全脑缺血时，用巴比妥类治疗至EEG爆发性抑制时，仍无脑保护作用。但在局部脑缺血时，巴比妥类可减轻损伤，但程度有限。在使用巴比妥类药物时，不必使用大剂量至EEG爆发性抑制；合理的治疗剂量是EEG降为等电位时用量的1/3，该剂量即可获得与大剂量相似的保护作用。目前，巴比妥类脑保护作用的远期效果还不明确。

2. 吸入性麻醉药 大量动物实验表明：局部脑缺血时，吸入性麻醉药如氟烷、异氟烷、七氟烷、地氟烷有减轻脑损伤的作用，其脑保护效能与巴比妥类相当，且在不同吸入麻醉药间相差不大。

多数有关吸入性麻醉药在脑保护方面的研究均局限在缺血后的数天内。实际上，脑缺血数天以后依然有神经元的死亡。研究显示，吸入性麻醉药只能延迟神经元死亡而非阻止死亡。中重度脑损伤时，保护时间不超过2周。轻度局部脑缺血时，使用七氟烷可获取长期、持续性的保护。

3. 丙泊酚 丙泊酚可减轻脑缺血损伤。其脑保护作用是通过作用于GABA受体、清除自由基和减少脂质过氧化作用。其脑保护效能与巴比妥类、吸入性麻醉药相当。丙泊酚亦可产生EEG的爆发性抑制，并降低脑氧代谢率。与吸入性麻醉药相似，中重度脑损伤时，丙泊酚不具有持续性的脑保护作用。而轻度脑损伤时，其保护作用是否能持续尚不确定。

4. 氯胺酮 氯胺酮是强效的NMDA受体拮抗剂。在局部脑缺血模型中使用氯胺酮确有神经保护的作用。但是由于在神经精神方面的不良反应，限制了其在脑保护中的临床应用。

5. 依托咪酯 依托咪酯可进行性降低脑代谢到EEG产生爆发性抑制，减少脑氧代谢率约50%。对血压影响小，且作用时间短。上述特质使其成为一种理想的神经保护剂。然而与地氟烷相比，在局部脑缺血的患者中应用依托咪酯发生组织性酸中毒、低氧血症的风险增加。一些研究还发现依托咪酯可加重脑损伤，原因在于其降低缺血脑组织的一氧化氮水平，而一氧化氮是脑缺血时维持脑血流的重要因素。

6. 右美托咪啶 是一种α_2受体激动剂，通过减少血浆内去甲肾上腺素来降低中枢交感的兴奋活动。由于可降低去甲肾上腺素的血浆含量，而过量的儿茶酚胺水平与缺血时的神经损伤程度呈正相关，所以在局部缺血模型中有脑保护作用。右美托咪啶还可以减少吸入麻醉药的用量，可以在不明显降低脑氧代谢率的情况下减少脑血流。

（四）预防癫痫

脑内疾患时常常引起癫痫发作，如颅内肿瘤，脑外伤或有开颅手术史者。抗癫痫药要持续使用到手术结束后一段时间。癫痫发作时，CBF、CBV、ICP增加，引起脑组织酸中毒，即便机体能维持正常的脑灌注压，也能引起大量的神经坏死。因此，对于有癫痫发作风险的患者，应预防并快速控制癫痫发作。

（五）前景良好的研究领域

针对脑缺血引发的兴奋毒性和导致细胞凋亡通路的系列研究，必将为临床提供有意义的脑保护方法。亚低温是一种很有前途的方法。其他一些医疗方法也表现出一定的潜力。他汀类药物，能抑制3－羟基－3－甲基戊二酰－辅酶A（3－hydroxyl－3－methyl－glutaryl－CoA，HMG－CoA）还原酶，除了有降脂的功能，还具有改善血管内皮细胞功能、抗血栓和抗炎的活性，可能有一定的神经保护作用。促红细胞生成素除了造血的功能，对微环境的作用包括减缓脂质过氧化和防止凋亡。所有这些方法是否对神经外科患者有益仍有待进一步证明。

（马　丽）

第三节　常见神经外科手术麻醉

一、颅脑创伤手术的麻醉

颅脑创伤（traumatic brain injury，TBI）是指头部遭受撞击或贯穿伤，引起脑功能障碍。在所有创伤中，颅脑创伤往往是最严重和危及生命的，是导致儿童和青壮年残疾和死亡的首要原因。TBI围手术期正确的麻醉管理对改善患者的转归至关重要。

（一）颅脑创伤的分类和病理生理

按照创伤发生时间，TBI可分为原发性颅脑创伤（primary brain injury）和继发性颅脑创伤（secondary brain injury）。原发性颅脑创伤在创伤即刻发生，是对颅骨和脑组织的机械撞击和加速挤压引起的颅骨骨折和颅内损伤，主要有脑震荡、弥漫性轴索损伤、脑挫裂伤和原发性脑干损伤等。目前还没有应对原发性颅脑创伤的有效办法。继发性颅脑创伤发生于伤后数分钟、数小时或数天后，表现为源于原发性损伤的一系列复杂病理生理过程，主要有脑水肿和颅内血肿，后者按血肿的来源和部位又分为硬脑膜外血肿（通常是由于颅骨骨折和硬脑膜动脉或静脉窦破裂所致）、硬脑膜下血肿（通常是由于大脑皮质和脑膜之间的静脉撕裂所致）和脑内血肿等。最常见加重损伤的因素包括缺氧、高碳酸血症、低血压、贫血和高血糖，这些因素都是可以预防的。伤后数小时或数天若出现癫痫、感染和败血症会进一步加重脑损伤，必须及时防治。继发的神经损害和全身性并发症是可以预防和治疗的。颅脑创伤管理的目标是采取及时有效的措施预防继发性脑损伤。

TBI后典型表现为颅内血肿形成、脑血管自主调节功能障碍、颅内压（intracranial pressure，ICP）升高和脑血流（cerebral blood flow，CBF）降低。创伤局部CBF降低导致脑细胞缺血缺氧，引起细胞毒性脑水肿，而TBI又常常伴发不同程度的血脑屏障（blood brain barner，BBB）破坏，并发血管源性脑水肿。由于颅腔是一个几乎封闭的结构，颅内血肿和脑水肿的形成都会导致ICP升高，这时机体会启动代偿机制抑制ICP的增加，初期以减少颅内脑脊液容量为主，后期全脑CBF进一步降低，形成缺血－水肿恶性循环，最终导致脑疝。

TBI后还会引起全身其他器官系统并发症，在呼吸系统可表现为呼吸节律异常、舌后坠、反流误吸、支气管痉挛和肺不张等，TBI后剧烈的应激反应可引起急性神经源性肺水肿。由于出血、呕吐和脱水利尿治疗等因素，绝大多数TBI患者伴有不同程度的低血容量，但临床上机体为了维持CBF的代偿性反应以及应激状态，多表现为高血压，高血压反应又会引起反射性地心动过缓。当创伤累及心血管运动中枢时会出现各种心律失常，当心电图出现高P波、P－R和Q－T间期延长，以及深U波、S－T段和T波改变、严重的室性早搏或传导阻滞时提示预后不良。TBI患者还常常伴发高热、应激性溃疡和弥散性血管内凝血等。

（二）颅脑创伤的麻醉管理

TBI患者围手术期管理的重点是内环境，避免引起继发性损伤的全身和颅内损害。继发性脑损伤加重病情，严重影响预后。麻醉管理目标是迅速恢复心肺功能、维持脑灌注压（cerebral perfusion pressure，CPP）和脑供血供氧，降低ICP，减轻脑水肿，避免继发性脑创伤。

1. TBI患者的麻醉前评估　对TBI患者的诊治要争分夺秒，应在最短的时间内对患者的脑创伤程度、呼吸和循环状态进行快速评估，包括既往病史、受伤过程和时间、最后进食水时间、意识障碍的程度和持续时间、ICP情况以及是否并发颈椎、颌面部和肋骨骨折以及内脏器官出血等。通过已有的辅助检查如头颅CT、MRI、胸片、血常规、出凝血时间、血生化、电解质和血气分析等迅速了解患者的一般状态并制定麻醉方案。

TBI患者的预后与入院时格拉斯哥评分（GCS，表7－1）、年龄、循环呼吸状态、继发性颅脑创伤的救治等因素相关。重度TBI（GCS≤8）患者死亡率可达33%，轻度（GCS13～15）和中度（GCS9～12）TBI患者约50%可能后遗致残和认知功能障碍。

表7－1　格拉斯哥昏迷评分（Glasgow coma score）

项目	得分
睁眼	
不睁眼	1
刺激睁眼	2
呼唤睁眼	3
自动睁眼	4
言语反应	
无发音	1
只能发音	2
只能说出（不适当）单词	3
言语错乱	4
正常交谈	5
运动反应	
无反应	1
异常伸展（去脑状态）	2
异常屈曲（去皮层状态）	3
对疼痛刺激屈曲反应	4
对疼痛刺激定位反应	5
按指令动作	6

2. TBI患者的呼吸管理　TBI患者多为饱胃，且常合并颅底骨折、胸部创伤和通气不足等。大多数轻、中度TBI患者的呼吸功能仍可维持稳定，无须紧急气管插管，但应尽早实施面罩吸氧，密切观察，可待麻醉诱导后进行气管插管。GCS≤8分的TBI患者应尽早行气管插管以保护呼吸道，并进行有效呼吸支持。

2%～3%TBI患者合并有颈椎骨折，而GCS≤8的重型TBI患者可高达8%～10%。颈椎骨折患者进行气管插管操作有导致进一步脊髓损伤的风险，因此除非已经有影像学指标明确排除颈椎损伤，在插管过程中所有患者都应进行颈椎保护。插管时由助手用双手固定患者头部于中立位，保持枕部不离开床面可以维持头颈部不过度后仰，颈部下方放置颈托也有助于保护颈椎。颈椎固定后增加了喉镜暴露和气管插管的难度，而TBI患者对缺氧的耐受性很差，必须事先准备好应对插管困难的措施，如训练有素的助手和各种插管设备等，紧急时应迅速行气管切开。颅底骨折患者经鼻插管和置入鼻咽通气道有可能损伤脑组织，属相对禁忌证。

麻醉中应保证PaO_2在100mmHg以上。合并肺挫伤、误吸或神经源性肺水肿的患者需要呼气末正压通气（positive end－expiratory pressure，PEEP）来维持充分的氧合，同时应尽量避免过高的PEEP导致

ICP 显著升高。

过度通气可引起脑血管收缩、减少脑血容量而达到降低 ICP 的目的，但近年来其应用价值受到了广泛质疑。在 TBI 的早期 CBF 通常是降低的，过度通气会进一步降低 CBF，加重脑缺血。在 TBI 后 5 天内，尤其是 24h 内要避免预防性的过度通气治疗。过度通气的缩血管效应时效较短，研究发现其降低 CBF 的效应仅能维持 6 ~ 18h，所以不应长时间应用，尤其不能将 $PaCO_2$ 降至 25mmHg 以下。对 TBI 患者是否采用过度通气应综合考虑 ICP 和脑松弛等方面因素，尽量短时间使用。过度通气后将 $PaCO_2$ 恢复正常范围时也应逐步进行，快速升高 $PaCO_2$ 也同样会干扰脑生理。

3. TBI 患者的循环管理　TBI 患者往往伴有中枢神经反射（Cushing reflex），在循环方面表现为高血压和心动过缓，是机体为了提高脑灌注的重要保护性反射，所以在此时不可盲目地将血压降至正常水平。ICP 升高的患者若伴有低血压会严重影响脑灌注，应进行积极纠正。心率若不低于 45 次/次，一般无须处理，若用抗胆碱药宜首用格隆溴铵，阿托品可通过血脑屏障，可能引起中枢抗胆碱综合征（central anticholinergic syndrome），表现为烦躁、精神错乱和梦幻，甚至可出现惊厥和昏迷，应避免用于 TBI 患者。TBI 患者出现心动过速时常常提示可能有其他部位的出血。

TBI 早期 CBF 大多先明显降低，然后在 24 ~ 48 小时内逐步升高，TBI 后脑组织对低血压和缺氧十分敏感，多项研究证实轻度低血压状态就会对转归产生明显不利影响，所以目前认为对 TBI 患者应给与积极的血压支持。

正常人 MAP 在 50 ~ 150mmHg 范围内波动时，通过脑血管自动调节功能可使 CBF 保持恒定，而 TBI 患者这一调节机制受到不同程度破坏，有研究表明约三分之一 TBI 患者的 CBF 被动地随 CPP 同步改变，所以此时维持 CPP 至少在 60mmHg 以上对改善 CBF 十分重要（儿童推荐维持 CPP 在 45mmHg 以上）。

对于无高血压病史的 TBI 患者，为保证 CPP > 60mmHg，在骨瓣打开前应将 MAP 至少维持在 80 ~ 90mmHg 以上。血压过高也会增加心肌负担和出血风险，应给予降压治疗，但一定小剂量分次进行，谨防低血压的发生。手术减压后（打开骨瓣或剪开硬膜）ICP 降为零，此时 CPP = MAP，同时脑干的压迫缓解，Cushing 反射消失，很多患者会表现为血压突然降低和心率增快，在此期应维持 MAP 高于 60 ~ 70mmHg，可通过使用血管收缩药和加快输液提升血压。由于骨瓣打开后血压降低的程度很难预料，所以不提倡预防性给予升压药，但应预先进行血容量的准确估计，在开颅前补充有效循环血量。

4. TBI 患者的液体治疗　TBI 患者多伴有不同程度的低血容量，但往往被反射性的高血压状态所掩盖，此时液体治疗不要仅以血压为指导，还要监测尿量和中心静脉压（central venous pressure，CVP）等的变化，尤其复合伤伴有其他部位出血时。在围手术期应避免血浆渗透压降低以防加重脑水肿，0.9% 盐水属轻度高渗液（308mOsm/L），适用于神经外科手术中，但大量使用时可引起高氯性酸中毒，乳酸钠林格液可避免此情况，但它属于低渗液（273mOsm/L），大量使用时会引起血浆渗透压降低，所以在需要大量输液的情况下，可以混合使用上述两种液体并在术中定期监测血浆渗透压和电解质作为指导。

关于 TBI 手术中晶体液和胶体液的选择方面一直存在争议，目前认为对于出血量不大者无须输入胶体液，但需要大量输液时应考虑加入胶体液。胶体液可选择白蛋白、明胶和羟乙基淀粉等，前两种有引起变态反应的风险，而后者大量使用时会影响凝血功能，要注意 TBI 本身即可引发凝血异常。

甘露醇和呋塞米都可以用来降低脑组织细胞外液容量，甘露醇起效快且效果强，对于 BBB 破坏严重的患者使用甘露醇有加重脑水肿的顾虑，但目前临床上仍将其作为脱水治疗的首选。甘露醇的常用剂量为 0.25 ~ 1.0g/kg，使用后产生有效降低 ICP 或脑松弛效果时可考虑继续应用，而无效或血浆渗透压已经超过 320mOsm/L 时则不推荐继续使用。近年来高渗盐水（3% 或 7.5%）用于 TBI 患者的效果引起了广泛的兴趣，尤其在多发创伤患者的急救方面，但已有研究未能证实高渗盐水较甘露醇具有明显优势，使用不当反而可导致严重的高钠血症，以及中枢系统脱髓鞘改变。

高血糖状态与神经系统不良预后密切相关，所以应尽量避免单纯使用含糖溶液。

围手术期应将血细胞比容维持在 30% 以上，不足时应输入浓缩红细胞，闭合性脑创伤可进行术野自体血回收利用。小儿本身血容量就很小，单纯的帽状腱膜下血肿和头皮撕裂即可引起相对大量的失血，应注意及时补充。

5. 麻醉实施　如下所述。

（1）麻醉诱导：麻醉诱导的原则是快速建立气道，维持循环稳定，避免呛咳。临床上常用快速序贯诱导插管法。给药前先吸入100%氧气数分钟，静脉注射丙泊酚、硫喷妥钠、依托咪酯或咪达唑仑后立即给予插管剂量的肌肉松弛药。饱食患者不可加压通气，待自主呼吸停止即进行气管插管。除非明确排除颈椎损伤，插管过程中应保持头部中立位，助手持续环状软骨压迫直到确认导管位置正确、套囊充气。

低血容量患者使用丙泊酚会引起明显的低血压，可选用依托咪酯或咪达唑仑。循环衰竭患者可不使用任何镇静药。在置入喉镜前90s静脉注射利多卡因1.5mg/kg可减轻气管插管引起的ICP升高反应。

虽然琥珀胆碱可引起ICP升高，但程度较轻且持续时间短暂，在需要提供快速肌肉松弛时仍不失为一个较好的选择。传统观点认为琥珀胆碱引起的肌颤可升高胃内压，增加反流的概率，但实际上其增加食管下段括约肌张力的作用更强，并不会增加误吸的发生率。

苄异喹啉类非去极化肌肉松弛药如阿曲库铵等可引起组胺释放，导致脑血管扩张，引起CBF和ICP升高，而全身血管扩张又会导致MAP降低，进一步降低CPP，所以不主张用于TBI患者。甾类非去极化肌肉松弛药对CBF和ICP无直接影响，适用于TBI患者，但泮库溴铵的解迷走作用可使血压和心率升高，用于脑血流自动调节机制已损害的患者则可明显增加CBF和ICP，应慎用。维库溴铵和罗库溴铵几乎不引起组胺释放，对血流动力学、CBF、$CMRO_2$和ICP均无直接影响，尤其后者是目前临床上起效最快的非去极化肌肉松弛药，静脉注射1.0mg/kg后约60s即可达到满意的插管条件，尤其适用于琥珀胆碱禁忌时的快速气管插管。

（2）麻醉维持：麻醉维持的原则是不增加ICP、$CMRO_2$和CBF，维持合理的血压和CPP，提供脑松弛。静脉麻醉药除氯胺酮外都可减少CBF，而所有的吸入麻醉药都可引起不同程度脑血管扩张和ICP升高，因此当ICP明显升高和脑松弛不良时，宜采用全凭静脉麻醉方法，若使用吸入麻醉药应小于1MAC。气颅和气胸患者应避免使用氧化亚氮。

临床剂量的阿片类药物对ICP、CBF和$CMRO_2$影响较小，可提供满意的镇痛并降低吸入麻醉药的用量，对于术后需保留气管插管的患者，阿片类药物的剂量可适当加大。头皮神经阻滞或手术切口使用局部麻醉药有助于减轻手术刺激引起的血压和ICP的突然增高，避免不必要的深麻醉。

血糖宜维持在4.4～8.3mmol/L，高于11.1mmol/L时应积极处理。应定期监测血浆渗透压并控制在320mOsm/L以内。常规使用抗酸药预防应激性溃疡。TBI患者术后有可能出现惊厥，如果没有禁忌证，可考虑在术中预防性应用抗惊厥药如丙戊酸钠。糖皮质激素可减轻肿瘤引起的脑水肿，之前也大量应用于TBI患者，以期减轻脑水肿，但被证实对TBI患者反而产生不利影响，现在的共识是在TBI患者不再使用糖皮质激素。

（3）麻醉恢复期：术前意识清楚，手术顺利的患者术后可考虑早期拔管，拔管期应避免剧烈的呛咳和循环波动。重型TBI患者宜保留气管导管，待呼吸循环状态良好、意识恢复时再考虑拔管，为了抑制气管导管引起的呛咳反射，在手术结束后可在监测下追加小剂量的镇静药和阿片类药物。创伤程度重，预计需要长时间呼吸支持者应及时行气管切开术。

（三）颅脑创伤患者的脑保护

药物脑保护主要是通过降低$CMRO_2$，尽管大量的动物实验支持钙通道阻滞剂、自由基清除剂和甘氨酸抑制剂等具有明确的脑保护作用，但无一能在临床上得到有效验证。巴比妥类药是目前临床上唯一证实具有脑保护作用的药物，但二级证据并不支持使用预防性巴比妥达到脑电图爆发抑制。推荐使用大剂量巴比妥类药处理难治性ICP升高，但必须在患者血流动力学稳定的前提下。

TBI后创伤核心区发生严重脑缺血，极短时间内即出现脑细胞坏死，治疗时间窗极其有限，而核心区周围的缺血半影区脑缺血程度相对较轻，如果局部CBF得到恢复，脑细胞坏死的程度和速度会明显改善，所以及时恢复缺血半影区的脑血流是临床上进行脑保护的关键，在此过程中，血压、$PaCO_2$、血糖和体温管理等对 TBI 患者的转归起到重要影响。

脑缺血时氧供减少，低温可降低氧耗。体温降低到 33～35℃可能起到脑保护的作用。尽管一些临床实验得出了令人鼓舞的结果，但都没能表现出统计上的显著改善。一项 TBI 后亚低温治疗的多中心研究在收入 392 名患者后被中止，正常体温组和亚低温组的死亡率没有差异，而且亚低温组还出现了更多的并发症。目前还不清楚是否存在创伤后亚低温保护作用的治疗时间窗，当实施低温时，必须注意避免不良反应，如低血压、心律失常、凝血障碍和感染等。复温应缓慢进行，复温不当时反而会加重脑损害，所以目前不推荐将低温作为一种常规治疗方案。围手术期体温升高会严重影响预后，必须积极处理。

为维持足够的 CBF，应保证 TBI 患者的 CPP 至少在 60mmHg 以上，也有很多学者认为将 CPP 保持在 70mmHg 以上更为合适。为了达到这一目标，临床上常常使用血管收缩药将血压提升基础值的 20%左右，但应注意升压过快过高也会增加颅内出血的发生率。TBI 后低血压状态是导致预后不良的重要因素，必须积极纠正，α-受体激动剂苯肾上腺素提升血压的同时不引起 CBF 降低，是较为合适的选择。

葡萄糖在缺氧状态下会引起乳酸性酸中毒，加速脑细胞坏死，所以必须积极防治 TBI 患者的高血糖状态，可以通过输入含胰岛素的葡萄糖液调控血糖。对于将血糖控制到何种程度尚无定论，目前一般认为应将其维持 5.6～10.0mmol/L 的范围内。治疗期间应加强血糖监测，随时调整胰岛素用量，避免血糖过低。

应积极地采取防治措施预防 TBI 后惊厥。苯二氮䓬类药、巴比妥类药、依托咪酯和丙泊酚等都可快速处理惊厥，需长期抗惊厥治疗时考虑苯妥英钠等。

目前认为 TBI 后药物的脑保护作用是十分有限的，我们更应该将治疗的重点放在维持足够的 CPP、合理使用过度通气、积极控制血糖、避免体温升高和惊厥等生理治疗上。

二、幕上肿瘤手术麻醉

幕上肿瘤主要是指小脑幕以上所包含的所有脑组织中所生长的肿瘤。其包含范围广泛，肿瘤性质繁杂，更因累及多个功能区而具有其独特的病理生理特性。其不同的病种和病变位置，临床症状多样，麻醉的特点与要求也有所不同。

（一）幕上肿瘤的特点概述

1. 幕上肿瘤的定位及其特性　幕上肿瘤以胶质瘤最多、脑膜瘤次之，再次为神经纤维瘤、脑血管畸形、脑转移瘤等。幕上肿瘤包括位于额叶、颞叶、顶叶、枕叶、中央区、丘脑、脑室内和鞍区的广泛部位的肿瘤。其位置不同，临床表现各异。额叶肿瘤发生率居幕上肿瘤的首位，临床表现有精神症状、无先兆的癫痫大发作、运动性失语、强握反射和摸索运动、尿失禁等。颞叶肿瘤临床上表现为视野改变、有先兆（如幻嗅、幻视、恐惧）、精神运动型癫痫发作、命名性失语等。顶叶肿瘤主要表现为对侧半身的感觉障碍，失用症、失读症、局限性癫痫发作。枕叶肿瘤常可累及顶叶和颞叶后部，主要表现为视觉障碍（视野缺损、弱视）、幻视及失认症。中央区肿瘤指中央前回、中央后回区的肿瘤，临床表现运动障碍，病变对侧上、下肢不同程度的瘫痪、温、痛、触觉障碍，局灶性癫痫。丘脑部肿瘤临床表现颅压增高、精神障碍、“三偏”症（偏瘫、偏身感觉减退、同向性偏盲）。脑室内肿瘤可无症状，影响脑脊液循环可产生 ICP 增高。

2. 幕上肿瘤的病理生理　幕上肿瘤能引起颅腔内动力学的改变。在最初病变较小、生长缓慢的时候，颅腔内容积的增加可以通过脑脊液（CSF）的回流和临近的脑内静脉收缩所代偿，从而阻止 ICP 的增加。当病变继续扩张，代偿机制耗竭，肿瘤大小的增加将导致 ICP 的急剧升高，脑组织中线结构移位。ICP 的增加可进而导致脑缺血和脑疝。

幕上肿瘤临床表现主要包括局灶性症状和 ICP 升高症状两大类。麻醉医师要掌握麻醉及药物对 ICP、脑灌注压、脑代谢的影响，避免发生继发性脑损伤的因素（表 7-2）。同时，关注可能出现的一些特殊问题，如颅内出血、癫痫、空气栓塞等。麻醉中还要综合考虑同时伴随的其他疾病，如心、肺、肝、肾疾病；副肿瘤综合征伴转移癌；放化疗等对手术和麻醉可能造成的影响。

表 7-2　引起继发性脑损伤的因素

颅内因素	全身因素
ICP 增加	高碳酸血症/低氧血症
癫痫	低血压/高血压
脑血管痉挛	低血糖/高血糖
脑疝：大脑镰疝，小脑幕切迹疝，枕骨大孔疝，手术切口疝	心排血量过低
中线移位：脑血管的撕裂伤	低渗透压
	寒战/发热

3. 麻醉对 ICP、脑灌注压、脑代谢的影响　麻醉（药物与非药物因素）易导致颅内外生理状态的改变（如颅内顺应性，颅内疾病，颅内血容量），而麻醉操作、麻醉药物和通气方式等都对 ICP、CPP、脑代谢产生影响，并直接关系到疾病的转归。

（1）麻醉操作：气管内插管、气管内吸引均可致 ICP 急剧升高。

（2）静脉麻醉药：多数静脉麻醉药能降低 $CMRO_2$、CBF 及 ICP，维持脑血管对 CO_2 的反应。巴比妥类药、丙泊酚、依托咪酯呈剂量依赖性降低 $CMRO_2$，可引起 EEG 的爆发性抑制。静脉麻醉药降低 ICP 的程度依次为丙泊酚 > 硫喷妥钠 > 依托咪酯 > 咪达唑仑。颅内高压患者应用丙泊酚或硫喷妥钠后，对体循环的影响较大，但可使脑灌注压下降，致 $CBF/CMRO_2$ 比例下降，影响脑氧供需平衡；应用依托咪酯则无此顾忌；咪达唑仑对脑血流的影响相对较小。氯胺酮对脑血管具有直接扩张作用，迅速增加 CBF，升高 ICP，禁单独用于幕上肿瘤手术的麻醉。利多卡因抑制咽喉反射，降低 $CMRO_2$，防止 ICP 升高。

（3）吸入麻醉药：吸入麻醉药都可增加 CBF、降低 $CMRO_2$。常用吸入麻醉药均引起脑血管扩张、CBF 增加，从而继发 ICP 升高，其 ICP 升高的程度依次为氟烷 > 恩氟烷 > 氧化亚氮 > 地氟烷 > 异氟烷 > 七氟烷。脑血流 - 代谢偶联功能正常时，当吸入浓度 < 1 ~ 1.5MAC 时，与清醒时比较脑血流降低，但 CBF 自动调节功能保存完整；当吸入浓度 > 1 ~ 1.5MAC 时，CBF 呈剂量依赖性降低，CBF 自我调节功能减弱或丧失，但仍保留脑血管对 CO_2 的反应性。吸入麻醉药对 ICP 的影响取决于两个因素：①基础 ICP 水平，在基础 ICP 较低时吸入麻醉药不致引起 ICP 升高或升高较少；②$PaCO_2$ 水平，过度通气造成低碳酸血症时，吸入麻醉药 ICP 升高作用不显著；而在正常 $PaCO_2$ 水平下，等浓度吸入麻醉药可使 ICP 明显升高。

（4）阿片类药：阿片类药可引起 CBF \ $CMRO_2$ 下降。不影响脑血流 - 代谢偶联、CBF 的自动调节功能，不影响脑血管对 $PaCO_2$ 的反应性。

（5）肌肉松弛药：肌肉松弛药虽不能直接进入血脑屏障，但通过作用于外周肌肉、神经节或组胺释放而间接引起 ICP 改变。筒箭毒碱、阿曲库铵和米库氯铵有较弱的组胺释放作用，均可引起 ICP 升高。罗库溴铵、维库溴铵都不引起明显的 CBF、$CMRO_2$ 和 ICP 增加，故适合于长时间神经外科手术。去极化肌肉松弛药琥珀酰胆碱一过性的肌颤可增加 ICP，但困难气道或脑外伤快速序贯诱导时，选用琥珀酰胆碱是有效的经典方法。罗库溴铵起效快，也可作为快速序贯诱导的选择用药。

4. 控制颅内高压、减轻脑水肿　脱水治疗是降低 ICP，治疗脑水肿的主要方法。脱水治疗可减轻脑水肿，缩小脑体积，改善脑供血和供氧情况，防止和阻断 ICP 恶性循环的形成和发展，尤其是在脑疝前驱期或已发生脑疝时，正确应用脱水药物常是抢救成败的关键。常用脱水药物有渗透性脱水药和利尿药两大类，低温、激素等也用于围手术期脑水肿的防治。

（1）渗透性脱水药物：高渗性药物进入机体后一般不被机体代谢，又不易从毛细血管进入组织，可使血浆渗透压迅速提高。由于血脑屏障作用，药物在血液与脑组织内形成渗透压梯度，使脑组织的水分移向血浆，再经肾脏排出体外而产生脱水作用。另外，因血浆渗透压增高还能增加血容量，同时增加肾血流量，导致肾小球滤过率增加。因药物在肾小管中几乎不被重吸收，因而增加肾小管内渗透压，从而抑制水分及部分电解质的回收产生利尿作用，可减轻脑水肿，降低 ICP。常用药物有 20% 的甘露醇、山梨醇、甘油、高渗葡萄糖等。20%甘露醇0.5~1.0g/kg，于30分钟内滴完，每4~6小时可重复给药。

（2）利尿脱水药：此类药物通过抑制肾小管对氯和钠离子的再吸收产生利尿作用，导致血液浓缩，渗透压增高，从而间接地使脑组织脱水，ICP降低。此类药物利尿作用较强，但脱水作用不及甘露醇，降ICP作用较弱，且易引起电解质紊乱，一般与渗透性脱水药同时使用，可增加脱水作用并减少渗透性脱水药的用量。常用药物有呋喃苯胺酸等。

（3）过度通气：过度通气造成呼吸性碱中毒，使脑血管收缩、脑血容量减少而降低ICP。ICP平稳后，应在6~12小时内缓慢停止过度换气，突然终止可引起血管扩张和ICP反跳性增高。过度通气的靶目标是使$PaCO_2$在30~35mmHg间波动。

（4）糖皮质激素：糖皮质激素亦有降低ICP的作用，对血管源性脑水肿疗效较好，但不应作为颅内高压治疗的常规用药。糖皮质激素降低ICP主要是通过减少血脑屏障的通透性、减少脑脊液生成、稳定溶酶体膜、抗氧自由基及钙通道阻滞等作用来实现。

（二）幕上肿瘤手术的麻醉

1. 麻醉前评估　幕上肿瘤患者的麻醉前评估与其他患者相类似，需要特别注意进行神经系统的评估。根据患者的全身一般情况、神经系统功能状态、手术方式制订麻醉计划。

（1）术前神经功能评估　神经功能评估包括ICP的升高程度、颅内顺应性和自动调节能力的损害程度、在脑缺血和神经性损害发生之前ICP和CBF的稳态的自动调节能力，评估已经存在的永久性和可恢复的神经损害。术前详细了解患者病史、体格检查及相关的影像学检查，了解采用的手术体位、手术入路和手术计划，进行术前讨论。

病史：头痛、恶心、呕吐、视觉模糊等颅内压升高表现；癫痫发作及意识障碍、偏瘫、感觉障碍等神经功能缺失表现等；脱水利尿药、类固醇类药、抗癫痫类药用药史。

体格检查：包括意识水平、瞳孔、Glasgow昏迷评分、脑水肿、Cushing反应（高血压、心动过缓）等；脱水状态评估。

影像学检查：包括肿瘤的大小和部位，如肿瘤位于功能区还是非功能区？是否靠近大血管？与重要神经的毗邻关系；颅内占位效应，如中线是否移位，脑室受压，小脑幕切迹疝，脑干周围有脑脊液的浸润，脑水肿等。

（2）制定麻醉方案：麻醉方案制定应考虑以下要点：①维持血流动力学的稳定，维持CPP；②避免增加ICP的技术和药物；③建立足够的血管通路，用于监测和必要时输入血管活性药物等；④必要的监测，颅外监测（心血管系统的监测）；颅内监测（局部和整体脑内环境的监测）；⑤创造清晰的手术视野，配合术中诱发电位等神经功能监测；⑥决定麻醉方式：根据肿瘤部位特点和手术要求，决定麻醉方法；语言功能区肿瘤必要时采用术中唤醒方法。

2. 麻醉前用药　垂体肾上腺轴或垂体甲状腺轴抑制的患者继续激素治疗，术前服用抗癫痫药、抗高血压药或其他心血管系统用药应持续至术前。麻醉前用药包括镇静药咪达唑仑、抗胆碱能药物，如阿托品或长托宁；H_2受体阻滞剂或质子泵抑制剂。

3. 开放血管通路　开放两条或两条以上外周血管通路。必要时进行中心静脉穿刺。中心静脉穿刺可选用股静脉或颈内静脉。注意体位对中心静脉回流的影响，保持静脉通路的通畅，避免脑静脉血液回流受阻继而升高ICP。

4. 麻醉诱导　麻醉诱导方案的选择以不增加ICP，保持血流动力学的稳定为前提（表7-3）。

表7-3　推荐的麻醉诱导方案

推荐的麻醉诱导方案
（1）充分镇静，开放动静脉通路。
（2）心电图，脉搏氧饱和度，无创血压监测，直接动脉压、呼气末CO_2监测。
（3）预先充氧，随后给予芬太尼1~2μg/kg（或阿芬太尼，芬太尼，瑞芬太尼）；2%利多卡因1.0~1.5mg/kg；丙泊酚1.25~2.5mg/kg，或依托咪酯0.4~0.6mg/kg；非去极化肌肉松弛药。

续 表

(4) 根据患者状态，适度追加β受体阻滞剂或降压药。
(5) 控制通气（$PaCO_2$ 维持于35mmHg左右）。
(6) 气管内插管。
(7) 上头架前，0.5%罗哌卡因局部浸润麻醉，或追加镇痛药（单次静注芬太尼1～3μg/kg或苏芬太尼0.1～0.2μg/kg，瑞芬太尼0.25～0.5μg/kg）。
(8) 适当的头位，避免颈静脉受到压迫。

上头架时疼痛刺激最强。充分镇痛、加深麻醉和局部麻醉浸润可有效抑制血流动力学的波动。固定好气管导管，以防意外脱管或因导管活动引起的气道损伤。保护双眼以防角膜损伤。轻度头高位以利于静脉回流；膝部屈曲以减轻对背部的牵拉。避免头颈侧过度的屈曲/牵拉（确保下颌与最近的骨性标志间距大于2横指）。过度牵拉头部易诱发四肢轻瘫、面部和口咽部严重水肿，导致术后拔管延迟。

5. 麻醉维持　麻醉维持的基本原则在于维持血流动力学稳定，维持CPP，避免升高ICP；通过降低$CMRO_2$、CBF来降低脑部张力；麻醉方案确保患者安全的同时，可进行神经功能监测（表7－4）。

表7－4　推荐的麻醉维持方案

无电生理功能监测	电生理功能监测
丙泊酚或七氟醚1.5%～2.5%，或异氟醚1%～2%	丙泊酚
镇痛药：芬太尼，或阿芬太尼，苏芬太尼，瑞芬太尼	镇痛药：瑞芬太尼0.2～0.3μg/（kg·min）
间断给予非去极化肌肉松弛药	不给予肌肉松弛药
体位：头高位，颈静脉回流通畅	
维持足够的血容量	

（1）吸入全身麻醉：适用于不伴有脑缺血，颅内顺应性下降或脑水肿患者；早期轻度过度通气；吸入麻醉药浓度＜1.5MAC；避免与N_2O合用。在术中进行电生理功能监测时，吸入麻醉药的浓度应＜0.5MAC时，对皮层体感诱发电位影响小。

（2）全凭静脉麻醉：全凭静脉麻醉可控性强，维护CBF－$CMRO_2$偶联，降低CBF、ICP，减轻脑水肿，适用于颅内顺应性下降、ICP升高、脑水肿以及术中进行电生理监测患者。常用药物选择以丙泊酚、瑞芬太尼、苏芬太尼为主。

6. 液体治疗和血液保护　液体治疗目标在于维持正常的血容量、血管张力、血糖，维持血细胞比容约30%，轻度高渗（术毕＜320mOsm/L）。避免输注含糖的溶液，可选择乳酸林格液（低渗）或6%羟乙基淀粉。预计大量出血的患者进行血液回收，对切除的肿瘤为良性的患者可以将回收的血液清洗回输给患者。根据出血量、速度及血红蛋白水平及凝血功能决定异体红细胞和异体血浆的输注，维持凝血功能和血细胞比容。

7. 麻醉苏醒　麻醉苏醒期维持颅内或颅外稳态，避免诱发脑出血和影响ICP、CBF的因素，如咳嗽，气管内吸引，呼吸机对抗，高血压等。苏醒期患者应表现安静，合作，能服从指令。根据回顾性研究证实，影响术后并发症的主要因素包括：肿瘤严重程度评分（肿瘤位置、大小、中线移位程度）、术中失血量及输液量、手术时间＞7小时和术后呼吸机机械通气。因此，呼吸恢复和术中维持情况对麻醉苏醒期尤为重要。

术前意识状态良好，心血管系统稳定，体温正常，氧合良好，手术范围不大，无重要脑组织的损伤，不涉及后组脑神经（Ⅸ～Ⅻ）的后颅窝手术，无大的动静脉畸形未切除（避免术后恶性水肿）的情况下，可以早期苏醒。

在持续使用超短效镇痛药（如瑞芬太尼）或吸入麻醉药时，停药前注意镇痛药的衔接。在术毕前追加长效镇痛药，芬太尼或苏芬太尼，或者曲马朵，待患者呼吸及反射恢复后拔出气管导管。

神经外科手术的术后镇痛对于避免患者躁动、减轻痛苦有着重要的意义，可以选择多模式镇痛的方式。在头皮神经阻滞及局部切口浸润麻醉的基础上，以阿片类药物为主，根据患者一般状态和不同手术入路可采用不同的配方。应注意药物用量以避免影响患者的意识水平和神经功能评估。

三、颅内动脉瘤手术麻醉

在脑卒中的病例中，15% ~2% 是脑出血性疾病。动脉瘤是造成自发性蛛网膜下隙出血（subarachnoid hemorrhage，SAH）的首要原因，75% ~85% 的 SAH 是由于颅内动脉瘤破裂引起，其中 20% 存在多发性动脉瘤。

颅内动脉瘤好发于颅内大血管的分叉处，表现为血管壁的囊性扩张。据估算动脉瘤患病率为 2 000/10 万人。国际研究的最新报道称，动脉瘤破裂的发生率很低，每年动脉瘤破裂所致的 SAH 发病率为 12/10 万人。SAH 的危险随着年龄的增加而升高，主要发病患者群集中在 30 ~60 岁，平均初发年龄 55 岁，女性居多，男女比例为 1 ∶ 1.6。在北京天坛医院近年的麻醉记录中，30 ~60 岁的患者占到了 80%，最小 11 岁，最大 76 岁。

（一）动脉瘤病理特点

与颅内动脉瘤相关的疾病包括常染色体显性遗传的多囊肾病、纤维肌性发育不良、马方综合征、Ⅳ型 Ehlers – Danlos 综合征（遗传性皮肤和关节可过度伸展的综合征）和脑动静脉畸形。估计在常染色体显性遗传的多囊肾病患者中，5% ~40% 有颅内动脉瘤，10% ~30% 有多发性动脉瘤。

颅内动脉瘤多发生在血管分叉处或 Wills 环周围。大约 90% 的颅内动脉瘤位于前循环，常见部位是大脑前动脉与前交通动脉分叉处，颈内动脉与后交通分叉处，大脑中动脉两分叉处或三分叉处。后循环动脉瘤的常见位置包括椎动脉与基底动脉分叉处，椎动脉与大脑后动脉分叉处及基底动脉顶部。

动脉瘤多数是囊状或浆果型的，少数是感染性动脉瘤、外伤性动脉瘤、夹层动脉瘤、梭型动脉瘤或肿瘤相关性动脉瘤。根据动脉瘤直径的大小可将动脉瘤分为小动脉瘤（ <0.5cm）、中等动脉瘤（0.5 ~1.5cm）、大动脉瘤（1.5 ~2.5cm）、巨大动脉瘤（ >2.5cm）。

（二）动脉瘤病理生理学特点

动脉瘤破裂时，动脉与蛛网膜下隙相交通，导致局部 ICP 与血压相等，引起突然剧烈的头痛和短暂的意识丧失。血液流入蛛网膜下隙导致脑膜炎、头痛及脑积水。神经受损表现为意识障碍及局灶神经系统定位体征。单纯的脑神经麻痹可能为原发性损伤所致的神经失用症。

脉瘤首次破裂出血时会有约 1/3 的患者死亡或出现严重的残疾，在幸存者中仅有 1/3 的患者神经功能恢复正常。虽然有经验的外科医师手术死亡率低于 10%，但再出血及脑血管痉挛等非手术相关并发症仍会很严重。表 7 –5 是世界神经外科医师联盟（WFNS）委员会的 SAH 分级。

表 7 –5 世界神经外科医师联盟（WFNS）委员会的 SAH 分级

WFNS 分级	GCS 评分	运动障碍
Ⅰ	15	无
Ⅱ	14 ~13	无
Ⅲ	14 ~13	有
Ⅳ	12 ~7	有或无
Ⅴ	6 ~3	有或无

SAH 会引起广泛交感兴奋，导致高血压，心功能异常，心电图 ST 段改变，心律失常及神经源性肺水肿。SAH 后患者常由于卧床休息及处于应激状态而引起血容量不足。常出现电解质紊乱如低钠血症、低钾血症及低钙血症，并需及时纠正。大约有 30% 的患者出现低钠血症，可能由脑盐耗综合征（CSWS）或抗利尿激素分泌异常综合征（SIADH）引起。

对于曾有过 SAH 和正处在 SAH 恢复期的脑动脉瘤患者麻醉处理稍有不同。SAH 患者可能会发生多种并发症，包括心功能不全、神经源性或心源性肺水肿、脑积水，以及动脉瘤再出血，其中动脉瘤再出血是最严重的并发症。动脉瘤破裂后最初两周内未行手术者再出血的发生率为 30% ~50%，而死亡率大于50%。

脑血管痉挛（cerebrovascular spasm，CVS）仍是SAH患者致残致死的主要原因。脑血管造影显示60%的患者出现血管痉挛，但仅有50%的患者有临床症状，表现为逐渐加重的意识障碍（为全脑血流灌注不足的表现），随后出现局灶神经定位体征。这与SAH的量、部位以及患者的临床分级有关。目前为止确切的病因仍未知晓，但可能与氧合血红蛋白及其代谢产物有关。经颅多普勒是床旁诊断CVS的有效辅助检查方法。CVS时脑血流速度大于120cm/s，随CVS加重脑血流速降低。尼莫地平是治疗及预防CVS的有效药物。血管造影表明尼莫地平并未缓解血管痉挛，可能源于其脑保护作用。目前，治疗措施包括高血容量、高血压、高度血液稀释疗法（3H疗法）。这种方法的目的是提高心排血量、改善血液流变性及增加脑灌注压（CPP）。大约有70%的患者可通过3H疗法逆转CVS所致的缺血性神经功能缺损。

（三）动脉瘤的治疗

动脉瘤破裂后血液流入蛛网膜下隙，导致剧烈头痛、局部神经功能障碍、嗜睡和昏迷。出血后幸存的患者，应进行手术或者血管内介入治疗避免再出血。此外，对于意外发现脑动脉瘤的患者，应采取干预措施以减少SAH的风险，包括开颅动脉瘤夹闭术和血管内栓塞术。

1. 治疗原则　从未破裂的小动脉瘤（<0.5cm）发生破裂出血的概率很低（每年0.05%～1%），可以通过定期影像学检查监测变化。已破裂出血动脉瘤再次出血的概率是上述情况的10倍，应进行治疗。目前主要有两种治疗方法，开颅动脉瘤夹闭术及血管内弹簧圈栓塞术。动脉瘤颈夹闭术是过去50年直至目前治疗动脉瘤的“金标准”。

Glasgow昏迷评分和Hunt－Hess分级（表7－6）是评估患者的神经功能的常用指标。Hunt－Hess分级与患者预后相关度极高。术前分级为Ⅰ～Ⅱ级的患者经手术治疗，其预后明显好于分级较高的患者。动脉瘤手术的最佳时间取决于患者的临床状态及其他相关因素。临床状态良好的患者应早期手术（即SAH后48～96小时之内）。早期手术时手术致残率增加，而血管痉挛和再出血的发生率要明显降低。而对困难部位的大动脉瘤及临床状态较差的患者应延迟手术（即SAH后10～14天）。目前，血管内介入治疗在动脉瘤治疗中占据了很高比例，一些患者可能在脑血管造影术后立即进行血管内弹簧圈栓塞治疗，对于那些有全身并发症或Hunt－Hess分级较高的患者，这种创伤小的治疗方法更适合。

表7－6　SAH的Hunt－Hess分级

评分	描述
0级	动脉瘤未破裂
1级	无症状，或轻度头痛，轻度颈项强直
2级	中等至重度头痛，颈项强直，除脑神经麻痹无其他神经功能损害
3级	嗜睡或谵妄，轻度定向障碍
4级	昏迷，中等至重度偏瘫
5级	深昏迷，去脑强直，濒死表现

2. 内科治疗　安静、卧床。降低ICP，调控血压，预防CVS，纠正低钠血症，改善全身状况，适当镇静、止吐，预防再出血。

3. 血管内介入治疗　神经介入医师通过动脉导管到达动脉瘤病变部位，填入弹簧圈栓塞动脉瘤。血管内治疗需要选择适合栓塞的动脉瘤，弹簧圈一旦植入就能稳定下来。随着医疗技术的进步，如在载瘤动脉邻近动脉瘤的部位植入支架，扩大了适合进行血管内治疗的动脉瘤的范围。

介入手术创伤小，但是它与开颅手术具有同样严重的并发症，包括再出血、卒中和血管破裂。尽管介入手术的刺激特别小，但仍需要全身麻醉。应该尽量避免喉镜置入时的高血压反应及术中患者的任何体动，避免影响弹簧圈在血管内的植入。应该避免过度通气，因为过度通气将减少CBF，使弹簧圈更难到达动脉瘤病变区域。手术中常规使用肝素，其目的是减少与动脉导管相关的血栓栓塞并发症的危险。应准备好鱼精蛋白，以备动脉瘤破裂或发生渗漏时使用。当神经介入治疗失败后应该迅速转移到手术室进行开颅手术。

4. 外科治疗 开颅手术治疗包括动脉瘤夹闭术、载瘤动脉夹闭及动脉瘤孤立术、动脉瘤包裹术等。

（四）颅内动脉瘤的麻醉

颅内动脉瘤麻醉管理的目标是控制动脉瘤的跨壁压力差，同时保证足够的脑灌注及氧供并避免ICP的急剧变化。另外还应保证术野暴露充分，使脑松弛，因为在手术早期往往出现脑张力增加及水肿。动脉瘤跨壁压力差（TMP）等于瘤内压（动脉压）减去瘤外周压（ICP）。在保证足够脑灌注压的情况下而不使动脉瘤破裂。在动脉瘤夹闭前，血压不应超过术前值。SAH分级高的患者ICP往往增高。另外，脑血肿、脑积水及巨大动脉瘤也会使ICP增高。在硬膜剪开之前应缓慢降颅压，因为ICP迅速下降会使动脉瘤TMP急剧升高。

1. 术前准备 脑动脉瘤的内科治疗包括控制继续出血、防治CVS等。治疗方案要根据患者的临床状态而定。包括降低ICP，控制高血压，预防治疗癫痫，镇静、止吐，控制精神症状。SAH患者可出现水及电解质紊乱，心律失常，血容量不足等，术前应予纠正。除完成相关的脑部影像学检查，术前准备需要完善的检查包括，血常规，心电图，胸部X线片，凝血功能，血电解质，肝、肾功能，血糖等。完成交叉配血试验，对于手术难度大或巨大动脉瘤，应准备足够的血源，并备自体血回收装置。一些患者ECG会显示心肌缺血，高度怀疑心肌损害的患者可以行血清心肌酶和超声心动图检查，必要时请相关科室会诊。

2. 麻醉前用药 对于高度紧张的患者可适当应用镇静剂，但应结合患者具体情况而定，尤其对于有呼吸系统并发症的患者。术前抗胆碱药物的选择要根据患者心率等情况决定，除非患者心动过缓，一般不选择阿托品，因其可使心率过快，增加心脏负担。

3. 麻醉监测 常规监测包括心电图、直接动脉压、脉搏氧饱和度、呼气末二氧化碳分压、经食管核心体温监测、尿量等。对于临床分级差的患者，最好在麻醉诱导前进行直接动脉压监测，明显的心脏疾病需要监测中心静脉压。出血较多者，进行血细胞比容、电解质、血气分析的检查，指导输血、治疗。有些患者需要监测脑电图、体感或运动诱发电位。但至今无前瞻性临床试验表明神经功能监测的有效性。

4. 麻醉诱导 麻醉诱导应力求血流动力学平稳，由于置喉镜、插管、摆体位及上头架等操作的刺激非常强，易引起血压升高而使动脉瘤有破裂的危险。因此在这些操作之前应保证有足够的麻醉深度、良好的肌松，并且血压应控制在合适的范围。对于老年患者或体质较差者可以选择依托咪酯，为防止出现肌阵挛，可预先静注小剂量咪达唑仑或瑞芬太尼。丙泊酚具有诱导迅速平稳、降低CBF、ICP和$CMRO_2$、不干扰脑血管自动调节和CO_2反应性等特点，是目前诱导用药的首选。选择起效较快的非去极化肌肉松弛药，如罗库溴铵可以迅速完成气管插管。另外在上头钉的部位行局部浸润麻醉是一种简单有效地减轻血流动力学波动的方法。若ICP明显升高或监测体感诱发电位时宜选用全凭静脉麻醉。

5. 麻醉维持 麻醉维持原则是保持正常脑灌注压；防治脑缺氧和水肿；降低跨壁压。保证足够的脑松弛，为术者提供良好的手术条件。同时兼顾电生理监测的需要。

全诱导后不同阶段的刺激强度差异可导致患者的血压波动，在摆体位、上头架、切皮、去骨片、缝皮这些操作时，应保持足够的麻醉深度。切皮前用长效局部麻醉药行切口部位的局部浸润麻醉。术中如不需要电生理监测，静吸复合麻醉可以达到满意的麻醉效果。

减小脑容积可以使术野暴露更充分，使脑松弛，为夹闭动脉瘤提供便利。为了保持良好的脑松弛度，术前腰穿置管用于术中脑脊液引流是动脉瘤手术较常用的方法，术中应与术者保持良好沟通，观察引流量，及时打开或停止引流。为避免脑的移位及血流动力学改变，引流应缓慢，并需控制引流量。维持$PaCO_2$在30～35mmHg有利于防止脑肿胀。也可以通过静脉注射甘露醇0.5～1g/kg或合用呋塞米（10～20mg，静注）使脑容积减小。甘露醇的作用高峰在静脉注射后20～30分钟，判断其效果的标准是脑松弛度而非尿量。甘露醇增加脑血流量，降低脑组织含水量。早期ICP降低可能说明脑血管代偿性收缩以使脑血流恢复正常。

术中合理使用糖皮质激素及甘露醇，预防脑水肿，使用抗癫痫药物预防术后癫痫发作。

6. 麻醉恢复和苏醒 在无拔管禁忌的患者，术后早期苏醒有利于进行神经系统评估，便于进一步的诊断治疗。苏醒期常出现高血压。轻度高血压可以提高脑灌注，这对预防CVS有益。血压比术前基础值增高20% ~30%时颅内出血的发生率增加，对有高血压病史的患者，苏醒及拔管期间可以应用心血管活性药物控制血压和心率，避免血压过高引起心脑血管并发症。术中使用短效阿片类镇痛药维持麻醉者，应在停药后及时追加镇痛药，可以选择曲马朵或小剂量芬太尼、苏芬太尼等，同时应注意药物对呼吸的抑制。预防性应用适宜的止吐药也可避免手术结束后患者出现恶心、呕吐，引起高血压。对术前Hunt - Hess分级为3 ~4级或在术中出现并发症的患者，术后不宜立即拔管，应保留气管导管回ICU并行机械通气。严重的患者术后需要加强心肺及全身支持治疗。

（五）颅内动脉瘤麻醉的特殊问题

1. 诱发电位监测 大脑皮层体感诱发电位及运动诱发电位可用来监测大脑功能。通过诱发电位监测脑缺血可以指导外科操作及循环管理。进行神经生理监测时，首选全凭静脉麻醉，因为其对诱发电位描记的干扰较吸入麻醉小。运动诱发电位监测要求不使用肌肉松弛药，目前多联合应用丙泊酚和瑞芬太尼静脉麻醉，既能满足监测需要，也能很好抑制呼吸以维持机械通气。

2. 术中造影 为提高手术质量，确保动脉瘤夹闭的彻底，术中造影是最有效的方法。动脉置管术中造影需在手术开始前放置导管，使手术时间延长，对患者创伤较大。术中吲哚菁绿荧光血管造影使显微手术操作和荧光血管造影可以同时进行。该技术一经出现，即在神经外科领域得到迅速推广。能在术中判断动脉瘤是否完全夹闭，载瘤动脉及其分支血管是否通畅等，通常术者在造影后1分钟以内即能做出判断。在荧光剂注射后会出现部分患者几秒钟的脉搏血氧饱和度降低。少数患者可能出现对吲哚菁绿的过敏反应，应予以注意。

3. 载瘤动脉临时阻断术 在处理巨大动脉瘤或复杂动脉瘤时，为减少出血，便于分离瘤体，常会使用包括对载瘤动脉近端夹闭在内的临时阻断技术，阻断前应保持血压在120 ~130mmHg，以最大限度保证脑供血。

4. 预防脑血管痉挛 动脉瘤破裂SAH后，30% ~50%的患者可出现CVS，手术后发生率更高。预防措施包括维持正常的血压，避免血容量不足，围手术期静脉注射尼莫地平，动脉瘤夹闭后，局部使用罂粟碱或尼莫地平浸泡等。

5. 控制性降压 降低动脉瘤供血动脉的灌注压可以减小动脉瘤壁的压力并使手术时夹闭动脉瘤更易操作。另外，如果动脉瘤破裂会更易止血。但是目前，随着神经外科医师技术的提高，以往常用的控制性降压技术目前不再常规使用。低血压虽然有助于夹闭动脉瘤，但可能破坏脑灌注，尤其是在容量不足情况下，使CVS发生率增加导致预后不良。大多数神经外科医师通过暂时夹闭动脉瘤邻近的供血动脉的方法达到“局部降低血压”的效果。有些是3 ~5分钟短期多次夹闭，但另外一些医师发现多次夹闭可能会损伤血管而采用5 ~10分钟的时间段。血压应保持在正常范围或稍高于正常水平以增大其他部位的血流量。但应避免暂时夹闭后尚未处理的动脉瘤直接处于血压过高的状态。

6. 术中动脉瘤破裂 术中一旦发生动脉瘤破裂，必须迅速补充血容量，可采用短暂控制性降压，以减少出血。如短时间内大量出血，会使血压急剧下降，此时可适当减浅麻醉，快速补液，输血首先选择术野回收的红细胞，其次可以适当补充异体红细胞及新鲜血浆。如血压过低可以使用血管收缩药维持血压。出血汹涌时可以采用两个负压吸引器同时回收血液，注意肝素的滴速，避免回收血凝固，回收的红细胞可加压输注。已有的大量病例证实，术野自体血液回收是挽救大出血患者生命的有力措施，术前应做好充分准备。

7. 低温 低温麻醉会使麻醉药代谢降低，苏醒延迟，增加术后心肌缺血、伤口感染及寒战发生率。在研究中采用低温麻醉实施动脉瘤夹闭术并未发现有益。

四、颈动脉内膜剥脱术的麻醉

近年来，脑血管疾病和脑卒中是仅次于心脏病和肿瘤的第三大死亡原因。有报道，30% ~60%的缺血性脑血管病的发生归因于颈动脉狭窄。颈动脉内膜剥脱术（carotid endarterectomy，CEA）作为治疗颈动脉狭窄的金标准一直沿用至今。颈动脉狭窄通常是由于动脉硬化性疾病引起，患者在围手术期存在各种并发症，最重要的是源于心脑血管的并发症。因此，麻醉医师要了解相关知识，重点考虑对于患者理想的围手术期管理，包括患者的选择，麻醉技术、脑功能监测和脑保护。

（一）CEA 手术适应证和禁忌证

1. 手术适应证　具体如下。

（1）短暂性脑缺血发作（TIA）：①多发 TIA，相关颈动脉狭窄；②单次 TIA，相关颈动脉狭窄≥70%；③颈动脉软性粥样硬化斑或有溃疡形成；④抗血小板治疗无效；⑤术者以往对此类患者手术的严重并发症（卒中和死亡）率 <6%。

（2）轻、中度卒中：相关颈动脉狭窄。

（3）无症状颈动脉狭窄：①狭窄≥70%；②软性粥样硬化斑或有溃疡形成；③术者以往对此类患者手术的严重并发症率 <3%。

2. 手术禁忌证　具体如下。

（1）重度卒中，伴意识改变和（或）严重功能障碍。

（2）脑梗死急性期。

（3）颈动脉闭塞，且闭塞远端颈内动脉不显影。

（4）持久性神经功能缺失。

（5）6 个月内有心肌梗死，或有难以控制的严重高血压、心力衰竭。

（6）全身情况差，不能耐受手术。

3. 手术时机　具体如下。

（1）择期手术：①短暂性脑缺血发作；②无症状性狭窄；③卒中后稳定期。

（2）延期手术：①轻、中度急性卒中；②症状波动的卒中。

（3）急诊（或尽早）手术：①颈动脉重度狭窄伴血流延迟；②颈动脉狭窄伴血栓形成；③TIA 频繁发作；④颈部杂音突然消失。一旦发现异常 EEG 或任何神经功能改变的征兆，必须立即进行干预，以防发生永久性脑损伤。

（二）术前评估及准备

1. 病史　如下所述。

（1）了解患者既往脑梗死面积、时间等，病变部位和程度、对侧颈动脉病变和 Willis 环是否完整。

（2）患者心肺功能、手术耐受性等。近期脑梗死发作、冠状动脉供血不足、慢性阻塞性肺疾病、双侧颈内动脉严重狭窄、对侧颈内动脉闭塞、颈动脉分叉位置高和 Willis 环不完整被认为是颈动脉手术的高危患者。

2. 术前检查　如下所述。

（1）心脏超声检查：动脉硬化病变具有全身性、进行性加重的特点。CEA 术患者常常患有冠状动脉硬化性心脏病，也是患者早期和晚期死亡的首要原因。

（2）肺功能检查。

（3）双侧颈动脉多普勒超声。

（4）CTA、DSA 和 Willis 环检查明确诊断和评估手术风险和疗效。

3. 增加手术风险的因素　如下所述。

（1）内科危险因素：如心绞痛、6 个月内心肌梗死、充血性心力衰竭、严重高血压（>180/110mmHg）、慢性阻塞性肺疾病、年龄 >70 岁、严重糖尿病等。

（2）神经科危险因素：进行性神经功能缺损、术前 24 小时内新出现神经功能缺损、广泛性脑缺血、发生在术前 7 天之内的完全性脑梗死、多发脑梗死病史、不能用抗凝剂控制的频繁 TIA（逐渐增强 TIA）。

（3）血管造影的危险因素：对侧颈内动脉闭塞、虹吸部狭窄、血栓在颈内动脉远端延伸 >3cm 或在颈总动脉近端延伸 >5cm、颈总动脉分叉在 C_2 水平并伴短且厚的颈部、起源于溃疡部位的软血栓、颈部放疗病史。

4. 术前准备　如下所述。

(1) 改善心脏功能：颈动脉狭窄的患者常伴有冠状动脉狭窄，术前检查若有严重心肌缺血，应做心血管造影，排除冠状动脉狭窄，并行介入治疗后再行 CEA，以防止术后出现心功能不全和心搏骤停，降低死亡率。心脏治疗药物服到手术当日，如无禁忌阿司匹林不停药。

(2) 控制血压和血糖：有效的抗高血压治疗可以改善脑血流，恢复脑的自动调节机制，术前宜将血压控制在理想范围，但应避免快速激烈的降压治疗，否则可损伤脑的侧支循环，加重脑局部缺血。

（三）麻醉方法

CEA 术麻醉管理原则在于保护心、脑等重要器官不遭受缺血性损害，维护全身及颅脑循环稳定，消除手术疼痛和缓解应激反应。保证患者术毕清醒以便进行神经学检查。CEA 术可以在全身麻醉、区域阻滞或局部浸润麻醉下进行。

1. 区域麻醉　颈动脉剥脱术的麻醉需要阻滞 C_{2-4} 的神经根。有报道应用颈部硬膜外阻滞及局部浸润麻醉，但最主要的麻醉方法是颈浅丛及颈深丛阻滞，可以单独或联合应用。此种麻醉方法的优点在于：可实时对清醒患者的神经功能进行连续评估，避免昂贵的脑监测，减少对分流术的需要，血压更稳定，减少血管收缩药物的应用；降低住院费用等。

颈深丛及浅丛阻滞是内膜剥脱术最常用的区域麻醉。沿胸锁乳突肌后缘皮下注射局部麻醉药以阻滞颈丛从该处发出的支配颈部外侧皮肤的浅支。颈深丛阻滞是在椎旁对 C_{2-4} 的横突部位注入局部麻醉药进行神经根阻滞。包括将局部麻醉药注入椎间孔（横突）以阻滞颈部肌肉、筋膜和邻近的枕大神经。颈浅丛阻滞即沿胸锁乳突肌后缘行局部麻醉。这种方法局部麻醉药吸收慢，可以提供良好的肌松，但操作复杂，危险系数高。有大约一半的患者出现膈神经阻滞。若阻断星状神经节或喉返神经则可能分别出现 Horner 综合征或声带麻痹。若局部麻醉药误入血管则可能导致癫痫发作。也有误入硬膜外或蛛网膜下隙的报道。

许多前瞻性随机试验已经证实颈浅丛及颈深丛麻醉均可阻滞 C_{2-4} 的皮区，但仍需术者在术区行局部麻醉。对 7 558 位至少行颈深丛阻滞的患者及 2 533 位行颈浅丛阻滞的患者进行 Meta 分析显示这两种方法的并发症均很少。两组严重并发症（如卒中、死亡、颈部血肿、心肺相关并发症等）的发生率（颈深丛与颈浅丛阻滞分别为 4.72% 和 4.18%，$P > 0.05$）基本相同。阻滞相关并发症仅在颈深丛组进行研究，包括误入血管及呼吸抑制，后者可能由膈神经或喉返神经阻滞引起。阻滞失败或患者紧张时可改为全身麻醉。

颈丛阻滞应尽量选择作用时间长且毒性小的局部麻醉药物，如左旋布比卡因和罗哌卡因。区域阻滞麻醉的同时小剂量多次静脉给予芬太尼 10～25μg 和（或）咪达唑仑 0.5～2mg 予以镇静，使患者感觉舒适并能合作。也可以选择丙泊酚 0.3～0.5mg/kg 静脉间断给予，或 1～5mg/（kg·h）小剂量持续给药。术中严格控制镇静药用量以保证术中进行持续的神经功能监测。要监测患者的觉醒程度、言语以及对侧肢体力量。因术中可能出现紧急情况，应做好转为全身麻醉的一切准备。

2. 全身麻醉　全身麻醉是 CEA 术采用最多的麻醉方式，具有保持患者的舒适体位，减轻心理负担，易于控制通气，降低脑代谢，增加脑对缺氧的耐受性等优点。

全身麻醉诱导应该平稳，可应用艾司洛尔以控制喉镜和气管插管过程中的血压心率波动，丙泊酚、依托咪酯、咪达唑仑均可用于诱导，可给予阿片类药物提供镇痛。所有非去极化肌肉松弛药均可达到插管时所需的肌松，无使用琥珀胆碱禁忌。麻醉维持通常使用吸入麻醉药（异氟烷、地氟烷或七氟烷）复合静脉阿片类镇痛药维持。瑞芬太尼广泛用于 CEA 手术，其短时效便于控制麻醉深度，促进迅速苏醒，特别是在结合使用短效的吸入麻醉药如地氟烷和七氟烷时。全身麻醉需要在手术结束后尽早让患者清醒以进行神经功能评估。

3. 全身麻醉与区域麻醉（或局部麻醉）的比较　CEA 术可以采用全身麻醉或局部麻醉，这两种方法各有优缺点。一些研究报道，与全身麻醉相比，颈丛阻滞可明显降低严重心脏不良事件的发生率，且血流动力学更加稳定。患者同侧脑血流更好，耐受颈动脉阻断的时间更长，但其可能的缺点是在紧急情况下不易控制通气道，术中血压波动比较明显，血中儿茶酚胺水平较高；要求患者能够主动配合才能完成手术。全身麻醉能够更有利于气道管理、安静的手术野，当缺血发生时可提高血压提供最大脑灌注；便于采取术中脑保护措施。缺点是不能完全准确的判定脑灌注的状态，特别是在颈动脉夹闭时。最近有学者提出全身麻醉术中唤醒的麻醉方法以综合全身麻醉与局部麻醉两种麻醉方法的优点，而避开其缺点。

CEA 术中，若出现脑血流灌注不足，需要术中采取搭桥术，此时最好采用全身麻醉。据报道，全身麻醉时采取搭桥术有 19% ~83%，而局部麻醉下仅为 9% ~19%。全身麻醉时采取搭桥术居多，与监测脑血流灌注不足的方法有关。与局部麻醉下清醒进行神经功能评估相较，全身麻醉时的仪器监测特异性低。另外这也与全身麻醉药有关。全身麻醉时搭桥术的增多是否会使危险因素增加，目前尚未明了。局部麻醉也有其优越性，对合并有一些内科疾病的患者列为首选。

直至目前，很多研究致力于比较全身麻醉与局部麻醉对预后的影响，如术后新发卒中、心肌梗死的发生率、死亡率，但尚未发现有何不同。目前有研究进行颈部手术行全身麻醉与局部麻醉的比较，从多家医院随机选取 3 526 位行颈动脉内膜剥脱术的患者进行研究分析（表 7 -7）。两组术前并发症与危险因素相似。结果显示，与全身麻醉相比，局部麻醉术中分流及血压控制少，但是术后出现卒中、心肌梗死或死亡的发生率两组相比无差异。最终选择应取决于患者的适应能力和愿望、外科和麻醉医师的经验和技术，以及脑灌注监测的状况。

表 7 -7 颈动脉内膜剥除术全身麻醉与区域麻醉（或局部麻醉）优缺点分析

	区域麻醉（或局部麻醉）	全身麻醉
优点	患者清醒，可直接行神经功能评估	术中患者舒适
	血流动力学稳定	大多数患者适用
	术后疼痛易控制	气道管理更方便
	术中一般不需采取搭桥术	可给予脑保护药物
缺点	不适合所有的患者	术中多需要采取搭桥术
	可能需要气道管理	血流动力学不稳定
		术后恶心、呕吐

（四）术中管理

1. 手术相关的病理生理学改变　颈总动脉邻近组织的分离和牵拉或直接刺激颈动脉窦常引起减压反射，导致剧烈的血流动力学变化，甚至冠状动脉痉挛。颈动脉窦附近常规注射 2% 利多卡因 1 ~2mL 可有一定的预防作用。

（1）过度挤压、牵拉颈动脉还可引起粥样斑块脱落，导致脑梗死。

（2）阻断并纵形剪开颈动脉后，在颈动脉窦内分布的Ⅰ、Ⅱ型压力感受器通过舌咽神经迅速将低压信号上传至孤束核，触发中枢性缩血管效应，导致血压急剧升高。与此同时，颈动脉血氧分压迅速下降，并通过颈动脉体内的化学感受器经上述通路将低氧信号上传，从而加剧中枢性缩血管效应，导致心脏的前、后负荷增加。在此过程中，粥样硬化内膜的粗暴剥离、动脉弹性纤维层的暴露（目前认为也有神经分布）也可能促进上述感受器的兴奋，导致血压升高。

（3）颈动脉阻断期间必须经常对区域麻醉患者进行神经系统检查，或应用 EEG 对全身麻醉患者进行。

2. 脑功能的监测　在术中阻断一侧颈动脉后对脑血流及脑功能的监测是避免术后卒中及死亡率的较理想方法。虽然常规采取搭桥术时可以不监测脑灌注情况，但在搭桥术时很可能会使斑块脱落而造成脑梗死。大部分医院常应用选择性搭桥术，并进行监测以发现脑灌注不足等情况。对于局部麻醉行 CEA 术的患者，监测神经功能的变化是判断脑灌注是否充足的金标准。神经功能测试简单精确，但并不是对每位患者均适用。

全身麻醉醉患者应用仪器进行监测，包括脑电图、诱发电位、残端压及近红外线光谱分析等。脑电图及诱发电位均依靠检测神经活性的改变而判断脑血流量是否不足。这些监测手段比较可靠并可提供相对连续的信息，但需要专业人员进行判读，由于假阳性率较高使得许多患者接受了不必要的搭桥术。经颅多普勒可检测脑内大血管的血流速度。但是目前由于专业技术人员的限制，很难有明确的标准判定脑灌注不足。残端压测量的是颈总及颈外动脉阻塞后颈内动脉远端的压力，反映了 Willis 环的压力。虽然残端压的测量比较简单，但连续监测就很困难。另外，近红外线光谱分析可以检测脑内血氧饱和度。这种方法简单，可以进行连续监测，并且不需要专业人员培训，但这是项新技术，且目前尚未发现是否能够检测出脑灌注不足。

（1）颈内动脉残端压（carotid artery stump pressure，CSP）：代表对侧颈动脉和椎基底动脉系统的 Willis 血管环侧支循环对患者血压的代偿情况。通常情况下，颈内动脉残端压低于 50mmHg 则意味着低灌注。

（2）EEG：可对皮层神经元的电活动进行持续监测，其波形的减慢和衰减常反映同侧大脑皮层的缺血。一般认为，当脑血流降至 0.15mL/（g·min）以下时，大脑将发生缺血损伤，EEG 也将发生改变，此时应适当提升血压；如 EEG 仍无改善，则应考虑放置转流管。但越来越多的证据表明，EEG 监测有许多局限性，如无法监测皮层下损伤、假阳性率较高、对有脑梗死史的患者敏感性差、全身麻醉药物可影响 EEG 等。

（3）TCD：是目前应用最为广泛的无创脑血流监测方法，通过颞窗探头可以连续观察到大脑中动脉的血流速度变化。阻断颈动脉后应用 TCD 技术可连续的对 Willis 环的各个组成动脉进行血流监测，可弥补测颈内动脉残端压的一些不足。

（4）诱发电位：是基于感觉皮层对外周感觉神经受刺激后产生的电冲动反应。感觉皮层基本上由大脑中动脉供血，在颈动脉夹闭时有受损的危险。诱发电位振幅下降超过 50% 或潜伏期延长 >10%，则提示有脑缺血发生，需放置转流管。但麻醉药物、低温以及低血压可以显著影响诱发电位监测结果。

（5）局部脑血流量测定：通过经静脉或同侧颈动脉内注射放射性元素氙，并在大脑中动脉供血的同侧大脑皮质区域放置探测器分析放射性衰变而获得。通常在夹闭前、夹闭时或夹闭后即刻进行测量。与脑电图的联合应用，可以获得脑缺血的脑血流量和脑电图变化并得到不同麻醉药物的临界局部脑血流量。

3. 脑保护措施　良好的脑保护措施、预防脑缺血损伤是手术成功的关键之一。

（1）手术方面

1）在维持理想血压的前提下先试验性阻断颈动脉，测量其阻断远端血压，如血压高于 50mmHg，即开始重建血管，如血压低于 50mmHg，则考虑在临时旁路下行血管重建。置放临时旁路分流管能够保证术中足够的脑灌注，使患侧脑组织血供不受明显影响。但可增加血栓形成的危险。

2）手术中应注意充分灌洗剥脱的血管，并采取颈内与颈外动脉开放反冲，以防止残存的碎屑在血流开放后脱落引起脑栓塞。

3）开放前静脉注射 20% 甘露醇 200～250mL。开放后即刻头部抬高 10°～20°，减轻脑组织水肿。

4）血管吻合完毕后，按顺序依次开放颈总动脉、颈外动脉及其分支，最后开放颈内动脉，可以避免栓子进入颈内动脉引起缺血性脑卒中。

（2）生理方面

1）低温：头部温度降至34℃，可明显增加缺血期的安全性。但要注意恢复期很多患者出现寒战，从而增加心肌氧耗并促使心肌缺血的发生。并不推荐常规使用。

2）二氧化碳：颈动脉阻断期间诱导性高碳酸血症可扩张脑血管，改善脑缺血区域的血供，但研究表明它具有脑窃血效应，可引起对侧半球血管扩张，加重同侧脑缺血，因此目前仍主张维持 $P_{ET}CO_2$ 在正常范围。

3）血糖：术中监测血糖，控制血糖在正常范围。

4）高血压：在缺血期间，自动调节功能被破坏，脑血流对灌注压的依赖变得更加明显。应保持正常或稍高的血压水平。

5）血液稀释：脑缺血期间理想的血细胞比容约为30%，对CEA患者应该避免血细胞比容过高。

（3）围手术期处理

1）手术前2天、术中和术后用尼莫地平0.2mg/（kg·d），以1mg/h速度静脉泵入以扩张脑血管，增加脑血供。

2）麻醉选择有脑保护作用的静脉麻醉药丙泊酚。丙泊酚控制性降压幅度达30%～40%时，$SjvO_2$不仅未降低，反而升高，显示了丙泊酚在脑低灌注状态时的明显的脑保护作用。

3）术中静脉注射地塞米松10mg，稳定细胞膜。

4）血管分离完毕静脉内注入肝素0.5～1mg/kg，全身肝素化。

（五）术后并发症及处理

1. 脑卒中和死亡的相关危险因素　年龄>75岁、对侧颈动脉闭塞、颅内动脉狭窄、高血压（舒张压>90mmHg）、有心绞痛史、糖尿病、CT和MRI有相应的脑梗死灶、术前抗血小板药物用量不足等。

（1）手术因素：内膜剥脱术后急性血栓形成造成颈动脉闭塞；内膜剥脱时脱落的栓子造成脑栓塞；术中阻断颈动脉时间过久造成脑梗死。

（2）防治：术前合理评估高危患者；尽量减少术中脑缺血时间。

（3）维持围手术期血压平稳。

2. 过度灌注综合征　具体如下。

（1）过度灌注综合征多发生于术后1～5天，这是由于术前颈动脉高度狭窄，狭窄远端的大脑半球存在慢性灌注不全，大脑血管扩张以弥补血流灌注不足的影响。当严重狭窄解除后，正常或过高的血流灌注进入扩张的失去收缩调节能力的大脑半球，脑血管持续扩张，引起血浆或血液外渗，导致脑水肿或脑出血。

（2）处理：术后严格控制高血压，最好不用脑血管扩张药，慎用抗凝及抗血小板药物，严密监测神经功能的变化。应常规给予甘露醇以减轻脑水肿。

3. 高血压　CEA术后高血压可能与手术引起颈动脉压力感受器敏感性异常有关。积极将血压控制术前水平，收缩压理想值为110～150mmHg，慢性严重高血压者可耐受较高血压。短效药物往往安全有效。

4. 低血压　CEA术后低血压可能机制在于粥样斑块去除后，完整的颈动脉窦对升高的血压产生的反应。此类患者对液体疗法、血管加压药的反应较好，可以通过在颈动脉窦内注入局部麻醉药而抑制。要排除心源性休克，加大补液量，严重者给予升压药。术后需要持续小心地监测血压、心率和氧供。

5. 血管再狭窄　常见远期并发症之一。

血管再狭窄是常见远期并发症之一。是动脉内膜切除后的一种损伤反应，涉及平滑肌细胞、血小板、凝血因子、炎细胞和血浆蛋白之间复杂的相互作用。术后给予小剂量阿司匹林抗凝，同时治疗全身动脉粥样硬化及高血压、糖尿病等并发症有利于再狭窄的预防。

五、垂体瘤手术的麻醉

垂体腺瘤是常见的颅内肿瘤之一，占颅内肿瘤的8%～15%，发病率仅次于胶质瘤和脑膜瘤，占颅内肿瘤的第三位。男女比例约为1∶2，成年人多发，青春期前发病者罕见。垂体腺瘤按照分泌激素类型可分为高功能腺瘤和无功能腺瘤，高功能腺瘤又包括生长素腺瘤、泌乳素腺瘤、皮质激素腺瘤、生殖腺瘤、甲状腺素腺瘤。有相当部分的垂体腺瘤分泌两种或两种以上的激素，有报道68%的生长素腺瘤同时分泌生长激素和泌乳素，仅32%只分泌生长激素；而97%的泌乳素型垂体腺瘤只单纯分泌泌乳素，不复合分泌其他激素。通常认为垂体腺瘤是良性颅内占位性病变，易复发，但垂体瘤也有恶性，如垂体后叶细胞瘤，非常少见。

（一）垂体腺瘤的发病机制

垂体腺瘤的发病机制有两种假说：下丘脑假说和垂体假说。前者认为，垂体腺瘤是控制垂体前叶功能的下丘脑功能紊乱或正常生理调节机制缺失所致；后者则认为是垂体自身细胞发生改变的结果。

目前认为，垂体腺瘤发展可以分为两个阶段：首先垂体细胞发生突变，然后在内外因素作用下突变的细胞异常增生，发展成垂体腺瘤。可以用单克隆细胞异常增殖来解释。目前还未找到垂体腺瘤真正的发病机制。

（二）垂体腺瘤的临床表现（表7-8）

在垂体腺瘤早期，往往因为肿瘤较小，临床上没有任何颅内占位症状，仅出现内分泌改变症状，常被患者忽视。随着瘤体的增大，内分泌改变症状凸显，主要表现：①垂体本身受压症群，造成其他垂体促激素的减少和相应周围靶腺体的萎缩，表现为生殖功能低下，和（或）继发性甲状腺功能低下、和（或）继发性肾上腺皮质功能低下等；②垂体周围组织受压症群，主要压迫视交叉，此类患者可能存在颅内高压。表现为视力减退、视野缺损和眼底改变等，还可因肿瘤生长到鞍外，压迫颈内动脉、Willis动脉环等组织产生血管神经性头痛；③垂体前叶功能亢进综合征，以高泌乳素血症、肢端肥大症和皮质醇增多症多见。

表7-8　垂体瘤分型及临床表现

垂体腺瘤分型	分泌激素	临床表现
生长素腺瘤	GH和PRL	巨人症，肢端肥大症
泌乳素腺瘤	PRL	男：阳痿，性腺功能下降
		女：溢乳-闭经-不孕
皮质激素腺瘤	ACTH	Cushing综合征
	αMSH	Nelson综合征
生殖腺瘤	FSH/LH	性腺功能减退
甲状腺素腺瘤	TSH	（中枢性）甲状腺功能亢进

在垂体腺瘤的大小诊断标准中，Hardy（1969）提出直径10mm以下者为微腺瘤，10mm以上者为大腺瘤。Grote（1982）提出肿瘤直径超过40mm者为巨大腺瘤。相当比例的垂体腺瘤都表现为一种或几种激素异常分泌增多。

（三）常见类型垂体腺瘤的麻醉管理

垂体腺瘤患者的临床症状表现多样，尽管内分泌紊乱所致的独一无二的表现很容易被发现，如库欣病和肢端肥大症，但理想的麻醉管理需要充分理解每一位患者的内分泌及复杂的病理生理。所有患者都需要慎重的术前评估，有很多种可行的麻醉方案供选择，但麻醉药物的最终选择应该是个体化的。

1. 泌乳素型垂体腺瘤　此型腺瘤是最常见的垂体腺瘤，占所有垂体腺瘤的50%以上。高泌乳素血症是最常见的下丘脑，垂体紊乱表现。泌乳素型垂体腺瘤的65%为小泌乳素瘤，发生于女性，其余35%腺瘤男女均可发生。除鞍区神经占位压迫症状外，男性表现为性功能减退，女性表现为“溢乳-闭经-不孕”三联征。

高泌乳素功能腺瘤，相关激素合成或分泌不足，导致不同程度的代谢失常及有关脏器功能障碍，应激水平相对低下，对手术和麻醉的耐受性差，术前应补充糖皮质激素，以提高机体对药物的反应性。麻醉诱导、麻醉维持可适当减低镇静、镇痛药物剂量，术中亦可追加糖皮质类激素。此型腺瘤的麻醉苏醒期也较其他类型为长。

2. 生长素型垂体腺瘤　此型腺瘤起病隐匿，逐渐出现手足增大、鼻唇增大增厚、皮肤粗厚、皮质骨增厚、下颌骨增长等特有面容，从症状出现到最终确诊，平均6~7年，初次就诊原因通常为腕管综合征或出现视野缺损。随着病程的延长，此型患者均伴有不同程度的血压增高、心律失常，出现左心室肥厚、瓣膜关闭不全等心脏器质性改变的患者，手术后激素水平可逐步恢复正常，但心脏器质性改变已不可逆转。

麻醉前访视应充分评估气道，准备困难气道的应对措施。由于舌体肥厚、会厌宽垂，还有下颚骨过度增长，导致咬合不正、颅骨变形，即使应用最大号喉镜片也不能充分推开舌体，全部置入喉镜片也感提升会厌吃力，声门常常暴露困难。国外一项回顾研究显示，746 例经蝶入路垂体腺瘤患者有 28 例遇到困难气道问题，占 3.8%，发生率并不比普通外科困难气道发生率高，但在垂体腺瘤患者当中，生长素型患者困难气道的发生率是其他类型垂体腺瘤患者的 3 倍。生长素型垂体腺瘤患者困难气道的发生与性别、肿瘤大小无关。

应激反应主要由交感－肾上腺髓质系统和下丘脑－垂体，肾上腺皮质系统参与，可见垂体是应激反应的重要环节。此型腺瘤患者麻醉诱导、麻醉维持阶段的镇静镇痛要求较高，可能与高生长激素血症、高代谢有关，也可能与骨质增厚导致外科有创操作困难、耗时长久有关。

垂体依赖性血糖升高，系因垂体占位病变造成中枢性内分泌激素分泌异常，可出现糖尿病的临床表现，也有人认为垂体瘤性高血糖是由抗激素因子存在引起的。糖代谢的紊乱是影响神经功能恢复的重要风险因素，高血糖可以加重乳酸酸中毒，造成脑继发损害。术中动态监测血糖水平，必要时给予胰岛素进行干预，有利于术中脑保护及术后脑功能的恢复，对缺血性脑损伤有明显的保护作用。

3. 皮质激素腺瘤　典型的皮质激素腺瘤患者表现为库欣综合征，是由于腺垂体的促皮质激素腺瘤引起的皮质醇增多症的一种表现形式，男女比例约为 1 ∶ 5，女性主要集中在孕产期年龄阶段，大于 7 岁的儿童若合并有库欣综合征，则多患有垂体瘤，反之，小于 7 岁的儿童若合并有库欣综合征，则多提示肾上腺肿瘤。1912 年 Haevey Cushing 首次报道并定义之，并且揭示了库欣综合征患者中，接近 80% 的患者是由于垂体 ACTH 分泌增多引起的，其余 20% 是由于异位存在 ACTH 分泌功能的肿瘤，如：燕麦细胞癌、支气管肿瘤、胰岛细胞瘤、嗜铬细胞瘤。

与生长素腺瘤基本一致，此型应激反应更剧烈，增加麻醉深度，并辅以尼莫地平、艾司洛尔等维护循环稳定，将应激反应控制在一定程度内，保证内环境稳定，减少内分泌并发症，避免过强过久的应激反应造成机体损伤，深麻醉恐是不二选择。

术中应动态监测血糖水平，将血糖控制在 12mmol/L 以内，加深麻醉以削弱外科操作引起的强烈应激反应，可降低交感神经－下丘脑－肾上腺轴的反应性，使糖异生减少，抑制无氧酵解增多导致的乳酸生成；逆转应激状态下机体胰岛素受体敏感性的下降，减弱血糖升高的趋势，稳定糖代谢，有利于术后脑功能恢复。

六、神经外科术中唤醒麻醉

近年来，随着神经影像学、神经导航及术中神经电生理监测技术在临床的应用和发展，神经外科手术已经从传统的解剖学模式向现代解剖－功能模式转化，从而大大提高了手术质量并显著改善了手术效果。在术中唤醒状态下，应用电刺激技术进行脑功能监测，是目前在尽可能切除脑功能区病灶的同时保护脑功能的有效方法。通过术中直接电刺激判断大脑功能区，对全身麻醉术中唤醒技术的要求很高，这种麻醉方法既需要患者开、关颅过程中镇痛充分、能够耐受手术从而在麻醉与清醒过程中平稳过渡，又需要患者术中大脑皮质电刺激时维持清醒状态，配合神经功能测试；而且在手术中有效控制气道，不发生呼吸抑制，同时保证患者的舒适性而不误吸、无肢体乱动。目前的麻醉方法主要有静脉全身麻醉或清醒镇静术，复合手术切口局部麻醉或区域神经阻滞麻醉。

（一）术中唤醒麻醉适应证和禁忌证

1. 术中唤醒麻醉适应证　包括脑功能区占位；功能区顽固性癫痫；脑深部核团和传导束定位；难治性中枢性疼痛的手术治疗。

2. 术中唤醒麻醉禁忌证　包括术前严重颅内高压，已有脑疝者；术前有意识、认知障碍者；术前沟通交流障碍，有严重失语，包括命名性、运动性以及传导性失语，造成术前医患之间的沟通障碍，也难以完成术中的神经功能监测；合并严重呼吸系统疾病和长期大量吸烟者；枕下后颅窝入路手术需要俯卧位者；病理性肥胖，BMI $>35kg/m^2$，合并有肥胖性低通气综合征及阻塞性睡眠呼吸暂停综合征；不能耐受长时间固定体位的，如合并脊柱炎、关节炎患者；对手术极度焦虑恐惧，手术期间不合作者；无经验的外科医师和麻醉医师。

（二）唤醒麻醉方法与实施

1. 麻醉前访视与医患沟通　麻醉前一天麻醉医师进行麻醉前访视，设法解除患者的紧张焦虑情绪，恰当阐明手术目的、麻醉方式、手术体位，以及麻醉或手术中可能出现的不适等情况，针对存在的顾虑和疑问进行说明，以取得患者信任，争取麻醉中的充分合作。对过度紧张而不能自控的患者应视为唤醒麻醉的禁忌证。

2. 麻醉前准备　麻醉前对气道的评估极为重要。对于合并困难气道、上呼吸道感染、未经控制的肺病患者应视为唤醒麻醉的禁忌证。癫痫、颅内肿瘤、运动障碍病及中枢性疼痛患者，术前常已接受一系列药物治疗，麻醉前除了全面检查药物治疗的效果外，还应重点考虑某些药物与麻醉药物之间存在的相互作用。

麻醉前用药目的为解除患者的焦虑，充分镇静和产生遗忘；抑制呼吸道腺体分泌；预防术后恶心呕吐；预防术中癫痫发作等。常用药物包括苯二氮䓬类药、抗呕吐药、抗癫痫药、抗胆碱药等。

3. 手术体位摆放　唤醒麻醉手术最适宜体位为侧卧位，便于呼吸管理和术中监测。体位摆放既要充分考虑患者的舒适性和安全性，又要照顾术者手术操作的方便与舒适。头部应高于心脏平面，降低双侧颈静脉压和 ICP。避免过度扭转颈部防止发生静脉回流和通气障碍，同时避免颈部关节及神经损伤。头架固定后，防止颈部肌肉过度牵拉损伤臂丛神经，同时缓解头架的压力。手术体位摆好后铺放手术单，应保证患者眼前视野开阔，减轻患者焦虑心情。

4. 头部神经阻滞与切口局部浸润麻醉　如下所述。

（1）头部神经支配与分布：头部伤害性知觉传入纤维主要源于三叉神经，也有发自面神经、舌咽神经和迷走神经，颈神经也参与其中。与唤醒麻醉技术有关的头部的感觉神经包括枕大神经、枕小神经、耳颞神经、眶上神经、滑车上神经和额支，见图 7－12。

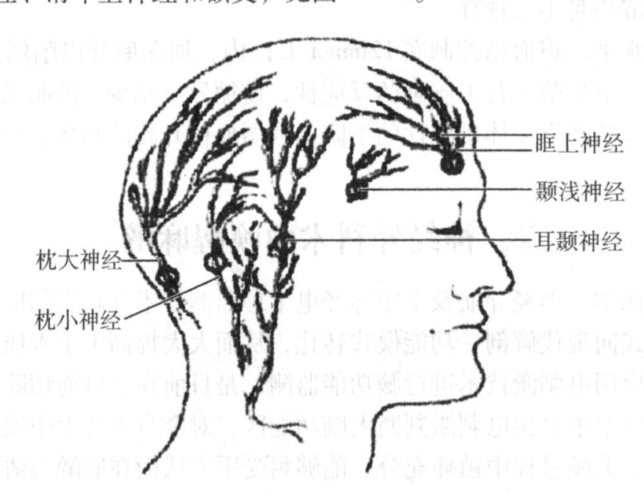

图 7－12　头部神经支配

（2）头皮神经阻滞和局部浸润麻醉的药物选择：常用的局部麻醉药有利多卡因、布比卡因、左旋布比卡因以及罗哌卡因。唤醒麻醉中常用局部麻醉药浓度、剂量与用法，见表 7－9。

表 7－9　常用局部麻醉药浓度、剂量与用法

局部麻醉药	用法	浓度（%）	起效时间（min）	作用时效（min）	一次最大剂量（mg）	产生中枢神经系统症状的阈剂量（mg/kg）
利多卡因	头皮局部浸润	0.25～0.5	1.0	90～120	400	7.0
	头皮神经阻滞	1.0～1.5	10～20	120～240	400	7.0
	硬膜表面贴敷麻醉	2.0～4.0	5～10	60	400	7.0
布比卡因	头皮局部浸润	0.25～0.5		120～240	150	2.0

续　表

局部麻醉药	用法	浓度（%）	起效时间（min）	作用时效（min）	一次最大剂量（mg）	产生中枢神经系统症状的阈剂量（mg/kg）
罗哌卡因	头皮神经阻滞	0.25～0.5	15～30	360～720	200	2.0
	头皮局部浸润	0.25～0.5	1～3	240～400	300	3.5
	头皮神经阻滞	0.5～1.0	2～4	240～400	300	3.5

5. 术中人工气道建立与呼吸管理　具体如下。

（1）人工气道建立：唤醒麻醉过程中依据手术步骤和麻醉深度可采用口咽和鼻咽通气道、带套囊的口咽通气道（cuffed oropharyngeal airway，COPA）和鼻咽通气道、喉罩通气道和气管内插管作为人工气道。

喉罩通气道适用于唤醒麻醉中建立人工通气道。食管引流型喉罩通气道通过引流管插入胃管吸引胃内的气体和胃液，可有效预防反流误吸。唤醒麻醉插入喉罩前，应进行口腔和会厌部位充分的表面麻醉（2%～4%利多卡因），丙泊酚（1～2mg/kg）诱导，抑制咽喉反射。一般不用肌肉松弛药以避免潜在危险。

（2）唤醒麻醉期间呼吸管理：唤醒期间出现通气不足必然导致缺氧与二氧化碳蓄积，前者可增加吸入氧浓度来弥补，后者则必须加强通气管理维持足够的通气量。通气量应维持 $P_{ET}CO_2$ 35～45mmHg较为适宜。当麻醉中患者通气不足时，需通过人工通气道进行手法或机械通气。

双水平气道正压通气（bilevel positive airway pressure，BiPAP）本质为压力支持通气（PSV）与自主呼气状态下持续气道内正压通气（CPAP）的结合形式。PSV的特点是自主吸气时，采用设定的吸气正压辅助自主呼吸，以克服气道阻力，并协助呼吸肌在减轻负荷下做功。这种无创通气模式，可用于无气管内插管、无喉罩通气道的术中唤醒麻醉呼吸管理。

6. 清醒镇静麻醉　清醒镇静麻醉方法是早期神经外科唤醒麻醉时常用的麻醉技术之一，在切口局部浸润麻醉和（或）头部神经阻滞的基础上应用镇静/镇痛药物不仅可以减轻患者的恐惧、焦虑及术中疼痛，还能消除对伤害性刺激的记忆，从而提高患者的舒适和接受程度。常用药物有咪达唑仑、丙泊酚、芬太尼、苏芬太尼。α_2 受体激动药右美托咪啶（dexmedetomidine，DEX）具有剂量依赖性镇静、抗焦虑和止痛作用，且无呼吸抑制，还有止涎作用，可单独应用于唤醒麻醉，也可与阿片类或苯二氮䓬类药物合用。应用右美托咪啶可增加拔管期间患者的适应性，且容易唤醒。对血流动力学不稳定的患者，在快速注射右美托咪啶时应警惕引起心动过缓和低血压等。

采用清醒镇静麻醉方法在开颅和关颅阶段应充分镇痛，且达到足够的镇静深度，Ramsay分级应在4级以上。术中麻醉唤醒期间Ramsay分级应在2～3级。在术中唤醒阶段使用镇静药的同时，经常与患者交流使之适应周围环境、给予充分的镇痛以及改善周围环境都可以起到减轻焦虑的作用。

7. 全凭静脉唤醒麻醉　以丙泊酚和瑞芬太尼TCI输注的全凭静脉麻醉是目前唤醒麻醉的主要应用方法之一。在应用TCI静脉麻醉时，要获得满意的麻醉效果，必须熟悉所选择药物的血药浓度－效应的关系。以便在临床上设置靶浓度（表7－10）。

表7－10　常用药物血浆浓度与临床效应之间的关系

药物	诱导麻醉	切皮	自主呼吸	清醒	镇痛或镇静
丙泊酚（μg/mL）	4～6	2～6	－	0.8～1.8	1～3
瑞芬太尼（ng/mL）	4～8	4～6	<1～3	－	1～2
苏芬太尼（ng/mL）	1～3	1～3	<0.2	－	0.02～0.2

丙泊酚血药浓度为1.0～1.5μg/mL时，患者有良好的镇静效果。全凭静脉麻醉维持期丙泊酚血药浓度达到3.5～5μg/mL时，BIS可降到50左右。

瑞芬太尼输注速度与药效直接相关，由于其独特的药代动力学特点，适用于静脉持续输注。由于代谢过于迅速，停药后镇痛作用很快消失，可能造成麻醉唤醒期的患者躁动。应用瑞芬太尼也应采用头部神经阻滞和（或）切口局部麻醉，在瑞芬太尼停药前10分钟应用小剂量的芬太尼（1～2μg/kg）或曲马朵（50～100mg）。

（三）术中唤醒麻醉并发症及其防治

1. 麻醉唤醒期躁动　术前良好的交流和解释工作对于消除患者焦虑和恐惧至关重要。消除不良刺激，包括唤醒期镇痛完善，避免尿潴留等。由于疼痛引起的躁动给予芬太尼0.05mg或曲马朵100mg效果较好。术中维持平稳，避免术中知晓，避免呼吸抑制、缺氧和二氧化碳潴留等。避免使用拮抗剂。不恰当的制动也是术后躁动的原因，适当安抚患者，放松强制制动有效。

2. 呼吸抑制　术前对唤醒麻醉患者呼吸功能障碍或合并睡眠呼吸暂停综合征患者呼吸代偿能力进行重点评估。麻醉药物抑制了缺氧和高二氧化碳的呼吸驱动。在低氧血症和二氧化碳蓄积发生时辅助和控制呼吸的实施。

3. 高血压与心动过速　唤醒过程保持麻醉唤醒期适宜的镇静水平，避免患者焦虑紧张；保持适宜的镇痛水平，避免麻醉唤醒期疼痛刺激；保持呼吸道通畅，避免镇痛药和全身麻醉药抑制呼吸，必要时采用有效的辅助呼吸。对于麻醉唤醒过程中发生的高血压与心动过速，在加强监测和针对原因处理的同时，给予药物有效地控制血流动力学改变。

4. 癫痫的控制　术中应保持患者安静、避免刺激、保证呼吸道畅通、维持生命功能等。在术中皮层功能区定位脑皮层暴露情况下发生癫痫，可立即局部冲洗冰盐水终止癫痫发作。使用丙泊酚静脉注射亦可，但药物作用时间较短。

5. 颅内压增高　对于颅内占位及病灶周围明显水肿，颅内顺应性降低患者，应积极治疗脑水肿。麻醉中保持呼吸道通畅、通气充分、避免二氧化碳蓄积。麻醉前行腰部蛛网膜下隙穿刺，术中打开颅骨骨瓣后放脑脊液。针对脑水肿主要采用高渗性利尿药和肾上腺皮质激素等。头高位（15～30℃）利于颅内静脉回流，降低ICP。

6. 低温与寒战　对低温的预防比对并发症的处理更为重要，应根据体温监测及时采取保温和其他相应措施。维持正常体温可使用热温毯、维持适宜的室温、静脉输入液体和术野冲洗液体适当加温。曲马朵（50mg）在终止寒战和降低氧耗中非常有效。

总之，唤醒麻醉技术是保证神经外科手术过程中进行功能监测、准确定位病灶和功能区的必要方法。如何选择适宜的麻醉方法对提高麻醉效果、减少或预防并发症具有极其重要的作用。唤醒麻醉方法与术中管理尚需不断改进，最终保证手术最大限度切除病灶的同时尽可能保护患者脑功能的完整。

七、术中神经电生理监测麻醉

近年来，神经监测技术已成为神经外科术中监测神经功能状态、最大程度减少神经损伤、提高手术治疗效果的重要手段。应用各种电生理技术监测处于危险状态的神经系统功能，了解神经传递过程中电生理信号的变化，有助于手术医师及时、全面地判断麻醉状态下患者神经功能的完整性。术中神经电生理监测能够监测到神经生理的改变从而防止术后神经损伤。神经外科麻醉医师应熟知术中神经电生理监测技术，并了解术中使用的每一种麻醉药物和方法对神经生理参数的影响。

（一）脑电图

脑电图（electroencephalogram，EEG）是监测脑功能最基本方法，是将脑自发性生物电放大记录而获得的波形图，它反映了大脑皮层锥体细胞产生的突触后电位和树突电位的整合，包括原始脑电图、计算机处理后脑电图和双频谱分析。

1. 脑电图的基本组成　在人类，脑电波根据频率及波幅的不同，可分为α波、β波、θ波和δ波，见表7－11，一般来讲兴奋时脑电波快而波幅小，睡眠时脑电波较慢而波幅大。

表 7－11　脑电图波形及临床意义

波形	频率	常见位置	意义
α 波	9～12Hz 中频	枕部最明显，其次为顶部，额部最少	清醒、闭眼时可见，可被睁眼、心算或呼其姓名等所抑制
β 波	13～30Hz 高频	额部和中央前回多见	当 α 活动因外界刺激（如睁眼）被抑制时出现，清醒状态时占优势，思考、情绪紧张、激动时变多
θ 波	4～8Hz 低频	顶叶及颞叶多见，常见于正常小儿	见于成年人多属病理性，为皮质趋于抑制状态的表现
δ 波	0～4Hz 频率最低	可见于成人及儿童睡眠时	一般出现 δ 波均属异常。过度通气、睁眼及呼叫等对 δ 波无影响。波幅升高提示脑功能抑制，和深度昏迷一致（由麻醉、代谢和缺氧引起）

脑电图电极的安放方法按照国际会议建议的 10/20 系统放置 16 通道记录。术中脑电图的记录点会根据手术部位而改变，导联设置明显少于临床脑电图。术中导联的设置主要是围绕大脑前动脉、大脑中动脉的供血区域，导联多设为 8 导或 4 导，其中以 4 导脑电图记录最为简单、实用，监测范围包括了大脑半球的大部分区域。

2. 术中脑电图监测的适应证　主要适应证包括：颅内动脉瘤暂时夹闭载瘤动脉；脑血管畸形手术；CEA 术；癫痫手术中判断癫痫灶部位；心肺转流术；颅内外血管旁路手术操作。

3. 手术和麻醉对脑电图的影响　具体如下。

（1）脑血流和缺血缺氧对 EEG 的影响：缺血缺氧早期先为 β 波短暂活性升高，随后出现高幅低频的 θ 波和 δ 波，β 波逐渐消失，最后出现低幅的 δ 波。缺血进展期引起脑电活动抑制，偶发暴发性抑制。术中阻断血管时突然出现的 δ 波提示有脑损害的危险。缺血性脑电图发生越快，不可逆损伤可能性越大。

（2）血压对 EEG 的影响：低血压所导致的脑电图的改变通常为全脑性的，即两侧半球的脑电图均呈减慢节律，低电压变化。阻断一侧颈总或颈内动脉导致一侧供血障碍时，若对侧侧支循环血供不充分，即使血压正常，也可造成阻断一侧局部或半脑缺血。

（3）麻醉对 EEG 的影响：麻醉诱导时，β 波常变为以额部为主的广泛的阵发性高幅慢波。除氯胺酮外，多数静脉麻醉药对脑电图都呈剂量依赖性抑制，并可引起爆发性抑制。吸入麻醉药也可使脑电图呈全脑慢波状态，在吸入麻醉药物中，N_2O 对波形影响最大，应避免使用。

麻醉较浅导致患者活动或肌肉收缩会影响脑电图，需加深麻醉或使用适量肌肉松弛药。避免心电图导线和脑电图导线交叉，防止计算机把心电波形作为慢波成分计算。此外，电极导线摆动、医师挪动患者头部或将手放在患者头部、患者出汗、手术室中的电子仪器设备等都会造成脑电图出现一些伪差。

（二）诱发电位

诱发电位（evoked potentials，EP）指于神经系统（包括感受器）某一特定部位给予适宜刺激，在中枢神经系统（包括周围神经系统）相应部位检出的与刺激有关的电位变化，即中枢神经系统在感受外在或内在刺激过程中产生的生物电活动。需要对多次采集的信息经过信号平均的方法，将诱发电位波从众多干扰信号中过滤、突出并记录清晰的诱发电位波形（图 7－13），主要包括以下几种（表 7－12）。

表 7－12　诱发电位的分类

诱发电位的分类
感觉诱发电位（sensory evoked potentials，SEPs）
躯体感觉诱发电位（somatosensory evoked potentials，SSEPs）
脑干听觉诱发电位（brainstem auditory evoked potentials，BAEPs）
视觉诱发电位（visual evoked potentials，VEPs）
运动诱发电位（motor evoked potentials，MEPs）

续 表

经颅磁刺激运动诱发电位（transcranial magnetic motor evoked potentials）
经颅电刺激运动诱发电位（transcranial electrical motor evoked potentials）
脊髓诱发电位（spinal cord evoked potentials）
下行神经源性诱发电位（descending neurogenic evoked potentials）

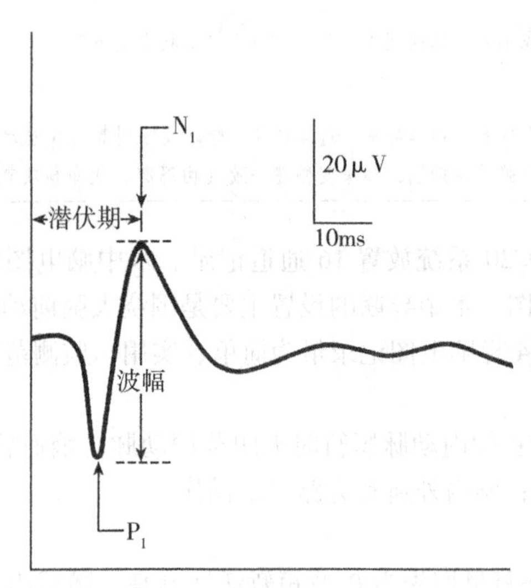

诱发电位的波形可以是单相、双相或三相波，大多为双相和三相波。双相波开始为正相（波形向下折），随后为较大的负相（波形向上折）；而三相波则开始为正相，随之为负相，继而是终末的正相。
诱发电位的标记规则是：
负相波（Negative）以“N、N1…”表示；
正相波（Positive）以“P、P1…”表示

图 7－13　诱发电位波形、波幅、潜伏期示意图

1. 躯体感觉诱发电位　刺激外周神经，感觉冲动经脊髓上传至大脑，在整个传导通路上的不同部位放置记录电极，再经信号放大得到波形，即躯体感觉诱发电位。用来监测感觉通路的完整性，用于评价手术可能造成的中枢神经系统缺血或损伤的危险。术中常用的刺激部位和记录部位，见表 7－13。

表 7－13　术中体感诱发电位的周围神经刺激部位及记录部位

常用刺激部位		记录部位	记录反应的区域
上肢	正中神经，尺神经	锁骨上窝 Erb's 点 颈$_{2\sim5}$椎体水平的颈部电极 头皮电极	刺激点－锁骨上窝的外周神经电位反应 颈电位 中央区感觉皮质的皮质电位
下肢	胫后神经（术中常用），腓总神经	腘窝电极 颈$_{2\sim5}$椎体水平的颈部电极 头皮电极 Cz	胫后神经刺激的腘窝电位 皮质下电位 中央区旁中央小叶感觉皮质的皮质电位

（1）躯体感觉诱发电位的适应证：脊柱、脊髓手术（包括脊柱畸形、脊髓肿瘤、脊髓血管畸形等）；后颅窝手术；顶叶皮质区附近的手术；丘脑附近的手术；CEA 术；颅内动脉瘤手术。

（2）躯体感觉诱发电位的解释及预警：按照经典的 50/10 法则，麻醉稳定并确立诱发电位反应基线后，如果反应波幅降低 > 50% 和/或潜伏期延长 > 10% 则为警报标准。

除了监测感觉神经是否受损外，躯体感觉诱发电位用在颅内外血管手术中，可反映大脑前、中动脉供血区内感觉皮质神经通路上电生理功能的改变。

引起躯体感觉诱发电位改变的影响因素很多（详见下文），应综合考虑。术中监测到的变化没有绝对的界限说明神经是否已经受到损伤。此外，躯体感觉诱发电位只监测感觉通路的完整性，不能监测术中运动系统的功能。

（3）躯体感觉诱发电位的影响因素：吸入麻醉药对 SEPs 有抑制作用，呈剂量依赖性，在麻醉维持阶段吸入麻醉药的浓度应维持在 1.0MAC 以下。七氟醚对 SEPs 的影响与其他吸入麻醉药相似。N_2O 对 SEPs 的抑制作用强于其他吸入麻醉药。当 N_2O 与其他吸入麻醉药或阿片类药物合用时这种抑制作用更

明显。

静脉麻醉药对SEPs的抑制作用较吸入麻醉药弱。术中以6mg/（kg·h）的速度持续静脉输注丙泊酚对SEPs的抑制作用很小，此浓度是用于SEPs监测手术麻醉的最佳浓度。依托咪酯分别以0.15mg/kg、0.3mg/kg和0.4mg/kg用于麻醉诱导时，显著增加SEPs（N_2O）的波幅，给药10min后仍可以观察到增高的波幅，在SEPs监测的麻醉诱导时推荐使用依托咪酯。氯胺酮对躯体感觉诱发电位没有抑制。

阿片类药物对SEPs的影响微弱，持续静脉输注的影响更小。以0.2~0.6μg/（kg·h）的速度输注瑞芬太尼可安全用于SEPs监测手术的麻醉维持。

右美托咪啶可以用于神经外科麻醉而不影响术中神经电生理监测。血浆浓度为0.6ng/mL时对躯体感觉诱发电位没有明显抑制作用。

低温会延长躯体感觉诱发电位潜伏期，并且随着体温的下降，诱发电位的潜伏期也随之延长。体温每下降1℃，外周神经传导和中枢神经传导会相应地减少5%（0.5ms）和15%（1.5ms）。

2. 脑干听觉诱发电位　通过声音刺激监测听觉通路的完整性，听觉通路起始于耳，还包括神经结构如毛细胞、螺旋神经节、第Ⅷ对脑神经、耳蜗核、上橄榄核、外侧丘系、下丘、内侧膝状体，最后到达听觉皮质。监测中一系列的“滴答”声通过放置在外耳道的传感器传导刺激听觉，从而产生脑干听觉诱发电位，由放置在头皮的电极来监测反应。

（1）脑干听觉诱发电位的适应证：听神经瘤；第Ⅴ对脑神经受压：三叉神经痛；第Ⅶ对脑神经受压：面痉挛；后颅窝手术；颞叶或顶叶皮质损伤；椎-基底动脉瘤。

（2）脑干听觉诱发电位的解释及预警：患者需有足够的听觉才能引发有意义的脑干听觉诱发电位，若有中耳或耳蜗病变，将不会出现波形，第Ⅷ对脑神经损伤将影响波形Ⅰ后所有的波形。小脑萎缩常会导致波形Ⅰ和波形Ⅴ间的峰间潜伏期延长。短暂的改变不能预测听力丧失，但是当后面的波形都全部消失时，很有可能预示听觉通路永久性破坏。

（3）脑干听觉诱发电位的影响因素：脑干听觉诱发电位几乎不受麻醉药物的影响，肌肉松弛药对其也无影响。体温降低可造成脑干听觉诱发电位反应潜伏期和反应间期明显延长。

3. 运动诱发电位　运动诱发电位是指用电或磁刺激中枢运动神经（脑功能区或脊髓），在刺激点下方外周神经（神经源性运动诱发电位）或肌肉（肌源性运动诱发电位）记录反应电位。由于感觉诱发电位只监测感觉通路的完整性，运动诱发电位可以与感觉诱发电位互补，来监测运动传导通路的损伤。经颅刺激运动神经诱发的复合肌肉动作电位（compound muscular activity potentials，CMAPs）能够监测整个运动系统的功能，并且对脊髓缺血的敏感性也很高，因此得到了广泛的临床应用。但是由于突触传递参与到CMAPs的产生过程中，使得CMAPs对麻醉药物的抑制作用异常敏感。

（1）运动诱发电位的适应证：脊柱手术；髓内肿瘤；运动皮质附近的颅脑肿瘤；运动皮质附近的脑血管手术。

（2）运动诱发电位的解释及预警：波幅降低、潜伏期延长或运动诱发电位的刺激阈值急剧增加都暗示有神经损伤。对于经颅刺激脑皮质引发的肌源性运动诱发电位尚没有明确的警报标准线。

（3）运动诱发电位的影响因素：术前就存在肌肉病变（由于神经病变或肌病）的患者术中很难监测到运动诱发电位。小儿需很强的刺激才能引发运动诱发电位，可能由于未成熟的运动通路缺乏完全髓鞘化。

吸入麻醉药呈剂量依赖性抑制CMAPs的波幅，临床使用剂量可导致监测的失败。吸入麻醉药抑制运动神经元活动，即使是低浓度的吸入麻醉药（0.25~0.5MAC）也足以抑制单个经颅刺激产生的诱发电位。

丙泊酚抑制脊髓灰质α运动神经元的活动，对CMAPs有一定的抑制作用，但是很难确定丙泊酚抑制CMAPs的剂量曲线。进行运动诱发电位监测时，应当使用成串刺激技术并限制丙泊酚的血浆浓度。成串刺激技术提高了丙泊酚麻醉下运动诱发电位监测的成功率。

与其他巴比妥类药物和丙泊酚相比，依托咪酯对经颅刺激诱发的CMAPs的抑制作用很小。持续输注依托咪酯维持麻醉可以为运动诱发电位监测提供一个良好的条件，以10~30μg/（kg·min）持续输注依托咪酯维持麻醉而不影响运动诱发电位监测。

氯胺酮对MEPs的波幅和潜伏期的影响较小，但由于可导致严重精神症状和升高颅压的缺点限制其临床应用。

阿片类药物作为运动诱发电位监测过程中的辅助麻醉药，以低剂量或持续输注时对运动诱发电位的影响很小。临床上以0.35μg/（kg·min）的速度静脉输注瑞芬太尼时，CMAPs波幅降至其基线的50%，以0.6μg/（kg·min）的速度持续输注，单个刺激后的CMAPs也不会消失。

肌肉松弛药会导致CMAPs波幅大幅降低，在进行运动诱发电位监测时应尽量避免使用肌肉松弛药。在不完全肌松的条件下可进行有效的MEPs监测，但需要权衡外科手术肌松要求和进行有效的CMAPs监测对肌松的要求。需要注意的是，进行肌松监测的肌肉群应与CMAPs的记录点是同一肌肉群。

综上所述，麻醉药可能对诱发电位的振幅和潜伏期产生复杂的影响。吸入麻醉时，若要获得有效的信号，需将吸入浓度维持在0.5MAC剂量下，以免影响信号质量（潜伏期延长和振幅降低）。吸入低浓度麻醉药时，常联合应用阿片类药物，以确保麻醉的安全性和监测的有效性。使用丙泊酚进行全凭静脉麻醉时，也可以获取非常好的信号质量。

（三）肌电图

肌电图不同于其他诱发电位监测，EMG信号不是通过故意刺激神经传导通路某一特定点而产生的，而是记录手术区域内的神经根所支配的肌肉群的自发EMG活动。其目的是探查手术区域内的神经根是否有损伤。当手术器械触碰到神经根时，很容易观察到其所支配肌肉的自发EMG活动，可提醒医师及时调整操作以免造成进一步的神经损伤。小的神经激惹会导致暂时性肌电活动，但很快会消失，强烈的神经激惹会产生持续性肌电活动。肌电图常应用于颅底手术、颈椎和腰椎的手术中。在脊柱手术中脊髓和脊神经根的有损伤风险时，可把电极安放于存在神经损伤风险的肌肉上，从上、下肢记录肌电活动。

麻醉药物不干扰肌电活动的反应。但要特别注意，肌肉松弛药会阻断神经肌肉接头，使肌肉完全松弛，影响或无法记录到肌肉反应活动，因此在肌电图描记时应避免使用肌肉松弛药。此外，电凝和盐水冲洗也是其主要的影响因素。

（四）脑神经监测

后颅窝的手术毗邻脑干周围，如听神经瘤切除术，神经外科医师需在脑神经周围进行操作，有极大的可能会碰触到脑神经。如前所述，BAEP可用于监测第Ⅷ对脑神经的功能，其他几对脑神经同样需要监测。一般来说，只能监测运动神经，通过支配肌肉的反应来推测其功能的完整性，即通过产生EMG或通过局部电刺激诱发产生EMG来推测神经功能的完整性。常用的脑神经监测包括Ⅴ，Ⅶ，Ⅸ，Ⅺ，Ⅻ对脑神经监测。

八、神经介入治疗麻醉

神经介入治疗就是利用血管内导管操作技术，在计算机控制的数字减影血管造影（digital subtraction angiography，DSA）的支持下，对累及神经系统血管的异常进行纠正，对所造成的神经功能和器质性损害进行诊断与治疗，从而达到治疗疾病、恢复正常功能的效果。神经介入治疗具有微创、精准度好、成功率高等优点，给很多高龄、多并发症、不能承受开颅手术打击和病变范围过广、手术切除风险过大的重症患者提供了治疗的机会，但同时对麻醉医师提出了更高的要求。

（一）神经介入治疗的特殊问题

1. 神经介入治疗疾病特点　神经系统血管病大致可分为出血性血管病和闭塞性血管病两大类。前者主要包括：动脉瘤、动静脉畸形（AVM）、硬脑膜动静脉瘘、海绵状血管瘤等；后者主要包括：椎动脉、基底动脉狭窄，大脑中动脉、颈动脉狭窄，急性脑梗死等。此分类决定了神经介入治疗的目的，即对出血性病灶进行封堵、栓塞，而对闭塞性病变做溶栓、疏通或血管成形。

2. 神经介入治疗的并发症　神经介入手术并发症的发生快而重，其中最严重的为脑梗死和SAH，其他的包括造影剂反应、微粒栓塞、动脉瘤穿孔、颅内出血、局部并发症、心血管并发症等。在紧急情况下首先要辨别并发症是阻塞性还是出血性，它决定不同的治疗措施。麻醉医师此刻首先要保证气道安全，其次对症处理、提供脑保护。

（1）出血性并发症：出血多见于导管、金属导丝、弹簧圈或注射造影剂所致的动脉瘤破裂或普通血管穿孔。患者可表现为平均动脉压突然增高和心率减慢，提示 ICP 升高和造影剂外溢。如果患者清醒，可能会出现意识丧失处理措施包括：①解除病因：微小的穿孔可予以保守治疗，有时导管本身就可以用于阻塞破孔，或尽快置入更多的电解式可脱微弹簧圈以封闭裂口。②若 ICP 持续增加，需要进一步行 CT 检查，可能需要紧急行脑室穿刺术甚至开颅血肿清除术（动脉瘤夹闭术）。③立即逆转肝素的抗凝作用。④降低收缩压，减少出血。⑤通过过度通气（将 $PaCO_2$ 维持在 30～35mmHg）、给予甘露醇 0.25～0.5g/kg 等措施减轻脑水肿、降低 ICP。

（2）阻塞性并发症：血栓栓塞、栓塞材料、血管痉挛、低灌注、动脉剥离或静脉梗阻等均可导致颅内血管阻塞、缺血，其中痉挛性缺血多见，因脑血管具有壁薄、易痉挛的特点。

颅内血管痉挛（CVS）的原因包括术中导管、导丝等介入治疗器械对血管壁的直接物理刺激；造影剂用量过大或浓度过高或存在动脉粥样硬化、高血压、吸烟等促 CVS 的危险因素。CVS 重在预防，术前可常规使用钙通道阻断剂（如尼莫地平），术中应维持正常范围的血压和血容量以及适当的血液稀释。CVS 的处理措施包括：①应用高血压、高容量、血液稀释的 3H 方法治疗，但应警惕肺水肿、心肌缺血、电解质失衡和脑水肿等相关并发症的出现。②动脉内灌注罂粟碱具有较好的解痉效果，但其作用为短暂效应；并可能引起低血压、惊厥、瞬间 ICP 增高、瞳孔散大、呼吸暂停等不良反应，应注意。③也有报道动脉内灌注尼莫地平、尼卡地平或酚妥拉明治疗血管痉挛有效。

一旦出现阻塞，应采取以下处理措施：①提升动脉压以增加相关的血流并采取措施脑保护。②造影下可视的血栓可通过金属导丝或局部注射盐水机械碎栓。③通过微导管注射溶栓剂可治疗血栓。④血管成形术是最有效的治疗手段，2h 内应用效果最佳。⑤肝素抗凝预防和治疗血管栓塞。⑥地塞米松治疗栓塞引起的脑水肿。

（3）造影剂性肾病：造影剂性肾病占医源性肾功能衰竭的第三位，其危险因素包括糖尿病、高剂量造影剂、液体缺乏、同时服用肾损害药物及既往肾脏病史等。已有肾功能不全的患者，应注意：①应用非离子造影剂可减少医源性肾病的发生；②液体治疗（容量的保证）是防止肾脏并发症的关键；③高风险患者建议应用 N－乙酰半胱氨酸、输注等张的重碳酸盐碱化肾小管的液体以减轻对肾小管的损害，血管扩张剂（小剂量多巴胺，酚妥拉明）、茶碱、钙通道阻滞剂、抗氧化剂（维生素 C）等都曾尝试应用，但无确凿证据。

（4）造影剂反应：多数目前应用的非离子等渗造影剂，过敏的发生率大大降低。对于有过敏史的患者，术前应给予激素、抗组胺药预防。

（5）心血管并发症：神经介入治疗过程中，特别是颈内动脉分支处的操作，可直接刺激颈动脉窦，产生减压反射，患者可出现心率、血压显著降低、烦躁、微汗、胸闷等症状。因此，术前应建立可靠的静脉通路，积极扩容，正确使用血管活性药物，改善心脑供血，纠正心律失常；术中应操作熟练，尽量减少牵拉刺激，重要操作时密切观察循环的变化；对于频繁使用球囊扩张的，可给予阿托品；术后监护循环，防止迟发性心血管事件。

（二）麻醉前评估与准备

1. 麻醉前评估　麻醉医师术前应详细询问病情、仔细观察患者，综合分析患者、疾病及手术三方面因素，适时地与手术医师沟通，最终制订出最适宜的麻醉方案。

缺血性脑血管病患者及大部分动脉瘤患者既往可能有高血压、冠心病，血管弹性差，术中循环极易波动、难控制，术前应掌握基础血压情况、仔细评估心血管贮备、尽量优化循环状况。患者日常服用降压药、硝酸酯类药物、抗心律失常药等应持续用至术前。术前应用钙通道阻滞剂以预防脑缺血。

施行这类手术的患者，术前需要进行气道检查，为术中可能会出现的紧急情况做准备。对术前存在肾功能不全的，应谨慎用药，避免进一步肾功能损害。认真评估凝血功能有助于围手术期凝血及抗凝的管理应详细询问患者既往过敏史，尤其是否有造影剂反应及鱼精蛋白、碘及贝壳类动物过敏史。术前应明确记录已存在的神经功能不全，以利于术中、术后的神经系统功能评估。

择期手术患者的状况通常较好，而急诊患者状况往往复杂且不稳定，可能存在高血压、心肌缺血、心律失常、电解质紊乱、肺水肿、神经功能损害及相应的气道保护性反射削弱等。更应充分做好术前评估及相应处理，并在适当的监测、管理下转运至手术室以确保生命安全。此外，应特别注意饱胃患者的处理。

2. 麻醉前用药　麻醉前用药无明确的规定。可给予适量抗焦虑药；对于意识改变的患者应尽量避免镇静类药物；既往有过敏史的，可预防性应用激素和抗组胺药；对于 SAH、肥胖和胃食管反流者，应使用 H_2 受体拮抗剂以降低误吸导致的风险。

（三）麻醉管理

1. 术中监测　神经介入治疗中的基本监护与手术室相同。术中应根据患者基础血压、手术步骤及病情需要来控制血压。对于颈动脉狭窄或SAH 的患者，缺血区脑血管已丧失自身调节功能，术中控制和维持血压、预防和正确治疗低血压极为重要。应将血压控制于术前可耐受水平，发生低血压时，应停止刺激、减浅麻醉、补充液体，仍无效时宜用 α 肾上腺素受体激动药提升血压。在血管阻塞或痉挛患者，应采取控制性高血压。在 AVM 注射栓塞材料前或动脉瘤未被完全阻塞时，应降低血压以减缓供血动脉血流。治疗原发性或反应性高血压以防止再出血或脑水肿。

术中维持轻度呼吸性碱中毒（$PaCO_2$ 30 ~ 34mmHg）利于降低 ICP，还可通过收缩血管，使造影剂流入动脉边缘而提高血管造影质量。高 $PaCO_2$ 在局部脑缺血时可引起脑内窃血，还可增加交感神经活性及心律失常的发生率，并破坏冠心病患者的心肌氧供需平衡，应避免。可在鼻导管的采样口进行 $P_{ET}CO_2$ 监测。脉搏氧饱和度探头夹在患者的趾端以观察是否有股动脉栓塞或远端梗死。

对于预计术中有较大循环波动或术中需要实施控制性降压、控制性高血压的患者应监测直接动脉压。穿刺困难时可从股动脉导管鞘的侧腔进行监测。对于心肺功能很差、术中循环极不平稳、需要药物控制血压等的特殊患者，可监测 CVP。

术中的造影剂、冲洗液及利尿剂（如：甘露醇、呋塞米）都起到利尿的作用，应监测尿量并严格管理液体。

除术中密切观察患者意识状态、语言功能、运动功能及瞳孔变化外，可依需要监测脑电图、体感诱发电位、运动诱发电位等协助了解神经功能。对 SAH 已行脑室穿刺引流的患者，可监测 ICP。

2. 麻醉管理　监护下麻醉和全身麻醉是神经介入治疗中应用较多的麻醉方法，具体选择有赖于患者状况、手术需要及麻醉医师习惯等因素。

（1）监护下麻醉（monitored anesthesia care，MAC）：由于介入手术微创、刺激较小，MAC 曾被广泛使用，这种麻醉方法所要达到的目标是：镇静、镇痛、解除不适；保持不动；苏醒迅速。注入造影剂时可能会有脑血管烧灼感及头痛，并且长时间固定的体位也会使患者感到不适。其优点在于：①术中可以全面、有效地监测神经功能状态；②对生命体征影响小，尤其适用于伴有严重系统性疾病不能承受全身麻醉打击的患者；③避免了气管插管、拔管带来的循环波动；④使患者处于轻度镇静，减少紧张、焦虑，减轻应激反应。MAC 的缺点在于缺乏气道保护，不恰当运用可有误吸、缺氧、高碳酸血症的潜在危险；长时间的手术令患者紧张不适；无法避免突然的体动；一般不适用于小儿及丧失合作能力的患者；会延迟术中紧急情况的处理。在应用 MAC 时应注意：①对术中可能发生脑血管破裂、血栓形成、血管阻塞及心律失常等紧急情况的，应随时做好建立人工气道、循环支持的准备；②术中合理运用口咽或鼻咽通气道，密切观察、防止呼吸抑制或气道梗阻；③术中监测应视同全身麻醉；④股动脉穿刺置管及可解离式弹簧圈解离时都会有一定的头痛、疼痛、发热等不适感。⑤应常规导尿以防止膀胱充盈，影响镇静效果。

采用哪种镇静方法，可以根据术者的经验及麻醉管理目标而定。几乎所有的镇静方式均会导致上呼吸道梗阻。由于给予抗凝治疗，在放置鼻咽通气道时可能导致出血不止，应避免使用。

应用 MAC 时选择短效麻醉药物（如瑞芬太尼、咪达唑仑、丙泊酚）使麻醉深度易于掌控，利于术中神经状况评估。药物可单独或组合应用，单次给予或持续输注均可。咪达唑仑复合阿片类药物、丙泊酚复合阿片类药物等为临床上常用的复合给药方式。应用阿片类药物出现恶心呕吐时可给予抗呕吐药物。

右美托咪啶是选择性 α_2 受体激动剂，具有抗焦虑、镇静及镇痛的作用，最主要的优点是镇静而不抑制呼吸。但是该药对脑灌注的影响尚不明确、患者易发生苏醒期低血压。大部分介入治疗的患者存在脑侧支循环，并需保证足够的侧支灌注压。因此，任何致血压降低的方法均需慎重应用。

（2）全身麻醉：麻醉诱导应力求平稳、气管插管操作轻柔、避免循环波动，术中保证患者制动并控制 ICP、脑灌注压，维持生命体征及液体容量于最适合的状态，术后拔管和复苏尽可能快速、平稳。

全身麻醉具有以下优势：①能保证气道安全并改善氧合，控制通气可加强对 $PaCO_2$ 及 ICP 的控制。②全身麻醉状态有利于对患者进行循环控制（包括控制性降压、控制性高血压）和脑保护。③发生严重并发症时，已建立的安全气道能为抢救和及时处理并发症赢得更多主动。④使用肌肉松弛药可确保患者制动，提高了重要步骤的操作安全性。⑤对于手术时间长、术中操作困难、儿童、不能合作及需要控制运动甚至暂时性呼吸停止以提高摄片质量的患者特别适用。全身麻醉因优点众多，越来越受到麻醉医师和神经介入医师的推崇，逐渐占据主导地位。

应注意全身麻醉期间气管插管、拔管引起的循环波动会导致心肌耗氧量增加，打破氧供需平衡；高血压、呛咳、屏气等最终会升高 ICP；循环的波动和随之而来的跨壁压增加会直接导致动脉瘤破裂；外科医师术中不能随时评估神经功能。

全身麻醉下气管内插管虽然利于呼吸管理，但插管、拔管操作可造成强烈的应激反应。用双腔喉罩避免了喉镜对会厌声门感受器、舌根和颈部肌肉深部感受器及气管导管对气管黏膜的机械性刺激，同时明显减少呛咳、应激及心血管反应、减少动脉瘤的破裂的风险，加之神经介入手术刺激小，术中可减少麻醉药用量，从而缩短患者苏醒时间，有利于术后早期神经功能评估。应用喉罩时应注意破裂的动脉瘤术中再次破裂的风险较大，喉罩不能防止误吸，应禁用于饱食患者；应谨慎用于慢性阻塞性肺疾病的患者。

用药原则应选择起效快、半衰期短、无残余作用、无神经毒性、无兴奋及术后神经症状，不增加 ICP 和脑代谢，不影响血脑屏障功能、CBF 及其对 CO_2 反应性的药物。目前的多数麻醉药，如丙泊酚、地氟烷、七氟烷，均为短效，诱导和恢复迅速，对循环影响较小，术中可快速、平稳地调整麻醉深度。介入手术有创伤小、并发症少、术后恢复快、疼痛轻、疼痛时间短且无须术后镇痛等特点，采用全凭静脉麻醉丙泊酚复合瑞芬太尼为目前首选方案。丙泊酚和瑞芬太尼起效快、半衰期短，术中复合应用可随时调整麻醉深度，可控性强，术后苏醒迅速彻底，无迟发性呼吸抑制。靶控输注（TCI）的方法可将血浆或效应室的药物浓度维持在恒定水平，具有起效快、药物浓度维持稳定、可控性好的特点，有利于麻醉深度的稳定。

3. 术中管理的特殊要求　具体如下。

（1）控制性高血压：大脑具有高代谢、低储备的特点。慢性缺血患者依靠逐步建立侧支循环改善血流，而急性动脉阻塞或血管痉挛时，增加循环血量的唯一有效方法便是通过提高血压，从而提高灌注压。但升压前应权衡提高缺血区灌注之利与缺血区发生出血之弊。血压升高的幅度取决于患者全身状况及疾病情况，一般可将血压升至基础血压基线以上 20% ~30%，或尝试升至神经系统缺血症状得到解决，应在升压同时严密监测生命体征。全身麻醉时可通过适当减浅麻醉同时使用升压药的方法提升血压。通常首选去氧肾上腺素，首剂量 1μg/kg，而后缓慢静脉滴注，并依据血压调节用药量。对于心率较慢或其他条件限制使用去氧肾上腺素的，可选择多巴胺持续输注。提高灌注压与缺血部位出血需要慎重权衡，但是在大多数情况下升压对急性脑缺血是有保护作用的。

（2）控制性降压：术中及时、准确地根据需要调控血压，使颅内血流动力学达到最优化，将大大有利于手术操作、降低并发症发生率。较大 AVM、动脉瘤栓塞术中或大动脉闭塞性试验时采用控制性降压以增加栓塞的准确性、降低破裂发生率或检测脑血管贮备，为永久性球囊栓塞做准备。控制性降压可用于对颈动脉闭塞的患者行脑血管容量测试以及闭合动静脉畸形的滋养动脉前减慢血流速度。选择合适的降压药可以安全快速地达到理想血压水平并能够维持患者的生理状态。可根据医师的经验、患者的情况进行选择用药。

在采用控制性降压时应注意：①降压的幅度不宜过大，速度不宜过快。MAP 低于 50mmHg，脑血管对 $PaCO_2$ 的反应性消失，而 MAP 降低大于 40% 时，脑血管的自身调节作用消失。对于术前合并动脉硬化、心脑血管疾病的患者，降压幅度应比对基础血压并考虑到患者的承受能力。②降压效果应恰出现在栓塞材料脱离时。③清醒患者的降压过程会比较困难，血压的突然下降会让患者感觉不适、恶心、呕吐、难以忍受，以至被迫中断手术。因此，降压过程应更缓慢，并在实施降压前确保充分氧合，预防性给予抗恶心呕吐药。清醒患者高度的紧张和焦虑会增高体内儿茶酚胺含量，加之无全身麻醉药额外的降压作用，需要加大降压药的剂量。

用于控制性降压的药物应能快速、安全地将血压降至适合的预定目标且药效能快速消失。药物的选择取决于麻醉方式、患者全身状况及血压所需要降低的程度。常用药物包括硝酸甘油、艾司洛尔、拉贝洛尔。

(3) 术中并发症：麻醉医师在术前应综合考虑各方面因素并做好术中急救准备。发生紧急情况时，麻醉医师的首要任务是维持气体交换，即保持气道通畅，同时应判断是否出现出血或栓塞等并发症，其次应与外科医师及时沟通、商讨措施、并协作处理，必要时及时寻求上级医师帮助。

如并发症出现于手术刚结束时，可能需要进一步做 CT、MRI 等检查。基于对检查的需要和患者并发症的考虑，无论是全身麻醉还是监护下麻醉，应继续维持麻醉，同时应全面考虑手术室外麻醉所强调的各项内容。

出现血管栓塞时，不论是否直接溶栓均需要通过升压来增加末梢灌注。出血时，应立即停用肝素，并用鱼精蛋白进行拮抗。每 1mg 鱼精蛋白用来拮抗 100U 的肝素。通过测定 ACT 来调整用量。在应用鱼精蛋白时的主要并发症有低血压、过敏反应和肺动脉高压。若应用新型的长效直接凝血酶抑制剂如比伐卢定时，需要新的拮抗方法。

清醒患者在致命性大出血前往往会诉头痛、恶心呕吐及动脉穿破部位的血管疼痛。颅内出血常不会导致意识的迅速消失。造影剂、短暂性局部缺血及癫痫发作后状态均可导致癫痫发作。麻醉状态下或昏迷的患者，若突然出现心动过缓、血压升高（Cushing 反应）或术者发现造影剂外渗则说明有出血。血管造影术可以发现大部分的血管破裂。手术医师可以填塞破裂的动脉并停止手术，并应紧急行脑室引流。

（四）术后管理

手术结束后应尽快复苏、尽早拔管。应避免复苏过程中的任何应激、躁动、呛咳和恶心。术后患者应送入监护室以监测血压及神经功能。术中及术后均应控制血压。出现并发症后首先应进行 CT 等影像学检查，在运送及进行影像学检查时均应进行监护。

血压的监控仍很重要，对于颅内高血流病变实施栓塞治疗的，术后 24 小时应将 MAP 维持在低于术前基础值 15% ~20% 的水平，以防止脑水肿、出血或过度灌注综合征；而对有阻塞或血管痉挛性并发症的则建议将 MAP 维持在高于正常值 20% ~30% 的水平以维持脑灌注压。对长期低血压或缺血的血管再灌注时，往往会引起颅内出血或脑水肿。血管成形术及 CEA 术颅内出血或脑水肿的发生率约为 5% ，AVM 或 DAVF 栓塞术的发生率较低。虽然机制未明，但与脑内高灌注及术后血压不易控制有关。

由于术中应用的高渗性造影剂有大量利尿的作用，术后维持液体容量很重要。需要仔细观察穿刺点，及时发现血肿。术后的恶心呕吐发生率高可能与术中应用造影剂和麻醉剂有关，可以给予氟哌利多、恩丹西酮等处理。

九、术中磁共振检查手术的麻醉

术中开放式磁共振影像学是神经外科近十几年来重要的发展领域，应用这种技术可最大限度地精确定位病变、明确病变边界及选择最佳或最安全的手术入路，为神经外科医师治疗肿瘤、血管畸形和其他一些脑内病变提供了最佳的实时信息。总体来说，磁共振检查可以在清醒、镇静和麻醉三种状态下进行。MRI 检查对环境要求苛刻，限制患者体位减少运动伪迹，存在强磁场和噪声，而且要避免低温和低湿度，另外MRI在检查过程中往往需要患者变换体位或者变换设备线圈位置。MRI检查的麻醉从其临床特点、患者安全以及围麻醉期管理要求更高，本节重点讨论MRI检查的麻醉，其麻醉管理一般原则适用于所有影像学检查麻醉管理。

MRI复合手术间是由介入放射、MRI设备及手术室组合而成的复合体，属多学科相互交融的边缘学科。MRI检查需要各科室的医师及技术人员的共同配合完成。术前评估患者的基本情况，选择合适的患者，体内存在磁性植入物的患者不适宜接受MRI检查。麻醉前评估中重点注意一些危险因素，例如困难气道、困难插管、建立静脉通路困难，以及循环呼吸衰竭或者恶性高热等严重麻醉并发症的病史。

麻醉管理要考虑磁共振扫描对患者和外科手术造成影响的特殊性。由于MRI扫描仪对温度有要求，在MRI手术间可能会导致体温的下降，应该注意患者的保暖。另外由于和普通检查不同，术中MRI扫描时间可能会延长，同时患者处于无意识状态，可能会出现体温过高的显现，因此必须监测体温，防止热损伤。

麻醉诱导可以在MRI手术间旁边的麻醉准备间进行，这样可以减少患者焦虑，同时可以使用一些非强磁场耐受的设备例如纤支镜，降低麻醉诱导的难度。如果在MRI手术间进行麻醉诱导时，所有麻醉设备均必须是非磁性的。

麻醉医师在手术和扫描的过程中不能靠近患者，只能在操作室观察，需要加强观察并需要辅助一些特殊设备。由于噪声的存在，无法听清楚脉搏的声音及报警声，应该在操作间使用专业的声音收集装置帮助麻醉医师实时地了解患者的情况，同时还应该设置可视报警装置。

根据手术、患者、医师偏好、手术医师的水平等具体情况选择麻醉方法。一般分为清醒镇静麻醉和全身麻醉。清醒镇静麻醉的特点与清醒开颅手术的特点相同，但是观察患者的视野和靠近患者的途径受到限制，与患者沟通比较困难。另外，因为空间狭窄和噪声太大，可能会导致镇静效果不佳，患者紧张焦虑的程度较在普通手术间为重。全身麻醉的原则和注意事项与普通的神经外科手术全身麻醉相同。在MRI设备旁边工作限制了许多监测设备和方法的使用，增加了麻醉难度，同时如果出现意外情况限制了抢救设备的使用。在药物和麻醉技术选择上应该根据手术和患者的具体情况进行选择。

（马　丽）

第八章

五官科手术的麻醉

第一节　眼科手术的麻醉

眼科手术的麻醉常可影响手术效果，眼科手术的麻醉不仅要求麻醉医师具有麻醉专业知识，而且要了解眼科的解剖、生理及药理知识。复杂而精细的眼内手术对麻醉有较高的要求。根据手术部位可将眼科手术分为内眼和外眼手术，内眼手术的麻醉重点是防止眼内压增高，外眼手术的麻醉重点是预防和处理眼－心反射。

一、眼的解剖

供给眼球的血液主要来自眼动脉。眼动脉是颈内动脉在 Willis 环前的分支。静脉血从上、下眼静脉直接回流到海绵窦。

眼球是受睫状神经支配的。睫状神经含有感觉、交感和副交感纤维。它又分为睫状长神经和睫状短神经。睫状长神经为第Ⅴ对脑神经的鼻睫状神经的分支。睫状短神经发自睫状神经节。睫状长神经和睫状短神经组成神经丛，支配着虹膜、睫状体、角膜和巩膜的知觉，以及瞳孔开大肌、瞳孔括约肌和睫状肌的运动。视神经（第Ⅱ对脑神经）把感觉信号从视网膜传输到大脑。刺激副交感神经，可引起瞳孔括约肌收缩，引起瞳孔缩小，并同时伴有眼内压的降低。刺激交感神经，可引起瞳孔开大肌收缩，引起瞳孔开大，并同时伴有眼内压的升高。眼球壁的最内层是视网膜，可把光转化为神经信号，通过视神经传送到大脑。眼的中央充满了晶状体。晶状体黏附在视神经和大血管上，受牵拉时可引起视网膜脱落。

脉络膜中富含血管，为视网膜供应营养物质。脉络膜出血是术中突然大量出血的主要原因。

二、眼科手术的麻醉特点

眼科手术虽然局限，但是在麻醉选择和设计时，必须对患者全面考虑。

1. 麻醉前评估　眼科手术多为老年及小儿患者。老年患者常并存呼吸、循环、内分泌或肾脏疾病，因此，对患者的心、肺功能应有充分的评估。

小儿眼科手术常伴有先天性疾病，如先天性白内障的患儿可能伴有腭裂－小颌－舌下垂综合征（Pierre－Robin 综合征）、唐氏综合征、马方综合征、半胱氨酸血症和眼脑肾血管瘤（Lowe 综合征）。麻醉医生必须了解这些疾病的病理生理及对麻醉的影响。颅面部畸形患者，如 Pierre－Robin 综合征，行气管插管可能比较困难。对唐氏综合征患儿，医师应关注其心脏缺损及甲状腺功能减退、巨舌、癫痫和寰枢椎不稳。马方综合征麻醉应考虑患者有胸主动脉瘤、主动脉瓣或二尖瓣反流和二尖瓣脱垂等。半胱氨酸血症的患者有主动脉及脑、肺、肾血管的血栓形成，并发高胰岛素血症的患者还可出现血小板减少和低血糖。眼脑肾血管瘤的患者常同时伴有肾损伤和智力障碍。风疹患者也可出现白内障和青光眼，并常伴有血小板减少性紫癜、间质性肺炎、中枢神经系统疾病和充血性心力衰竭。伴有充血性心力衰竭的患者可表现为动脉导管未闭、肺动脉及肺动脉瓣狭窄、主动脉弓异常和室间隔缺损。白内障还可伴有其他综合征。

2. 眼科用药对麻醉的影响 眼科治疗用药常给患者造成明显的生理紊乱。如为降低青光眼患者的眼内压，长期服用碳酸酐酶抑制性利尿药（如乙酰唑胺），可引起代谢性酸中毒和低钾血症，使用该药的患者术前应检查电解质，给予适当纠正。甘露醇是一种渗透性利尿药，可降低眼内压，作用维持5~6小时，心功能差的患者可能会发生心力衰竭。使用长效胆碱酯酶抑制药碘依可酯（echotiophate iodide）滴眼治疗青光眼，可使血中胆碱酯酶的活性下降50%，延长琥珀胆碱的肌松时间，并可抑制酯类局部麻醉药的代谢，小剂量使用就可能引起毒性反应。停止用药4~6周后胆碱酯酶的活性才能恢复正常。去氧肾上腺素是一种α-受体激动药，主要用于散瞳。使用其10%的溶液滴眼，全身吸收可引起严重的高血压，增加冠心病患者的心脏负荷。2.5%浓度较安全，但在某些心功能差的患者仍可引起严重的高血压。近年还有用β受体阻滞药治疗青光眼的。噻吗洛尔（timolol）滴眼经全身吸收后可引起心动过缓、支气管痉挛和充血性心力衰竭。环丙甲氧心安（betaxolol）是一种新型的治疗青光眼的药物，是β_1受体阻滞药。其全身作用很小，但在伴有阻塞性肺部疾患的患者仍可引起呼吸衰竭，禁用于有窦性心动过缓、充血性心力衰竭、一度以上房室传导阻滞、心源性休克和阻塞性肺部疾患的患者。毛果云香碱和乙酰胆碱可引起瞳孔缩小，可用于治疗青光眼和虹膜炎，可引起心动过缓、支气管痉挛和心力衰竭。阿托品和东莨菪碱有散瞳作用，可用于检查眼底、验光配镜和虹膜睫状体炎的治疗。用量过大可引起心动过速、皮肤干燥、体温升高和激惹症状。

3. 眼-心反射的预防和治疗 眼部手术中压迫眼球、牵拉眼外肌、行眼窝内操作时，出现心率减慢、房室阻滞、交接处性心律、二联律甚至一过性心搏停止，即眼-心反射。压迫眼球所引起的心脏反应要比牵拉眼肌少。眼-心反射是由三叉神经传导的。传入神经发自眼球，到达睫状神经节，再经三叉神经的眼支到达第四脑室附近的三叉神经感觉神经核。传出神经发自脑干并由迷走神经传入心脏。眼科手术中极易发生眼-心反射，在小儿斜视手术中最易发生。停止刺激或反复刺激则反射减弱。浅麻醉、缺氧和二氧化碳蓄积都可加重这种反射。全身麻醉、局部麻醉均可发生，小儿比老人多见。

球后神经阻滞或在手术操作前经静脉注射阿托品预防眼-心反射尚存争议，有人认为球后阻滞不能有效地防止这种反射，甚至会加重。眼-心反射多为一过性，应密切观察其经过，轻者暂时中断手术即可缓解，重者或持续的心动过缓可经静脉给予（7μg/kg）阿托品，如伴有低血压，应加用血管收缩药，可选用麻黄碱静脉注射。一旦发生心跳停止，应立即实施心肺复苏术。有房室传导阻滞、迷走神经兴奋性增高或使用β受体阻滞药的患者，可预防性使用格隆溴铵（glycopyrronium bromide）。因此，眼科手术的患者应有心电监测，麻醉医生应确保全身麻醉的深度适当，防止缺氧和CO_2蓄积，并要求术者操作轻柔。

4. 眼内压增高的预防和处理 正常情况下眼内压为10~20mmHg，影响房水循环、脉络膜血容量、中心静脉压和眼外肌张力的因素均可影响眼压。眼内压升高可使眼内灌注压降低，减少毛细血管的血流，损伤视神经的功能。在青光眼、眼内手术、角膜裂伤、脉络丛血流突然增加和穿通性眼外伤等情况下，眼内压增高可使出血增加，严重时可使眼内容脱出，有造成失明的危险。因此，麻醉及手术过程中要避免麻醉过浅、呛咳、血压过高。对眼内压增高的患者（如青光眼及眼外伤）应给20%甘露醇溶液200mL或乙酰唑胺500mL静脉滴注。手术时压迫眼球、牵拉眼睑和眼上直肌或眼轮匝肌收缩，患者屏气、呛咳、恶心、呕吐以及控制呼吸、气道梗阻、头低位及任何使颅内压增高的因素，均能引起静脉压升高，从而引起眼内压升高。氯胺酮可使眼内压轻度升高。麻醉诱导时面罩扣压不当也可使眼内压升高。吸入麻醉药、镇静药、麻醉性镇痛药及神经安定药等可引起剂量依赖性眼内压下降。静脉注射丙泊酚1mg/kg可显著降低眼内压，如果需要使用镇痛药，则必须使用止吐药如昂丹司琼（0.08mg/kg，静脉注射）以抵消其可能引起的恶心、呕吐。

5. 麻醉方法及原则 具体如下。

（1）术前药的选择：避免用易引起恶心、呕吐的吗啡和哌替啶等，除狭角性青光眼以外，不应禁忌阿托品，东莨菪碱升高眼压的作用较弱，必要时可代替阿托品。狭角性及广角性青光眼均避免用地西泮。

（2）麻醉方法：眼科手术多可在局部麻醉下进行。其术后恶心、呕吐的发生率相对较低，且可产生一定的术后镇痛作用。局部麻醉时要注意的是，局部麻醉药滴眼有散瞳和使角膜混浊的作用，青光眼患者禁用。球后神经阻滞应注意眼－心反射和误入血管引起局部麻醉药中毒反应。老年人白内障手术局部麻醉药中所加的肾上腺素量以不引起肾上腺素反应为度。为防止术中牵拉眼睑和眼轮匝肌收缩而升高眼内压，可对眼轮匝肌施行局部浸润麻醉。

眼科手术常要求患者安静不动，对紧张、躁动、不能很好配合手术的患者或小儿可给予镇静药，必要时可行全身麻醉。麻醉诱导可用咪达唑仑（0.1～0.2mg/kg）、芬太尼（1.25～5μg/kg）、硫喷妥钠（1.5～2mg/kg）或丙泊酚（0.8～1.5mg/kg），可同时降低眼内压。使用面罩位置应得当，不压迫眼球。麻醉维持多用异氟烷、七氟烷或静－吸复合麻醉。麻醉深度要维持适宜，避免屏气、呛咳或恶心、呕吐等动作，更应注意拔管前麻醉不宜过浅，以免吸痰及拔管操作引起剧烈呛咳而造成眼内压升高。

肌肉松弛药应首选非去极化类，如维库溴铵、阿曲库铵或罗库溴铵。去极化肌松剂琥珀胆碱升高眼内压，可先用非去极化肌松剂或先注射小剂量的琥珀胆碱防止或减轻肌颤，抑制眼内压升高。

因患者的面部盖有消毒巾，麻醉医生常离患者的头部较远，没有气管插管的患者气道通畅不易保证，全身麻醉时应加强管理。另外，消毒巾覆盖过严，气体流通较差，不易散热，容易造成体温升高及CO_2蓄积。可采用混合面罩法，即在消毒巾下吹入30L/min的空气－氧混合气，以排除聚积的CO_2。

近年来，对于需要全身麻醉下行眼科手术的患者，喉罩由于其使用便捷和有效已被广泛接受。与气管插管相比，喉罩不会对喉头和气管造成损伤，在插入和拔出时对眼内压影响小，很少发生呛咳反应。但对于有反流误吸危险或潜在的气道梗阻的患者不宜使用喉罩。术中应注意观察喉罩位置的变化。

部分眼科手术在局部麻醉的基础上，监测下麻醉管理（MAC）可减轻患者焦虑和恐惧的程度。成年人可用咪达唑仑首次量25～60μg/kg静脉注射，0.25～1.0μg/（kg·min）静脉输注，或丙泊酚首剂量0.25～1.0mg/kg静脉注射，10～50μg/（kg·min）静脉持续输注。术中应有心电监测，并随时了解镇静程度，调节输注速度。

（3）术后镇痛：术后患者躁动不安可增加眼内压，为保持安静，必要时可给予地西泮或氟哌利多等镇静药。

三、几种常见眼科手术的麻醉处理

1. 内眼手术　除了斜视矫正术、视网膜剥离修复术和冷冻术外，其他手术的疼痛很小，多数成人的手术可在局部麻醉下完成。内眼手术时要求控制眼内压，以防止房水流出、脉络膜突然出血以及虹膜和晶状体脱出。眼球穿通伤的麻醉处理要点是防止眼内压增高，眼内压轻微的升高就可引起眼内容物流出。如全身麻醉诱导前3～5分钟静脉注射利多卡因（1.5mg/kg）可减轻气管插管引起的眼内压增高。全身麻醉要选择对眼内压影响小的药物。肌松药可用非去极化肌松药泮库溴铵（0.08～0.15mg/kg）或维库溴铵（0.15～0.3mg/kg）。局部麻醉常采用球后神经阻滞。球后神经阻滞最常见的并发症是球后出血，因此必须监测眼内压。如眼内压明显升高，要行侧眦切开以降低眶部压力。眼周围出血可表现为下联合部瘀血，而不是眼球突出。虽然球后神经阻滞所给的局部麻醉药量仅为2～3mL，但如不慎注入动脉，可经颈内动脉逆行入脑，引起中枢神经兴奋和肌肉震颤等局部麻醉药中毒反应。视神经鞘与蛛网膜下隙相连，局部麻醉药误入视神经鞘可引起感觉迟钝和呼吸停止。球后神经阻滞中还有可引起视神经损伤、眼球穿孔、视网膜脱落和晶状体出血的报道。为了避免球后出血和其他并发症，现也常采用球周围阻滞。该方法的缺点是起效慢（9～12分钟）、可能并发完全性运动不能和眼球穿孔，但发生率低。眼球的穿通伤常为急诊，患者可能为饱胃，要注意呼吸道的保护，防止误吸的发生，如有可能，早期应用H_2受体拮抗剂，如甲氧氯普胺（0.15mg/kg，静脉注射），可减少胃内容物，有助于减少误吸。

小儿的手术常在全身麻醉下进行。需注意的是所伴有的先天性疾病。伴有脑三叉神经血管瘤的患儿可能会出现抽搐和口腔及咽部血管瘤。插管和拔管时动作应轻柔，以防碰破瘤体，导致大量出血，引起低血容量性休克和误吸。如瘤体过大，不能行快速诱导，可行清醒插管。必要时可行气管造口。斜视矫正术是小儿眼科最常见的手术。斜视患者有恶性高热的危险，术后常发生恶心、呕吐。应避免使用琥珀胆碱和氟烷。斜视患者在全身麻醉期间应严密监测体温、ECG，特别是呼气末二氧化碳浓度，以确保及时发现恶性高热。术中牵拉眼外肌，眼－心反射的发生率较高，应予以注意。患者术后出现恶心、呕吐，可给予5～75μg/kg的氟哌利多，可明显降低其发生，也可联合应用小剂量昂丹司琼（50μg/kg）和地塞米松（150μg/kg）。在视网膜剥脱修复术中，为了加快视网膜附着的速度，有时眼内注射六氟化硫（sulfur hexafluoride）和其他全氟碳 perflurocarbon，要在注入这些气体前15分钟停止使用 N_2O，以防止玻璃体内气泡体积的变化。如在玻璃体内注气后，患者行再次手术或全身麻醉，在使用 sulfar hexafluoride 后10天内禁止使用 N_2O。

2. 外眼手术　眼眶手术常在全身麻醉下进行。翼状胬肉切除术可在局部麻醉下完成。

四、与麻醉有关的眼部损伤

有很多医源性的眼部并发症的报道。视网膜中央动脉是眼动脉的分支，供应视神经的营养。眼部受压可引起视网膜中央动脉栓塞。患者在仰卧位、侧卧位或俯卧位手术扣压面罩时可能压迫眼部。患者如主诉有视物模糊，就必须考虑其发生的可能。防止这种压迫的发生较治疗视网膜中央动脉栓塞更为重要。视网膜中央动脉和后毛细血管栓塞也可因头的位置放置不当或体循环低血压引起。因此，避免眼睛受压、正确安放头的位置和防止低血压可防止全身麻醉中视网膜中央动脉栓塞的发生。另一医源性的眼部损伤是角膜划伤。全身麻醉可引起泪液的产生减少。在意识消失后于眼部放一无菌纱布，闭合患者的眼睛，可防止从面罩中泄漏的干燥气体与眼睛接触。扣压面罩不当也可损伤角膜。如行全身麻醉的患者术后眼睛有异物感，就要怀疑有角膜划伤的可能，要立即进行诊断和治疗，否则角膜划伤就可能发展为角膜溃疡。

（马　丽）

第二节　耳鼻喉科手术的麻醉

一、耳鼻喉的解剖

咽是一肌肉管道，其前为口腔，后接喉部，两侧有颈动脉鞘，包裹着颈内动脉、颈内静脉和迷走神经。扁桃体突出到咽腔内，突出程度与其大小有关。扁桃体的血管非常丰富，包括来自颈外动脉的分支、上颌动脉、面动脉和其他血管。喉是一空腔器官，连接着咽与气管。喉是由三块较大的不成对的软骨（甲状软骨、环状软骨和会厌软骨）以及三对软骨（杓状软骨、小角状软骨和楔状软骨）组成。连接甲状软骨和环状软骨前面的黏膜为较薄的环甲膜，当上气道梗阻时，用粗针头易经此穿刺，以开放气道。会厌到声带的感觉神经来自迷走神经的分支喉上神经，声带以下的感觉神经来自喉返神经，它还同时支配着除了环甲肌以外的喉内部肌肉的运动。喉上神经的外侧分支支配着环甲肌和部分杓状肌的运动。

鼻后孔为约2.5cm×1.5cm的椭圆形，鼻咽部通过它与咽部相连。鼻窦和咽鼓管都开口于鼻咽部。因此，经鼻插管可引起鼻窦炎，尤其易引起上颌窦和中耳炎。耳鼻喉部的血液非常丰富，主要来自颈内和颈外动脉的分支。血液经颈内静脉和无名静脉回流入上腔静脉。因此，耳鼻喉手术较易出血。

二、耳鼻喉科手术和麻醉的特点

1. 气道通畅维持困难　耳鼻喉疾病本身及手术操作常可影响气道通畅，如血液、分泌物、切除的组织碎片和咽喉部手术本身都可影响气道通畅。耳鼻喉科手术时，术者和麻醉医生经常要共享同一气道。为给术者提供足够的术野和保证术野的无菌，麻醉医生常距患者的头部较远，患者的头部被消毒巾覆盖，给麻醉医生的管理造成不便，有时气道梗阻的症状会被掩盖。因此，耳鼻喉手术时要仔细观察患者的血压、脉搏和呼吸等生命体征，同时进行血气分析、呼气末 CO_2、脉搏血氧饱和度和心电图的监测，使患者的安全更有保障。鼻咽部手术术野出血多流向咽喉部，表面麻醉抑制咽喉反射，有可能造成误吸。因此，为了确保气道通畅，还是采取气管内麻醉较为安全。术终必须待咽喉反射恢复后才能拔管。对于已有气道梗阻的患者，如喉癌、会厌癌，患者在麻醉前即有明显呼吸困难时，不应给抑制呼吸的麻醉前用药，应在局部麻醉下气管造口插管后再行全身麻醉。气管内插管虽能防止误吸，但是应注意手术操作时头颈位置的变化（如垂头位或抬头位）容易使气管导管折曲、阻塞、脱出声门或插入过深。因此，对气管导管要妥善固定。手术结束时更应充分吸引，去除填塞纱条时要清点纱条数目，万一遗漏，拔管后可引起窒息。鼻咽部纤维血管瘤有时呈分叶状，可有部分瘤组织脱落至咽喉部，应在拔管前用喉镜明视下检查咽喉部，清除异物以确保气道通畅。

2. 术野出血多，止血困难　头颈部血运极其丰富，耳内及鼻咽部术野小，显露困难，操作深在，不便止血，因此出血量较多。为减少出血，可局部用肾上腺素。表面麻醉加肾上腺素引起心动过速时，可静脉注射普萘洛尔0.008mg/kg，局部改用去氧肾上腺素。另外，为减少手术出血，可采取颈外动脉结扎或控制性低血压等方法。如鼻咽纤维血管瘤手术时出血很多且急，控制性低血压可收到良好效果。中耳手术视野极小，特别是耳硬化症镫骨手术或手术切除镫骨换用修补物等。术野内极小量的出血也会影响手术操作。抬高头部可增加静脉回流，减少出血。现认为更满意的方法是行控制性降压。健康年轻人的平均动脉压降到60～75mmHg（8～10kPa），老年人至75～90mmHg（10～12kPa）即可。

3. 防止颈动脉窦反射　在耳鼻喉科领域，进行颈外动脉结扎术、因恶性肿瘤施行颈廓清术、颈部淋巴结转移瘤摘除术，以及喉癌等手术，常因刺激颈动脉窦而引起颈动脉窦反射，出现血压急剧下降和心动过缓。该反射个体差异较大，老年人、动脉硬化的患者容易发生。甚至因结扎颈外动脉引起此反射，导致术后意识未恢复而死亡，应引起严密注意。一旦发生颈动脉窦反射，可暂停手术，给予静脉注射阿托品或以局部麻醉药阻滞颈动脉分叉部等处理。

4. 慎用肌松药　耳鼻喉手术很少需要肌肉松弛，但在临床上对气道通畅、无插管困难的患者，应用肌松药可使麻醉诱导迅速方便。但对于扁桃体肥大、咽喉肿瘤、小颌畸形和舌体异常等患者，在诱导时用静脉麻醉药或肌松药容易发生气道梗阻，多采取清醒插管、逆行引导气管插管或纤维支气管镜协助，甚至还要气管造口。

三、常见的耳鼻喉手术的麻醉处理

1. 耳手术　耳部常行的手术是乳突切开术、鼓膜切开术或鼓室重建术。多为年轻健康的患者。镫骨切除术常见于老年人，常在局部麻醉下进行。因为多数患者的听力下降，与之交流可能会困难。迷路疾病者常伴有眩晕、眼球震颤和恶心、呕吐。

显微耳科手术要求患者安静不动，而不需要完全的肌松。吸入麻醉药具有良好的镇痛、镇静作用，并可产生一定程度的肌松。因术野狭小，即使一滴血也会使手术操作困难，使用吸入麻醉药时还易于实施控制性低压。

氧化亚氮在血中的溶解度比氮大34倍，通过血管扩散到中耳的速度远快于氮。这可引起中耳的压力升高。对于正常的耳，压力升高到一定值时咽鼓管可被动开放，升高的压力可通过咽鼓管传到鼻咽部；但这可损伤患病耳，如移植的镫骨移位，鼓室黏膜受损。甚至有中耳进行过手术的患者用 N_2O 麻醉时耳道内出现新鲜血液或出现中耳破裂，导致听力丧失。中耳压力的变化还可导致术后的恶心、呕吐。在手术结束停用氧化亚氮时，因氧化亚氮从中耳快速弥散出去，可引起继发性中耳负压。当中耳压力低于周围压力时，咽鼓管对中耳压力的平衡作用更好。但中耳压低于大气压时可引起术后短暂耳聋，并可能与严重的中耳炎有关，在镫骨置换术中中耳一直处于开放状态，直至把移植骨覆盖在鼓室膜上。氧化亚氮应在覆盖鼓室膜前15分钟停止吸入，鼓膜关闭前用空气冲洗中耳室，可以避免中耳压力的降低。

2. 鼻和鼻窦手术　慢性鼻窦炎行引流术的患者常为健康成人，可在局部麻醉下进行。但要注意这样的患者通常有反应性气道疾病，使用某些可增加迷走神经兴奋性的药物可引起气管和支气管痉挛。恶性肿瘤的患者常伴有老年人其他系统的疾患，同时肿瘤可侵袭口腔和鼻腔，给全身麻醉插管造成困难，必要时可行气管造口。

鼻黏膜富含血管，术中出血量较大，且不易止血。为减少术野渗血，可取头高15°～20°，为避免麻醉过深，可合用尼卡地平降压。还可向鼻黏膜滴用可卡因以减少出血。因可卡因可阻滞交感神经末梢对去甲肾上腺素的再摄取而引起血管收缩。但可卡因在气管和喉黏膜吸收过多可引起交感神经兴奋的症状，如高血压和心动过速，严重者可引起惊厥或冠状动脉痉挛，导致心肌缺血或心律失常。可卡因引起的高血压和心动过速可用普萘洛尔0.5～1.0mg或静脉滴注依托咪酯治疗。鼻内使用4%可卡因溶液，推荐最大安全剂量约为1.5mg/kg。可卡因经喉黏膜和气管黏膜的吸收速度与静脉注射一样快。可卡因是酯类麻醉药，可被血浆中的假性胆碱酯酶水解。假性胆碱酯酶缺乏症或使用假性胆碱酯酶抑制药，如碘依可酯等，可减少可卡因的代谢，增加其全身的毒性作用。

鼻窦腔是闭合的空腔，氧化亚氮可很快扩散入内。但鼻窦手术中压力升高所引起的不良反应不如中耳手术时的严重。

鼻窦手术结束时必须去掉咽后壁填塞的纱布，应在彻底清理咽部，患者清醒，气道反射完全恢复后拔管。

3. 喉镜和支气管镜等检查的麻醉　多数的声带息肉切除、声带活检、声带剥离和其他咽喉部的小手术可在局部麻醉和表面麻醉下完成，行喉上神经阻滞、舌咽神经阻滞和气管内注射局部麻醉药。但要注意此部位黏膜的血管丰富，局部麻醉药容易吸收入血，用量过大容易引起中毒。因咽喉部麻醉抑制了喉的保护性反射，分泌物、血液和切除组织容易进入气管内，引起误吸，所以全身麻醉可能更有益于患者。因手术时间较短，应使用短效麻醉药和肌松药，并行肌松监测。待患者清醒，肌张力和喉反射完全恢复才能拔管。如气管导管妨碍术者的视野，可用喷射通气和文邱里（venturi）管通气。在这种条件下不能用呼气末二氧化碳监测通气，应仔细观察患者胸廓起伏情况并进行脉搏血氧监测。

直接喉镜检查多可在表面麻醉下完成，现多选用2%的利多卡因溶液，也可使用1%的丁卡因溶液，但要注意其毒性反应。

临床上常用支气管镜检查来诊断和治疗支气管和气管病变。在成人进行支气管镜检查时，一般表面麻醉即能满足检查要求。即使有呼吸困难，只要检查过程中尽快缩短操作时间，并给以适当供氧，亦能顺利完成。但如支气管镜柔软性差，患者不能耐受，应行全身麻醉。可经支气管镜的输氧孔插入一细导管，行喷射通气。麻醉过浅、高CO_2血症和低氧血症都可引起喉和支气管痉挛及心律失常。因此要行脉搏血氧监测，并仔细观察患者的胸廓起伏情况，防止缺氧和CO_2蓄积。

4. 气管异物取出术的麻醉　气管内异物在小儿多见，由于小儿常不能很好配合，多采用全身麻醉。在全身麻醉下患儿安静，肌肉松弛，呼吸道黏膜反应降低，呛咳动作减少；另外，机体对缺氧的耐受力增加，从而为长时间的操作提供了保证。静脉麻醉为经静脉给丙泊酚、咪达唑仑或芬太尼后，用2%的利多卡因溶液喷喉，用这两种方法多可完成支气管镜的操作，也可使用吸入麻醉。吸入麻醉多用七氟烷诱导至意识消失，眼球活动停止，肌肉松弛以后开始操作。麻醉维持七氟烷经支气管镜后端的供氧接头吹入。对较复杂的病例，用细塑料管（内径1～2mm）置于气管或支气管内充入氧和麻醉气体的混合气，可保证持续操作。

尽管如此，支气管镜检查中如何维持适宜的麻醉深度，保证连续操作，在钳取异物时如何管理呼吸，特别是麻醉诱导时异物在气道内突然移位，或在钳取异物时发生“窒息性异物移位”，或异物脱落在声门下窒息等，仍是麻醉者感到棘手的问题。为防止麻醉诱导的窒息意外，应仔细了解麻醉前在短时间内如有反复发生异物变位刺激症状及通气障碍者，麻醉诱导更应慎重。气管异物有可能活动变位的患者，有以下几个特点：①病史短且反复出现阵发性咳嗽和呼吸困难；②胸部X线检查无明显改变或改变不定；③形体小而尚未膨胀的异物，如瓜子、豆类等，多不易固定而变动于声门与支气管之间。因此，对这样的患者在麻醉中应及时发现并处理因异物变动而发生的意外。异物可能暂时固定于一侧支气管，也可在麻醉后使异物再度活动。所以，麻醉诱导力求平稳、迅速，一般七氟烷诱导为宜。在诱导中仍应注意，一旦出现气道内异物冲击声响和通气障碍，应立即“捞取”异物，或将异物推至一侧支气管，解除潜在危险、保证通气后，重新加深麻醉。另外，对于病史长而无异物活动史；异物形体大或能膨胀增大，可嵌于一侧支气管；X线片显示患侧肺不张的病例，在麻醉诱导时，只要充分供氧减轻缺氧症状，一般多很平顺。但是，在钳取异物时对患者的最大威胁是发生“窒息性异物移位”，即在钳取异物时，异物从异物钳脱落，异物及不张肺潴留的脓性分泌物必然随吸气流入健侧并阻塞支气管，而此时不张侧肺虽有通气可能，但尚不能立即膨胀，不能立即发挥换气功能，因此，几乎如同窒息一样危及患者生命。为此，对可粉碎的异物应将其粉碎“化整为零”取出。不能粉碎的异物，应先行气管造口，再经声门或经气管造口钳取。不过只能使异物脱落机会减少和防止异物卡在声门处造成的窒息，尚不能完全避免“窒息性异物移位”。因此，对气管内存在异物的患者的麻醉，特别是有可能窒息的病例，提高吸氧浓度对保证安全有重要意义。

为防止小儿气管镜检后发生喉水肿，镜检结束后肌内注射地塞米松5～10mg，并要密切观察、及时发现和处理喉水肿。

5. 食管镜检的麻醉　食管镜检常用于食管疾病的诊断性检查，或用于扩张食管良性狭窄及食管异物取出术等。为使咽喉及食管入口处肌肉松弛良好，最好在全身麻醉下进行操作。一般性食管镜检，患者合作，可以在局部麻醉下进行。不过当食管镜插入后，可因体位不当或镜管偏粗，在操作中压迫气管后壁（即气管膜部），而影响患者通气，甚至出现窒息感，个别病例可出现迷走神经反射。如为食管异物，形体较大，形状不整或在取出时可能损伤气管及食管的情况下，则必须采取全身麻醉的方法才方便操作和保证安全。

表面麻醉时，麻醉前应给抗胆碱类药抑制唾液分泌，提高麻醉效果和避免迷走反射。表面麻醉多采用2%的利多卡因溶液10mL或1%的丁卡因溶液2～3mL先对咽喉喷雾2～3次，然后再涂抹两侧梨状窝，数分钟后即可进行镜检。

全身麻醉时，可采取静脉快速诱导气管内插管，循环密闭式麻醉机管理呼吸，根据时间长短、复杂程度来选择麻醉维持用药及方法，与一般麻醉无很大区别。不过对于食管异物较大，或在取出有可能造成副损伤的情况下，应保留自主呼吸且通气足够，选择细的气管导管，套囊不充气才能方便手术操作。为便于食管镜检操作，应将气管导管（或塑料管）和牙垫分别固定在口角两侧，或用中空的金属牙垫套在导管外边，固定在一侧口角等办法，均收到良好效果。

6. 扁桃体摘除术的麻醉　扁桃体摘除术是耳鼻喉科常见的手术，手术虽小，但出血和气道梗阻是对患者的严重威胁，应予以足够重视。

成人扁桃体摘除术可在局部浸润麻醉下完成。因局部血运丰富，局部麻醉药内应加入少许肾上腺素，但切勿注入血管。局部麻醉后喉反射受到抑制，因出血急剧、量多，也有发生误吸窒息的危险。因此，麻醉前用药必须减少剂量。成人全身麻醉机会较少。在小儿进行扁桃体摘除术时一般在全身麻醉下进行。全身麻醉应选用气管内插管，注意开口器放置不当可压迫导管。麻醉可采用丙泊酚静脉麻醉并同时吸入N_2O或少量其他强效吸入麻醉药。手术结束前，在患者的保护性反射恢复之前，麻醉医生应听诊双肺以判断是否有吸入血和分泌物的可能，用直接喉镜检查口腔和咽部是否有活动性出血，如有，请术者给予有效止血。

扁桃体切除中出血量较大，平均为4mL/kg。必须认真进行监测，尤其是小儿。在手术结束时必须彻底清理喉部，拔管时患者应完全清醒。拔管后应将患者置于“扁桃体位”，即一侧头部低于臀部。这有利于血和分泌物从口腔引流，而不进入声门，引起气道梗阻和喉痉挛。扁桃体切除后的出血常是渗出而不是快速出血。这些患者在发现出血前可能已吞入大量的血。行再次手术止血时可引起恶心、呕吐、反流和误吸的发生。应选择清醒或快速插管，麻醉诱导时，须压迫患者的环状软骨，并保持轻度头低位，并有气管切开的准备。备好吸引器，随时清理咽喉部。患者麻醉后应插入胃管吸出胃内的血液或凝块，以减少术后恶心、呕吐的发生。

扁桃体周围脓肿的患者，应先行穿刺排脓后，再行麻醉诱导插管较为安全。

梗阻性睡眠呼吸暂停可引起缺氧，导致肺动脉高压。扁桃体切除术可治疗该症，以减少上呼吸道的梗阻。伴有这种综合征的成人常较肥胖，并伴有高血压和心肌缺血。喉部软组织肥厚，增加了窥喉的困难。即使术前患者呼吸道通畅，也应考虑进行清醒插管。术前应全面了解和正确估计循环与呼吸的代偿能力，对预计插管困难的患者，应充分表面麻醉，用2%的利多卡因溶液2～3mL局部麻醉下行环甲膜穿刺，为便于手术操作，以经鼻插管为宜。在特殊情况下可能要行气管造口，以彻底解除梗阻。小儿梗阻性睡眠呼吸暂停常同时伴有先天性疾病，如下颌骨发育不良（如 Pierre Robin 综合征或 Treacher Collins 综合征），增加了维持气道通畅和插管的困难。气管导管易被开口器压住或扭曲，因此，在放置开口器后要听呼吸音，观察气道峰压。在放置开口器时还可能发生脱管等意外。手术结束后应给予地塞米松 10mg，必须在患者完全清醒后方可拔管，同时做好再插管和气管切开的准备，并进入麻醉恢复室观察。

7. 颈部癌症手术的麻醉　患颈部肿瘤的患者多为老年人，多有长期吸烟和酗酒的历史，常伴有阻塞性肺部疾病、高血压及冠状动脉疾病。因食欲差，吞咽困难，通常营养状况较差，甚至有恶病质状态。术前看患者时应注意这些情况。对这些患者行术前气道的检查是非常重要的。肿瘤可直接压迫气道，以前的放疗和手术可产生水肿、纤维化或瘢痕而使气管扭曲。头颈部手术术前应进行直接或间接喉镜检查。如没有气道受压，可行静脉诱导，然后用直接喉镜进行插管。有气道受压时应行清醒插管，在严重气道受压的情况下，在全身麻醉诱导前，应在局部麻醉下行气管造口。应注意在全身麻醉插管后可出现气道梗阻或梗阻加重，因此，麻醉诱导前就应给患者吸入纯氧，以保证在有气道梗阻时患者有一定的氧代偿能力。

在浅麻醉下因导管的刺激可能会出现支气管痉挛。头颈部血管丰富且压力较高，癌瘤可能侵袭到颈部的大血管，术中极易引起大量出血。要做好动脉和中心静脉穿刺，以指导术中的输血、补液，尤其在心功能不佳的患者。中心静脉穿刺应避免使用颈内静脉，因后者易受颈部操作的影响。还要监测血细胞比容和血气。轻度抬高头部可减少出血。术中至少开放一条静脉，及时地予以输血、补液。因手术时间常较长，应注意患者的保温。

颈部手术中应注意颈动脉窦受压所引起的迷走神经反射，这可引起心动过缓和血压下降。治疗包括停止挤压，静脉使用阿托品，必要时可用利多卡因行局部浸润麻醉。在切开颈部大的静脉时可发生空气栓塞。可根据呼气末 CO_2 分压突然下降，并伴有血压下降做出诊断。治疗包括使用正压通气或压迫颈静脉以增加静脉压、轻度头低脚高位、左侧卧位、吸入100%氧气，如果可能，也可经中心静脉导管抽吸空气。

颈部手术恢复期间的问题包括气胸、因颈部伸展受限或血肿而引起的气道不畅，以及喉镜检查后出现的发音困难。

（阎小军）

第三节　口腔颌面外科手术的麻醉

一、先天性唇、腭裂手术的麻醉

（一）麻醉前准备

做好口腔、鼻腔和全身检查，包括体重，营养状态，有无上呼吸道感染和先天性心脏病。应详细掌握血尿常规，钾钠氯离子情况及胸部 X 线检查。

唇裂病儿体重 >5kg，血红蛋白 >100g/L，年龄 >10 周，血细胞计数 $<10\times10^9$/L，才是手术的良机。腭裂手术多在 2 岁以后，上述各项检查在正常范围内才可实施。

（二）麻醉处理

1. 唇裂修复术的麻醉　均在全身麻醉下进行，虽然有人提出不必气管内插管，但是为确保安全，选择经口气管内插管全身麻醉的方法比较安全可靠。因术中创面渗血、分泌物一旦阻塞通气道，就会导致病儿呼吸气流受阻，乏氧、喉痉挛，误吸窒息，甚至心搏骤停。

唇裂修复术病儿体重常小于 15kg，术前 30min 肌内注射阿托品 0.01 ~0.03mg/kg，入室前以氯胺酮 5 ~8mg/kg 基础麻醉，入睡后开放静脉，再经静脉滴注羟丁酸钠 80 ~100mg/kg。待睑毛反射消失后窥喉用 2% 利多卡因喷喉及会厌，实施表面麻醉插管，用橡皮膏将导管固定在下唇正中位置。接 T 形管装置供氧及辅助呼吸。术中可根据麻醉深浅情况分次静脉注入氯胺酮1~2mg/kg。此法的优点：①诱导迅速，患儿可平稳进入睡眠的麻醉状态，镇痛效果好，心律、血压较稳定。可保持患儿自主呼吸存在；②麻醉用药对呼吸道黏膜无刺激，无肺部并发症安全性好；③羟丁酸钠可降低咽喉反射和气管内的敏感性，防止插管后或麻醉变浅时的呛咳反应，减少或避免喉黏膜损伤；④年龄>2岁的患儿术中可持续泵入异丙酚3~4mg/kg，0.5%氯胺酮间断给药，术毕拔管后病儿清醒哭闹，各种反射均已恢复，是比较安全可靠的麻醉方法。但偶尔可见体质弱小，用药量偏大，术终尚有呼吸抑制及喉痉挛发生的病例，应予以注意。

2. 腭裂修复术的麻醉　小儿气管导管应选择U形导管，将导管固定在开口器的凹槽下防止外脱导管，以避免脱管窒息的意外发生。行咽后瓣成型手术操作时，如果麻醉深度不够容易引起迷走神经反射。故麻醉深度应控制得当，即达到抑制咽喉反射力度。

对15kg以上病儿可用快速诱导插导，阿曲库铵、芬太尼维持控制呼吸；15kg以下的病儿可采用氯胺酮5~6mg/kg基础麻醉，入睡后缓慢静脉注射羟丁酸钠80~100mg/kg，利多卡因喷喉插管。术中间断静脉注射氯胺酮1~2mg/kg或复合吸入安氟醚维持，亚利式或Bain环路扶助呼吸。

腭裂咽后瓣修复术出血相对较多，应重视输血补液问题。小儿血容量少，每公斤体重70~80mL。6个月婴儿失血50mL相当于成人失血400mL，因此准确判定失血量并予等量补充。输血补液速度以不超过每公斤体重20mL为宜，严防肺水肿。体质好的病儿失血量不超过血容量的10%~15%，也可根据具体情况输乳酸林格氏液10mL/（kg·h）。

3. 唇、腭裂修复术术中管理　术中监测血压、脉搏、体温、心音、心率、心律和两肺呼吸音，合并先天心脏病者应监测心电图。还应采取预防喉水肿的措施，必要时静注地塞米松0.2~0.4mg/kg。

腭裂术后拔管的注意事项：

（1）对腭裂同时合并有扁桃体Ⅱ度以上肿大；咽喉腔深而狭窄；瘦小体弱自控调节能力较差的病儿，应在气管拔出前先放置口咽通气管，用以支撑明显变小的咽喉腔通道通畅。

（2）维持腭裂患者术后的呼吸道通畅，要依靠口腔和鼻腔两个通道。切不可忽视任何一方。有时腭裂同时修复鼻畸形后用碘仿纱条包绕胶管以支撑鼻翼，固定支撑鼻翼的橡皮膏不应封闭鼻腔通气道。

（3）随着手术结束时间的临近，麻醉应逐渐减浅，以便确保患者迅速清醒拔管，缩短气管导管留置在气管内的时间。

二、颞颌关节强直患者的麻醉

（一）麻醉前准备

（1）颞颌关节强直患者几乎全部需要盲探经鼻气管内插管或行气管造口插管，因此术前必须作好患者细致的解释工作，取得患者的信任与合作，为清醒插管作准备。

（2）对有仰卧位睡眠打鼾甚至憋醒的患者禁用吗啡等抑制呼吸的药物作为麻醉前用药。

（3）选择气管导管内口径大，管壁薄的导管为宜。条件允许时可参考X线片气管口径，选适当口径弹性好的附金属螺旋丝的乳胶导管。

（4）备好气管造口的器械，做好应急准备。

（二）麻醉处理

颞颌关节强直患者需实施颞颌关节成形术同时矫正小颌畸形。须在全身麻醉后下颌松弛，无痛状态下才能顺利进行，因此多采取经鼻插管的气管内麻醉。为保证安全应采用清醒盲探插管方法，但对完全不能张口的患者表麻很难完善，加上患者紧张，肌肉松弛不佳，咽喉反射敏感，且患者异常痛苦。为此，最好选择浅全身麻醉状态下，配合表面麻醉保留自主呼吸行盲探气管内插管。由于喉头位置高，下颌后缩畸形，插管时导管不易达到声门高度。因此，在导管接近声门附近时应根据呼吸气流声判断导管位置，调节头位及导管位置，以其接近声门口。如估计导管在声门左侧，可将头转向右侧，导管也往右侧旋转。若想抬高导管前端高度可使患者头极度后仰，导管前端可随之抬高，头低导管可往下后方调整。如患者喉头过高，多次盲探插导管均入食管，可将导管留置在食道内，经另一侧鼻孔再插入更细的导管，沿留在食管导管的表面滑入声门，即所谓双管盲探气管内插管法。对插管异常困难经1～2小时探索插管仍不能到位时，应果断决定经气管造口插管。否则术后的喉水肿往往给拔管带来严重后果。一旦插管成功，麻醉可用全凭静脉复合麻醉维持。

颞颌关节成形术虽然缓解了关节强直，但下颌后缩畸形不能立即解除，舌后坠仍可能发生，致使拔管意外。因此，拔管时应遵守几条原则：①麻醉必须完全清醒；②口腔及气管导管内分泌物必须彻底吸净，特别对日内有创口的患者；③拔管前静注地塞米松；④拔管前备好口咽导气管；⑤必要时应备好气管造口设备，以防拔管后气道梗阻行紧急气管造口。

三、口腔颌面部恶性肿瘤联合根治术的麻醉

（一）麻醉前准备

（1）因患者多为中老年人，所以术前对心肺肝肾等功能应作充分了解，以正确判断患者的全身情况和耐受麻醉及手术的能力。

（2）了解张口程度（正常4～6cm），口内肿瘤大小，所处的位置是否影响喉镜置入和气管导管能否顺利通过声门；恶性肿瘤复发再次手术时还要了解气管是否有移位，颈部伸展和头后仰是否受限，根据上述情况综合分析判断，以选择适宜的麻醉诱导方法及插管途径。

（3）肿瘤已影响气道通畅，麻醉前慎用镇痛、镇静药以免呼吸抑制。

（二）麻醉处理

口腔颌面部恶性肿瘤联合根治术范围包括：舌（颊部、口底组织）上或下颌骨切除和颈部淋巴结根治性清扫。麻醉不但要确保气道通畅，且要下颌松弛，镇痛完善，麻醉深度足够并保持血流动力学平稳。同时防止颈动脉窦反射和自主神经功能紊乱，术后苏醒快。因此，必须采取气管内全身麻醉。因手术操作涉及口腔，故经口腔插管不仅会影响手术操作，更不便于导管固定，因而采取经鼻腔气管内插管较稳妥。舌体，口腔颊部，腭部肿物尚未超过中线，张口属正常，头后仰不受限者可行快速诱导插管；舌根部、口底部，软腭部恶性肿物生长已侵袭或已压迫气道，张口轻度受限或癌肿术后复发需再次手术时，气管已有移位。头后仰有受限的患者需行浅全身麻醉下，保留自主呼吸经鼻盲探或明视插管；如舌根及口底巨大肿瘤已阻挡声门而无法实施插管操作时，应先行气管造口然后再经造口插入气管导管。目前多选用静脉复合麻醉，吸入N_2O-NO_2，安氟醚或异氟醚以补不足。术终能尽快清醒。

（三）术中管理

术中除监测血压，脉搏，呼吸，心电图外还应监测血氧饱和度，尿量。有心血管病变的需监测中心静脉压。另外应注意患者体位和头位变动而影响气管内导管通畅和头部血液循环，因为颌面部和颅内静脉均无静脉瓣，如果头部位置不当，颈部大静脉或椎静脉丛受压，可使颈内静脉压升高，患者头颈、颜面部静脉回流障碍，面部及眼球结膜会发生水肿，颌面部术野渗血增加，血色呈暗红。处理不及时将会使颅内压增高。因此应及时调整头位，使颈部充分舒展，改善头颈部瘀血状态。

上、下颌骨病灶切除时，出血多而急剧，为减少出血和维持血流动力平稳，在无禁忌证的情况下可行控制性降压。老年人对低血压耐受性低，因此降压幅度不宜过大，时间不能过长，术野出血要及时补充。对于双侧颈淋巴清扫的病例应注意脑静脉血回流及有无颅内压升高，慎防脑水肿引起的昏迷。颈廓清扫术偶尔可发生纵隔气肿或胸膜损伤而致张力性气胸，必须予以有效处理。

舌颌颈联合根治术，一侧下颌骨体部切除或下颌骨矩形切除，尤其是下颌骨超半切除术，其口底肌肉组织与颌骨间离断后，舌体会因失去下颌骨的牵拉和支持而容易发生舌后坠，舌及口底组织被切除损伤的创面水肿及转移皮瓣组织修复部位包扎压迫止血，使舌体的自如活动能力和范围严重受限，咽喉腔间隙明显变窄。虽说术后患者完全清醒时拔管可避免窒息，但从临床上观察对联合根治术的病例，清醒后拔管仍有窒息发生。而且窒息不一定发生在拔管当时，待数分钟后假道消失就会造成气道梗阻－延迟窒息发生，故可采用延迟拔管方法。

术毕患者清醒并对指令能正确反应，循环稳定，呼吸正常；呼吸频率 >14 次/分，潮气量 >8mL/kg，分钟通气量 >90mL/kg 可拔除气管导管。

四、口腔颌面外伤与急症手术患者的麻醉

（一）麻醉前准备

（1）全面细致的了解病史和临床检查指标，特别是颌面部创面的范围及损伤程度。有无危及生命的气道梗阻或潜在的危险，及时清除口腔、鼻腔内的积血、凝血块、骨折碎片及分泌物、将舌体牵拉于口腔之外。放置口咽或鼻咽通气管等，并应即刻建立通畅的气道。如上述处理气道梗阻仍不能缓解，可采用自制环甲膜喷射通气套管针做应急处理。具体操作方法：先行环甲膜穿刺表麻，然后置入长 8cm 带硬质塑料的套管针（可用16 号静脉穿刺套管针改制弯成135°，适宜总气管走行的弧度），穿刺成功后将其塑料外套管留置于总气管内 6cm 深度，退出针芯，接通（喷射）呼吸机供氧。喷射通气压力为 1. 25kg/cm^2，常频通气后即可开始麻醉诱导。

（2）对外伤时间较长的病例，应特别注意有无严重出血性休克或休克早期表现，包括口腔急症颌骨中枢血管的突发性大出血，急剧、呈喷射状，处理不及时患者很快进入休克状态，甚至发生大出血性心跳停止。因此尽早建立静脉输液通道补充血容量是抢救成功的关键一环。

（3）注意有无合并颅脑、颈椎骨折或脱位、胸腹脏器损伤等。如果有明确诊断可同步处理。

（4）了解患者进食与外伤的时间，创伤后胃内容排空时间显著延长，麻醉诱导插管时应采取相应措施，防止误吸发生。

（二）麻醉处理

对口内及颌面部软组织损伤范围小的，手术可在 1 小时之内完成，患者合作，呼吸道能保持通畅者，可在局部麻醉下实施。小儿及成人有严重的口腔颌面部创伤，即下列情况之一的均应采取气管内插管全身麻醉方法：①面部挫裂伤合并面神经，腮腺导管断裂；需行显微面神经吻合，腮腺导管吻合；②面部挫裂伤合并上或下颌骨骨折，行骨折固定；③口腔颌面损伤合并气管、食管或颈部大血管损伤，颅脑、脑腹脏器损伤；④头皮及面部器官（耳鼻、口唇）撕脱伤需要行显微血管吻合回植手术者。

麻醉诱导和插管方法选择：3 岁以下婴幼儿氯胺酮基础麻醉后，静注羟丁酸钠，咽喉及舌根部表麻诱导插管，T 形管小呼吸囊供氧，氯胺酮间断给药维持。婴幼儿舌体肥大，口内组织损伤后由于出血，水肿使原来相对较小的口腔更加变小，而手术恰在口内操作。因此首选经鼻插管。但婴幼儿气管细，麻醉导管过细会影响通气，婴幼儿鼻黏膜脆弱血管丰富容易造成鼻衄。因此对舌前 2/3、牙龈、硬腭损伤的病员可经口腔插管并固定于健侧口角部位。而对悬雍垂、软腭口咽腔深部损伤需行经鼻插管或者口腔插管。插管前用 2% 麻黄碱数滴分次点鼻，收缩鼻黏膜血管扩大鼻腔通道空间，导管前端应涂滑润剂。只要管径粗细合适，操作动作轻柔，一般不会有鼻黏膜损伤及鼻出血现象。导管选择 F16 ~20 号，术中充分供氧，有条件监测血氧饱和度，防止通气不足。

4 岁以上患者无异常情况均可采取快速诱导，根据手术操作需要经口或经鼻腔明视插管。估计术毕即刻拔管会发生上呼吸道梗阻窒息者应长时间留置导管，首选经鼻气管内插管。

下列情况应首选清醒插管较为安全：①伤后已发生气道梗阻并有呼吸困难；②颌骨颏孔部骨折常伴有严重错位，不仅造成张口困难，且有口底变窄，声门被后缩的舌根阻挡；③上或下颌骨骨折致口内外相通，致使面罩加压给氧困难。下颌骨骨折连续性中断或有错位时，若经口置入喉镜，骨折断端有切断血管和损伤神经的危险性，应尽量采用盲探经鼻腔插管。麻醉维持可行全凭静脉或静吸复合麻醉维持。

口腔颌面部外伤患者术毕清醒即可拔管。但估计拔管后可能发生急性气道梗阻，又不能强行托下颌骨时，应留置气管导管延迟拔出。

五、术后常见并发症及预防

口腔颌面部手术，特别是口腔内病灶切除后有大型缺损或洞穿缺损，利用各种皮瓣，肌瓣或多种复

合组织瓣一次性修复手术后创面慢性渗血，组织水肿和分泌物积存，口内转移组织瓣修复后臃肿致咽喉腔狭窄，舌体活动受限，排痰能力减弱等因素，应在患者完全清醒后拔管。

1. 呼吸道梗阻　出血、误吸、喉头水肿或术后解剖位置的改变，失去颌骨的支撑出现舌后坠。口腔内出血，可以造成血液直接误吸入呼吸道或血块阻塞呼吸道。手术后应在没有明显渗血的情况下，吸尽口腔内的血液分泌物后再拔管。Treacher－Collins 综合征或 Robin 畸形，行咽成形修复术后咽喉腔变窄明显，尤其对年龄小，体质差，适应能力低下的病儿拔管前应常规放置口咽导管，吸出分泌物，直至咽反射强烈，耐受不住时再拔出。对舌根及口底组织广泛切除或双侧颈淋巴结清扫患者，术后颈部包扎敷料较多，可在拔管前放置口咽导管协助通气。口腔颌面部外伤，同时有上或下颌骨骨折，舌及口底，颊黏膜组织严重撕裂伤，出血、软组织水肿明显使口咽腔变窄，舌体程度不同地失去了正常活动能力，应考虑留置导管延迟拔出。

上述手术术后防止气道阻塞的最有效、最安全的措施是预防性气管造口。但是为了颈部转移皮瓣的成活和免遭感染，临床常以延迟拔除气管内导管方法保证呼吸道通畅。待舌及口底黏膜组织水肿减轻，咽喉间隙增大，舌体在口内活动及外伸 1.0cm 以上，再在引导管协助下试行拔管。

2. 咽痛及咽喉部水肿　口腔、颌面及整形外科手术时间长，气管插管放置时间长，手术操作又在头部，头部位置不稳定，气管插管与气管黏膜总处于摩擦状态，咽喉部水肿和损伤明显，术后患者明显咽痛。因此，口腔、颌面部手术患者术中应常规应用激素，（氢化可的松 100mg 静滴或地塞米松 5～10mg 静注），术后应尽早开始雾化吸入可预防术后咽喉部水肿。

（阎小军）

第九章

心脏手术的麻醉

第一节　麻醉对循环系统的影响

对循环系统的了解是麻醉学的重要基础，麻醉和手术可以通过多种途径影响循环系统的功能。循环系统的变化直接影响到患者的生命安全和术后的恢复，近年来，随着人口老龄化和外科技术的发展，围术期麻醉医师经常面临患者的心血管功能变化更加复杂化、多样化。在了解麻醉对心血管功能的影响时，有必要对下述概念予以阐明。①循环功能：指循环系统的功能，包括心脏、血管功能、血容量和微循环等方面的影响。其中任何一项功能衰竭均可导致显著的循环障碍。如低血容量可导致循环衰竭或休克，而心脏功能却可能是正常的；②心脏功能：包括心肌、心脏瓣膜、传导组织和支架结构的功能。其中任何一项功能障碍即可导致心脏和循环衰竭。如瓣膜失去完整性，即使心肌功能正常也可造成心脏衰竭；③心肌功能：心肌功能取决于心肌本身和心肌血液供应，其功能障碍包括心肌病变、损伤、心肌缺血和心肌功能不良，但均可造成心肌功能衰竭，其结局必然导致心脏功能障碍和循环异常。

一、吸入麻醉药对循环的作用

吸入麻醉药是常用的全身麻醉药（简称全身麻醉药），主要依靠肺泡摄取和排除。吸入麻醉药经肺泡进入血流到达脑组织，当脑组织内吸入麻醉药的分压达到一定水平时，即产生临床上的全身麻醉状态。吸入麻醉药有挥发性液体和气体两类。常用的挥发性液体有氟烷、恩氟烷、异氟烷、七氟烷和地氟烷；气体有氧化亚氮。

在一定的浓度范围，所有吸入麻醉药均可降低动脉压和抑制心肌收缩力，都与麻醉药浓度相关。其中异氟烷、七氟烷和地氟烷通过增加交感活性对血压维持有一定帮助。氟烷和恩氟烷使心排血量减少，与其降低平均动脉压平行。异氟烷对心排血量的影响很小，而地氟烷则具有稳定的心血管作用。恩氟烷、异氟烷和地氟烷使外周血管阻力（SVR）减低，其中，异氟烷使SVR减低最显著。

吸入麻醉药也可引起心率的变化，改变心率的机制包括：改变窦房结去极化速率；改变心肌传导时间或改变自主神经系统的活动，如吸入氟烷后可见心率减慢。吸入麻醉药对心率的影响应在麻醉前评估中予以考虑。麻醉可消除因术前兴奋和激动而导致的心动过速、血压升高及心排血量增加。如果麻醉前副交感神经活动增强，麻醉又可能使心率和血压升高。氟烷和恩氟烷麻醉有助于减少全身动脉血压和心率的增加，使之转变为临床上可以接受的低血压和心率减慢。吸入麻醉药还通过减少心肌氧耗而降低心肌需氧量。

有人提出，异氟烷的冠状动脉（简称冠脉）扩张作用可引起冠脉窃血，而导致心肌局部缺血，所以曾有一段时间，冠状动脉粥样硬化性心脏病（简称冠心病）患者的麻醉中很少应用异氟烷。然而近来有研究发现，如果冠脉灌注压能充分维持，异氟烷麻醉与其他吸入麻醉一样，并没有窃血现象发生。

研究证实异氟烷对人体心肌有保护作用同动物实验一样，异氟烷的保护作用在它撤离后持续至少15min。异氟烷是通过什么途径来保护心肌的？是否与缺血预处理的心肌保护作用相似呢？为了测定异氟烷是否对钾通道产生直接作用，将异氟烷用于人体心房细胞，在3%的浓度时，对格列本脲敏感的钾通道电流没有受到正或负的影响。这些发现提示异氟烷并不直接影响钾通道活性，而是降低钾通道对ATP的敏感性。另一个可能性是异氟烷的保护作用发生在其他部位，如腺苷受体。腺苷 A_1 受体阻断剂8-环戊基-1，3-二丙基黄嘌呤（8-cyclopentyl-1，3-dipropylxathine，DPCPX）能抑制异氟烷的心肌保护作用支持后一理论。Kerstan等的研究发现在动物实验中，DPCPX部分地抑制异氟烷的心脏保护活性。

二、静脉麻醉药对心血管的影响

静脉麻醉药本身能产生心血管效应，且在麻醉诱导时通过影响自主神经系统、血管运动中枢、外周血管张力和心肌的机械性能引起血流动力学改变。

1. 硫喷妥钠　对心肌的影响主要是通过减少肌原纤维的钙内流而降低心肌收缩力，同时加快心率，心排血指数没有变化或稍有下降，平均动脉压不变或稍下降。早期血流动力学研究证实硫喷妥钠（100~400mg）明显降低心排血量（24%）和收缩压（10%），因为增加了静脉容量而减少静脉回流。给硫喷妥钠后气管插管有明显的高血压和心率增快，同时应用芬太尼可减少心率的增快。硫喷妥钠减低心排血量的机制有：①直接的负性肌力作用；②因增加静脉容量而减少心室充盈；③暂时降低中枢神经系统输出的交感活性。应用硫喷妥钠引起的心率增快可能是由于刺激心脏的交感神经引起。硫喷妥钠引起的负性肌力作用是由于钙内流减少而致。

2. 咪达唑仑　对循环系统干扰较轻，如对外周阻力及心室收缩功能影响较少，使心肌氧耗减少等，比较适用于心功能较差患者或心脏手术的麻醉。随着苯二氮䓬类的拮抗剂氟吗泽尼的应用，临床使用中也比较安全。

3. 氯胺酮　通过中枢介导的交感反应兴奋心血管系统。单独给药时，使心率、血压、全身血管阻力、全身和肺动脉压及心肌耗氧量均增加，因而导致心肌氧供需不平衡。心脏做功增加，尤其是右室，因为肺血管阻力比全身血管阻力升高明显，因此禁用于右室储备差的成年患者。氯胺酮产生心血管效应的程度在治疗剂量范围内与剂量无关，无交感性刺激作用，但有负性肌力效应；氯胺酮可维持血压，通常用于急性休克患者，也可供狭窄性心包炎或心脏压塞患者用作麻醉诱导。

4. 依托咪酯　对心肌收缩力影响较小，仅外周血管稍有扩张；不引起组胺释放；在目前常用的静脉麻醉药中依托咪酯对心血管系统影响最小。与其他麻醉药相比，其产生的心肌氧供需平衡最佳。事实上，依托咪酯对冠状循环可能有弱的硝酸甘油样效应。用依托咪酯诱导后，血流动力学不变或变化小，诱导后前负荷和后负荷均未改变，dp/dt_{max} 不变提示心功能未受损害。二尖瓣或主动脉瓣病变患者用依托咪酯诱导麻醉后，全身和肺动脉血压显著降低。血容量过低和心脏压塞或低心排血量患者用依托咪酯比用其他静脉麻醉药对心血管的影响轻。

5. 丙泊酚　有许多研究比较了丙泊酚与常用的诱导药物如硫喷妥钠和依托咪酯的血流动力学作用，然而因为麻醉技术的不同、麻醉药物剂量的不同和监测技术不同，而结果的相互比较较为困难。用丙泊酚静脉诱导（2mg/kg）和静脉维持［100μg/（kg·min）］，动脉收缩压下降15%~40%，动脉舒张压和平均压也有相同的改变。丙泊酚对心率的影响是可变的。如联合氧化亚氮麻醉使交感神经系统活性增加，心率可能增快。内泊酚并不破坏控制心率的靶受体反射，而是重新调整反射的平衡导致在低水平的血压时心率没有改变，可解释尽管平均压下降而心率仍下降的现象。有证据表明应用丙泊酚出现剂量依赖性的心肌收缩性下降。Coetzee等测量动物的局部心肌收缩性，证实丙泊酚血浆浓度和心肌收缩性下降有明显的相关性。许多研究发现，应用丙泊酚后SVR、心排血指数、每搏量和左室收缩做功有明显下降。与硝普钠相比，丙泊酚输注入清醒患者的肱动脉，尽管前臂血管的丙泊酚浓度达到了治疗浓度，但并没有引起明显血管舒张反应。丙泊酚麻醉对前臂血管阻力和前臂静脉顺应性的作用同阻滞颈胸神经节引起的去交感神经效果一样，所以丙泊酚对外周血管的作用表现为抑制以交感神经兴奋为主的血管收缩。有学者研究丙泊酚对兔肠系膜动脉的平滑肌的影响，发现丙泊酚主要是通过抑制钙离子释放和钙离子通过钙通道的流入，从而抑制去甲肾上腺素引起的动脉平滑肌收缩，这些结果也可解释丙泊酚对其他血管平滑肌的作用。

三、阿片类麻醉药对心血管的影响

阿片类的许多血流动力学作用可能与它们对中枢神经系统发出的自主神经的影响有关，特别是迷走神经的作用。吗啡和哌替啶有组胺释放作用，芬太尼类药物不引起组胺释放。阿片类对靶受体反射的抑制引起全身血流动力学反应。芬太尼破坏颈动脉化学感受器反射，这一反射不但能控制呼吸，还是一有力的心血管功能调节反射。

所有阿片类，除了哌替啶外，都引起心动过缓。哌替啶常使心率增快，可能与它和阿托品在结构上相似有关。阿片类诱发心动过缓的机制是刺激迷走神经的作用，用阿托品预处理会减弱这一作用，但不可能全部消除阿片类诱发的心动过缓，特别是用β受体阻断药的患者。缓慢应用阿片类可减少心动过缓的发生率。

1. 吗啡　由于抑制交感神经活性，增强迷走神经张力，常引起低血压。即使小剂量静脉使用也可发生低血压。静脉用麻醉剂量（1～4mg/kg）可发生深度的低血压。吗啡的许多血流动力学效应是由于吗啡对血管平滑肌的直接作用和释放组胺的间接作用引起的，用吗啡后发生的低血压并不引起显著的心肌抑制。在心血管手术时，用吗啡麻醉的患者中可能发生高血压。麻醉期间的高血压可因轻度或不充分的麻醉、反射机制、兴奋肾素－血管紧张素机制和交感肾上腺的激活等所致。

2. 哌替啶　应用哌替啶后可发生低血压。哌替啶引起血浆组胺显著升高。大多数研究表明哌替啶降低心肌收缩力，甚至在低剂量也可引起动脉血压、外周阻力和心排血量的显著下降。哌替啶常有心动过速，很少造成心动过缓，这可能和其结构与阿托品相似有关。由于其显著的心血管作用，哌替啶不是理想的麻醉用药。

3. 芬太尼类　很少引起血压降低，即使左室功能较差者也很少出现低血压，与此种阿片类药物不引起血浆组胺变化有关。芬太尼也不引起或很少引起心肌收缩力的变化。在芬太尼家族中，芬太尼对循环功能的影响最小，使用芬太尼后的低血压多与心动过缓有关。芬太尼麻醉时也有突然血压升高的情况，尤其在气管插管或强的手术刺激时发生较多，常与浅麻醉或剂量低出现觉醒有关。芬太尼类药物用于心脏手术的最大的优点是对心血管的抑制小。这在麻醉诱导中特别重要，在劈开胸骨和游离主动脉根部时，可有明显的高血压和心率增快，这时就需要应用辅助药物以保持心血管的稳定性。在劈胸骨时，动脉血压升高，外周阻力升高，心排血量反而下降。有关芬太尼麻醉时血流动力学对手术刺激的反应强度报道差异较大，即使相同剂量的芬太尼，不同的作者有不同的结论。有一个重要的影响因素是β受体阻断药，在行冠状动脉旁路移植术（CABG）的患者，用芬太尼122μg/kg，未用β受体阻断药的患者有86%发生高血压，而在用β受体阻断药的患者只有33%发生高血压。芬太尼和苏芬太尼在诱导期间提供相同的心血管稳定性，而阿芬太尼会引起血流动力学欠稳定和心肌局部缺血。阿芬太尼对刺激引起的交感反射和血流动力学反应的抑制效果比芬太尼和苏芬太尼弱。对于心脏瓣膜置换患者，3种芬太尼类药物均能提供满意的麻醉。但争论仍存在，尤其是用哪一药物麻醉为CABG最好选择，但一般认为麻醉技术的选择对CABG术后结果并无明显影响。

有学者考虑到静脉应用芬太尼对心血管影响较大，比较了在大手术中硬膜外和静脉应用芬太尼的效果，结果除了硬膜外应用芬太尼的患者心率减慢的发生率较低外，两者血流动力学差异不明显，同样，血糖、皮质醇、尿肾上腺素和去甲肾上腺素也没有差异。

四、肌肉松弛药对心血管的影响

肌肉松弛药可能干扰自主神经功能而产生多种心血管效应。实验证明各种肌肉松弛药如果给予足够大的剂量均可与胆碱能受体相互作用。然而在临床实践中，不良反应一般并不严重，因为肌肉松弛药的N_1和M性质的剂量－反应曲线与其神经肌肉阻断效应的曲线相隔很远。真正的自主神经反应不因注射速度较慢而减弱，如果分剂量给予，反应则叠加。肌肉松弛药的后续剂量如果与原剂量相同，将产生相似的反应。

许多肌肉松弛药产生心血管效应的另一种机制可能是组胺释放。经静脉途径快速注射大剂量肌肉松弛药时，头颈和上部躯干可出现一定程度的红斑，并有动脉压短暂下降和心率轻、中度升高。支气管痉挛极为少见。这些不良反应一般是短时间的，可因注射速度较慢而显著减弱。也可采取将 H_1 和 H_2 受体阻断药联合应用的预防疗法。

1. 琥珀胆碱　由于其在神经肌肉接头处的去极化作用，可导致一系列不良反应，如胃内压、眼压和颅内压增高、高钾血症、麻醉后肌痛和恶性高热等。琥珀胆碱可能是唯一直接参与导致心律失常的肌肉松弛药。由于其结构与乙酰胆碱相似，可刺激全部胆碱能受体包括交感或副交感神经节的 M_1 受体和心脏窦房结 M_2 受体，引起窦性心动过缓、交界性心律和从室性期前收缩到心室颤动（简称室颤）的各种室性心律失常。

2. 潘库溴铵　一般无神经节阻滞和组胺释放作用，但有阻滞心脏 M_2 受体作用，可使心率增快和血压升高。在心血管麻醉中，与大剂量芬太尼合用，可拮抗芬太尼引起的心率减慢，对那些依赖心率维持心排血量的患者是一种较为理想的药物。潘库溴铵和丙米嗪合用时引起心动过速。0.08mg/kg 的潘库溴铵会产生室性期前收缩和心动过速，如给丙米嗪则有可能发展为室颤。有研究发现接受长期丙米嗪治疗的患者应用潘库溴铵和氟烷麻醉可发生严重的室性心律失常。

3. 哌库溴铵　为一长效肌肉松弛药，临床使用剂量能保持心血管功能的稳定。可偶发心率减慢，是由麻醉和手术刺激引起迷走反射间接导致的作用。

4. 阿曲库铵　因其特殊的灭活方式——霍夫曼降解，已成为肝肾疾病和老年患者的首选肌肉松弛药。临床上给阿曲库铵 0.2～0.4mg/kg 时一般心率、血压、心排血量和中心静脉压无明显变化，而给 0.6mg/kg 时可出现剂量相关的组胺释放引起的低血压和心率增快，一般能自行恢复。用组胺 H_1 和 H_2 受体阻断药可预防这一反应。

5. 维库溴铵　是潘库溴铵的衍生物，心血管安全系数高，即使剂量高达 0.4mg/kg，也无心血管不良反应，不产生神经节和迷走神经阻滞，不引起组胺释放，适合心脏病患者的手术。但与大剂量芬太尼合用时可发生心动过缓，可用阿托品预防。维库溴铵可抑制缺氧时颈动脉化学感受器的调节功能，因而抑制自发呼吸的恢复。

6. 罗库溴铵　是维库溴铵的衍生物。肌肉松弛作用约为维库溴铵的 1/8～1/5，但其起效较快。用罗库溴铵 1.2mg/kg 和琥珀胆碱 2mg/kg 可在 45s 内使 95% 患者达到 90% 的神经肌肉阻滞，这一资料表明用罗库溴铵 1.2mg/kg，可用于快速起效诱导插管。同维库溴铵一样，罗库溴铵不产生心血管不良反应，大剂量时可引起心率增快，可能是迷走神经被阻滞的原因。

7. 顺阿曲库胺　是阿曲库铵的 10 种异构体混合物中的一种，灭活方式也为霍夫曼降解。其神经肌肉阻滞作用与阿曲库铵相同，不产生心血管效果或增加血浆组胺浓度，适合用于危重患者的肌肉松弛。顺阿曲库胺在老年人起效较慢，比年轻人长约 1min。延迟的原因可能是老年人达到生物相平衡较缓慢，但这一不同并不影响恢复时间。

8. 米库氯胺　是短效肌肉松弛药。应用米库氯胺后不拮抗，在成年人残余肌肉松弛作用有发生，而在小儿较少发生，一般 10min 就可恢复。大剂量或快速注射可引起组胺的释放，导致血压下降、心率增快，多发生在给药后 1～3min，可自行消退。临床上为了达到肌肉松弛药的快速恢复，在长效肌肉松弛药后应用短效肌肉松弛药。可是有学者发现在使用潘库溴铵后，再使用米库氯胺，并不表现为短效肌肉松弛作用。

五、肌肉松弛药拮抗药的心血管作用

有报道在使用新斯的明和阿托品后可发生心律失常和心搏骤停，所以常使用各种技术来改善安全性，包括过度通气产生轻微的呼吸性碱血症，同时缓慢应用新斯的明和阿托品，维持充足的氧供应等。

应用新斯的明时，同时使用不充分的阿托品和格隆溴铵，可刺激心脏的胆碱能受体（M_2 受体）产生心搏骤停。阿托品、新斯的明或两者联合使用与心律失常的关系较为复杂，如倒转的 P 波、文氏现象、房性期前收缩、室性期前收缩和二联律。这些情况也常在改变麻醉浓度、手术刺激、从麻醉中恢复时发生。

接受格隆溴铵和新斯的明的患者比接受阿托品和新斯的明的患者心率改变较小。格隆溴铵和新斯的明、吡斯的明或依酚氯铵合用时可降低心律失常的发生率。用阿托品可能有较高的心律失常发生率，而格隆溴铵阻滞抗胆碱酯酶药的心律失常作用比阿托品有效。

依酚氯铵有两个优点：①起效时间比新斯的明或溴吡斯的明短；②仅需要和新斯的明合用时阿托品的一半剂量来防止依酚氯铵不利的心脏 M_2 受体作用。为了减少心率的改变，起效快的依酚氯铵和阿托品应一起使用，慢起效的新斯的明和格隆溴铵应一起使用。依酚氯铵与新斯的明相比有较少的 M_2 受体作用，它主要的作用机制是突触前。

长期三环类抗抑郁药治疗后使用肌肉松弛药拮抗药可导致心电图异常。长期应用阿米替林的猫，用新斯的明或新斯的明和阿托品联合用于拮抗筒箭毒碱时，可观察到 ST－T 改变和心肌传导改变明显增强，这可能归因于新斯的明对心脏的作用结合三环类抗抑郁药的奎尼丁样作用和对心肌的直接作用。

六、局部麻醉药对心血管的影响

局部麻醉药（简称局部麻醉药）对心血管的效应，系局部麻醉期间对自主神经通路阻滞的间接作用（例如高位脊髓或硬膜外阻滞），或对心脏或血管平滑肌或心肌传导系的直接抑制作用。

在心肌细胞 4 相舒张期自动去极化期间，正常时存在着钾渗透力的逐渐下降。这种效应，尤其在心室肌缺血时，可被抗心律失常剂量的利多卡因所减弱或阻断而造成 4 相延长或去极化消失。更高剂量的利多卡因使 0 相去极化减慢，这种效应是由于钠传导的抑制。

正常心电图很少受一般抗心律失常剂量利多卡因的影响，中毒剂量的利多卡因可减慢心内传导，心电图表现为 P－R 间期和 QRS 持续时间延长和窦性心动过缓，所有这些均反映出心肌自律性降低。其他局部麻醉药也已证实具有抗心律失常的效应。

相对的心血管毒性与各种药物固有的麻醉效能一般成比例。此外，心血管系统对局部麻醉药可能的毒性效应抗拒力更强。普鲁卡因比效力较弱、脂溶性较低而且与蛋白结合具有相对更强的心脏毒性。普鲁卡因引起心血管虚脱的剂量比中枢神经系统毒性剂量仅大 3.7～4.4 倍。已有若干普鲁卡因引起快速而深度心血管虚脱病例报道。

1. 利多卡因　临床应用证明它对各种室性心律失常均有迅速而显著的疗效，能改善梗死区心肌的局部供血，故用于心肌梗死急性期防止发生室颤的疗效更好，是室性心律失常的首选药物。

利多卡因直接抑制希－浦氏系统的钠离子内流和促进钾离子外流，对其他心肌组织及自主神经无影响。利多卡因能降低浦肯野纤维的自律性和提高心室肌的致颤阈。在治疗浓度，它对希－浦氏系统的传导速度无影响，但在心肌缺血部位，因细胞外钾离子浓度升高而血液偏酸性，使利多卡因减慢传导作用明显增强。在高浓度时，可抑制钠离子内流，降低动作电位 0 相上升速率而减慢传导。

2. 布比卡因　一般局部麻醉药中枢神经系统毒性表现多先于心脏毒性，而布比卡因则与此相反。①产生不可逆性心血管虚脱与中枢神经系统毒性（惊厥）间局部麻醉药剂量之比（CC/CNS），布比卡因要比利多卡因低。动物实验表明利多卡因 CC/CNS 为 7.1 ± 1.1，亦即相当于 7 倍的惊厥剂量才引起不可逆的心血管虚脱，布比卡因则为 3.7 ± 0.55；②血管内误入过量的布比卡因能引起室性心律失常与致死性室颤，利多卡因则否；③怀孕患者对布比卡因的心脏毒性更为敏感；④布比卡因引起的心血管意外，复苏困难；⑤酸中毒和缺氧可显著强化布比卡因的心脏毒性。

3. 罗哌卡因　其化学结构与布比卡因相似，但脂溶性小于布比卡因，神经阻滞效能小于布比卡因；对心脏兴奋和传导抑制均弱于布比卡因。

此外，麻醉药物、麻醉深度、通气方式、手术刺激、PCO_2 的变化、麻醉药物对神经调节功能的干扰和麻醉状态下血管张力的改变都直接或间接影响心血管系统功能，所以应对麻醉期间循环功能变化有足够的认识，注意病情的转化，以保证治疗措施具有针对性。

七、心肌缺血预适应的研究

心肌缺血预适应（ischemic preconditioning，IPC）是指心肌在受到短暂缺血缺氧、热休克或给予特定的药物因子后产生的对随后的致死性的缺血缺氧损害的抵抗力。IPC 的效应主要表现为：减少持续的缺血再灌注时的心肌梗死面积，显著改善再灌注后心室尤其是左室功能的恢复，并减少缺血急性期的心律失常；降低心肌能量代谢率，或者在再灌注期增加已耗竭的 Krebs 循环的糖的供应，以使心肌获得能量维持收缩功能。

1. IPC 的触发物质　从 IPC 的触发到产生效应的整个信号传导过程大致分以下 3 个环节。受刺激后机体产生内源性的触发物质；触发物质通过膜受体将信号转导到蛋白激酶；蛋白激酶作用于效应器，产生对抗缺血缺氧的保护作用。IPC 内源性触发物质主要有：

（1）腺苷：是心肌代谢产物，内源性扩血管剂，作用机制是与膜腺苷受体（主要是 A_1 受体）结合，通过 G 蛋白偶联激活磷脂酶 C，后者经过一系列顺序激活蛋白激酶 C（PKC）和胞膜钙通道，信号最终传递至效应器——线粒体的 K^+ – ATP 通道。腺苷受体拮抗剂可阻断 IPC 的形成。

（2）类阿片肽：近年来阿片肽在介导 IPC 中的作用逐渐得到重视。主要激活 G 蛋白，后者激活 PKC，PKC 又可激活线粒体的 ATP 敏感的钾通道。IPC 的保护作用如缓解心绞痛、减小梗死面积等在给予阿片类药物后即刻出现，并且在 24h 后再现。其缓解心绞痛作用不依赖于其镇痛效应。非特异性拮抗剂纳洛酮以及 δ 受体拮抗剂 7 – benzylidenaltrexone 可抑制 IPC。

（3）一氧化氮（NO）：IPC 的延迟效应与 NO 水平中度升高有关。NO 激活鸟苷酸环化酶使 cGMP 增多，后者激活磷酸二酯酶（PDE）使 cAMP 水平下降而产生一系列效应。单磷脂 A（MLA）诱发的心肌延迟性保护作用依赖于诱生型一氧化氮合成酶（iNOS），给予拮抗剂 S – methylisothiourea（3mg/kg）可消除 MLA 的作用，在 iNOS 基因敲除的动物，MLA 根本不能发挥心肌保护作用，因此 NO 被认为在 MLA 药物预适应中起到了枢纽作用。如果 NO 产生过多，导致氧自由基大量产生则可能介导细胞损伤作用。

（4）肾上腺素：一般认为在 IPC 的细胞外信号转导中肾上腺素的 A_1 和 A_3 受体与抑制性的 G 蛋白偶联，通过作用于腺苷酸环化酶（AC）产生心肌保护作用（A_1 和 A_3 受体在心室肌和血管平滑肌呈优势分布）。A_2 受体则与 G 蛋白偶联而产生扩血管作用（A_2 受体在血管平滑肌呈优势分布）。肾上腺素受体激动药诱导 IPC 的研究已经兴起，目前还处于初期阶段。

（5）血管紧张素转化酶（ACE）：ACE 抑制药通过减少缓激肽的降解可以增加其在局部的水平，从而增强缓激肽诱导的 IPC，这种作用出现在缺血 24h 后，表现为心肌梗死面积显著减少。

（6）降钙素基因相关肽（CGRP）：长时间的缺血再灌注后心肌可产生大量的肌酸激酶和肿瘤坏死因子 α（TNF – α），预给 CGRP 诱导 IPC 后心肌组织中的肌酸激酶和 TNF – α 的含量显著减少，心功能显著改善。另有报道 CGRP 在 IPC 时的升高与年龄相关，老龄患者相应的保护作用减弱。

（7）激肽：心脏有独立的激肽系统，在缺血期间释放激肽，具有保护心肌的作用。外源性激肽可模拟 IPC。其具体的信号转导途径可能通过 NO 通路介导心肌保护，其最重要的通路可能是通过 PKC 途径：激肽受体偶联 G 蛋白，后者激活磷脂酶 C（PLC）分解 PIP_2 为 IP_3 和 DG，前者使胞内钙离子增加，后者则激活了 PKC，产生生物学效应。

（8）热休克蛋白（HSPs）：在心肌缺血/再灌注和缺血预适应的延迟相 HSP72 都是心肌自我保护系统中的重要一员。HSPs 的过度表达激活了 5′ – 外核苷酸酶，后者是合成腺苷的关键酶。因此 HSPs 的延迟性保护作用可能有赖于 5′ – 外核苷酸酶的作用，给予酶抑制剂 α，β – 亚甲基腺苷二磷酸可明显降低 IPC 的保护作用。

2. IPC 的效应器　触发物质通过胞内信号传导激活蛋白激酶系统，后者使得磷酸化过程激活。早年的研究以为 IPC 的最终效应器在胞膜的 ATP 敏感的 K^+ 通道（K^+ – ATP），通过胞外钾离子的内流使动作电位时程（APT）缩短，引起 Ca^{2+} 内流而产生作用。但最近几乎所有的目光都集中在线粒体的 K^+ – ATP 通道上。其结构上是属于内向整流 K^+ 通道家族和磺脲类药物受体。受体蛋白上有 2 个 ATP 结合位点，当组织缺氧，ATP 浓度降低至某一临界值时线粒体上的 K^+ – ATP 通道开放，钾离子内流，有助于重建线粒体内的电化学梯度，增强电子传递链和氧化磷酸化作用。二氮嗪是一类选择性的 K^+ – ATP 通道开放剂，对线粒体上的 K^+ – ATP 通道作用强大而对胞膜的 K^+ – ATP 通道作用微弱，可模拟 IPC，它的作用可被线粒体的 K^+ - ATP 通道阻断药格列本脲或 5 - OH - 癸酸盐（5 - HD）取消，而不能被胞膜的 K^+ - ATP 通道阻断药 HMR1883 阻断。

3. 药物性诱发 IPC　已见报道的诱发策略大致可分为 2 类，即药物性 IPC 和非药物性 IPC。药物性诱发主要有：

（1）作用于信号通路的药物：基于上述的机制，分别有作者提出了使用腺苷、阿片受体激动药、单磷脂 A、肾上腺素、血管紧张素转化酶抑制药（ACEI）、PKC 激动药等作为药物性 IPC 的诱导剂。还有人提出短暂的无钙灌流也可诱发出 IPC。实际上都是作用于不同的信号传导环节而发挥心肌保护作用。

（2）作用于效应器的药物：线粒体的 K^+ - ATP 通道开放剂目前备受关注。尼可地尔（nicorandil）作用于 ATP 敏感的 K^+ 通道，属于硝酸盐类药物，可提高缺血心肌心室壁的运动，具有明显的心肌保护效应。其主要的不良反应是头痛，以小剂量开始则可避免之。临床上在行经皮腔内冠脉成形术（PTCA）时静脉内给予尼可地尔可产生药物性 IPC 的作用，可以明显限制心肌梗死的面积。

（3）其他可模拟 IPC 的药物：硝酸甘油被报道预先应用于冠状血管成形术可以模拟 IPC，在硝酸甘油应用 24h 后可发挥类似多次短暂缺血所致的 IPC 作用，即延迟性保护效应。因此预防性使用硝酸盐是保护缺血性心肌的一条新途径。

（4）吸入麻醉药：体外循环冠状血管手术中，在心脏停搏前吸入 0.5% ~2.0% 的恩氟烷，然后在体外循环前、后分别评估心脏压力 - 面积曲线，协方差分析结果显示其心肌保护作用非常显著（$P = 0.002$）。有关异氟烷、七氟烷、地氟烷的类似报道也分别提示能够使心肌产生预适应效应。

4. 非药物性诱发 IPC　如下所述。

（1）多次反复的缺血再灌注：早在 1986 年就有人发现 4 次 5 分钟的左旋支缺血可提高对后续 40 分钟的心肌缺血的耐受。此法已经成为研究缺血预适应常用的经典实验诱导方法。

（2）短期重复运动：心绞痛患者在行走中出现心绞痛，但继续行走疼痛反而减轻，此现象被称为"预热"。临床上采用重复运动试验发现首次运动 10 分钟后第二次重复运动时心绞痛发生率明显降低，潜伏期延长，ST 段压低程度减小且持续时间缩短。短期锻炼可诱发心肌对抗缺血再灌注损伤的保护作用，这种作用不依赖于 HSP 的升高，但可见到相应的 MnSOD（含 Mn^{2+} 的超氧化物歧化酶）活性升高，提示脂质过氧化水平较低，因此锻炼相关性心肌保护可能部分依赖于内源性抗氧化的防御机制。

（3）远隔器官心肌预适应（Remote organ preconditioning of the myocardiom）：一过性的肾脏或肠缺血也可诱发心肌的 IPC，这种远隔器官诱发的心肌缺血预适应又称为器官间缺血预适应。实际上由于心脏的缺血再灌注后导致远隔器官如大脑的损伤的发生频率也是很高的。有作者做了这样的研究：先阻断肠系膜上动脉 30min，24h 后持续阻断冠脉 30min，再灌注 180min，发现心肌梗死面积比假手术组（未行肠缺血术）显著减少（$P < 0.01$）。此过程可能由诱生型 NOS（iNOS）介导。这种预适应的重要临床意义在于：对于那些不同病因（严重创伤、血流动力异常、阻塞性疾患等）引起的肠缺血再灌注的患者，在随后可能发生的心肌缺血治疗中有一个更长的治疗时机，以挽救缺血的心肌。

通过对上述的有关 IPC 机制和诱发策略的分析，可以看出实际上有多种策略可供选择，有些方法在临床上已初见效果。尽管如此，对外源性诱发 IPC 的临床应用仍应持谨慎的欢迎态度。前期的机制研究是令人鼓舞的，展示的前景也是诱人的，但使用直接的外推法将实验室的结果应用于临床应予避免。对当前的研究成果进行实事求是的评价是很重要的，应避免对其寄予不切实际的期望，另外还应该通过改良的试验设计来开发这种功能强大的预适应现象的巨大潜力。

（阎小军）

第二节　缺血性心脏病麻醉

缺血性心脏病指心肌相对或绝对缺血而引起的心脏病，其中约 90% 因冠状动脉粥样硬化引起；约 10% 为其他原因如冠状动脉痉挛、冠状动静脉瘘、冠状动脉瘤、冠状动脉炎等引起。因冠状动脉粥样硬化及冠状动脉痉挛引起的缺血性心脏病，简称“冠心病”。我国40岁以上人群中的患病率为5%～10%。缺血性心脏病的临床表现类型包括心绞痛、心肌梗死、心源性猝死及充血性心力衰竭。

一、心脏代谢的特点

1. 心脏耗氧量　居全身各脏器之首，静息时可达7～9mL/(100g·min)，因此在正常情况下，心肌从冠状动脉血流中的氧摄取量高达65%～75%，心肌氧储备量很低。当心肌氧耗量增加时，必须通过扩大冠状动脉管腔，增加冠状动脉血流量才能满足耗氧量增加的需求。

2. 冠状动脉的血流量　主要依赖于3个因素：冠状动脉管腔的大小、冠状动脉灌注压（体循环舒张压）的高低以及舒张期的时限。正常的冠状动脉具有一定的自主调节功能，当冠状动脉灌注压在60～180mmHg时，冠状动脉能够通过自主调节管腔的大小来维持正常的冠状动脉血流量。然而当冠状动脉灌注压低于60mmHg时，冠状动脉的管腔达到最大的舒张状态依然无法满足心肌的氧耗量，患者会出现心肌缺血的表现。但对于冠心病的患者，由于冠状动脉动脉粥样硬化斑块形成、管腔狭窄，冠状动脉失去了自主代偿的功能，冠状动脉狭窄50%～70%为中度狭窄，患者在运动状态下可能出现心肌供血不足的表现，而冠状动脉狭窄70%以上为重度狭窄，患者在静息状态下即可能出现心肌供血不足的表现。冠状动脉循环的另一特点是心脏收缩期由于心肌毛细血管受挤压，冠状动脉循环血流量反而减少，因此冠状动脉的灌注主要发生在心脏舒张期。当心率增快，心脏舒张期缩短时可能发生冠状动脉灌注不足和心肌缺血。

3. 冠状动脉氧供的因素　冠状动脉狭窄的程度，冠状动脉痉挛，斑块破裂血栓形成，心动过速导致心脏舒张期缩短，低氧血症导致冠状动脉含氧量下降，体循环舒张压降低导致冠状动脉灌注压不足，心肌肥厚导致心肌内毛细血管和心肌细胞的比例降低等。增加心肌耗氧的因素有：①心率加快；②心肌收缩力增强；③心室壁收缩期或舒张期张力增加。

二、术前评估

对于拟行冠状动脉搭桥手术的患者，除了术前常规脏器功能评估外，还需要通过详细的询问病史、细致的体格检查及实验室检查对患者的心脏情况进行充分的评估。

1. 评估冠状动脉粥样硬化的严重程度　特别要注意患者是否存在严重的左冠状动脉动脉主干病变或等位病变，是否存在左冠状动脉前降支近端或三支病变等高危因素。

2. 临床心功能评估　血管造影术或超声心动图等检查来评估左心室的收缩功能。临床心功能评估可按照纽约心脏病协会的心功能分级：Ⅰ级（体力活动不受限，一般活动无症状）；Ⅱ级（一般活动引起疲劳、心悸、呼吸困难或心绞痛；休息时感觉舒适）；Ⅲ级（轻活动即感心悸、呼吸困难、心绞痛，休息后缓解）；Ⅳ级（休息时也有症状或心绞痛）。成人正常左心室射血分数（left ventricular ejection fracture，LVEF）为60%±7%。一般认为LVEF<50%即为心功能下降。心肌梗死患者若无心力衰竭，LVEF多在40%～50%；如果出现症状，LVEF多在25%～40%；如果在休息时也有症状，LVEF可能<25%。LVEF可通过左心室导管心室造影获得，也可通过超声心动图、核素心脏显像获得。LVEF正常或大于50%时，患者术后发生低心排综合征的危险度低，而LVEF在25%～50%之间的患者具有中等危险度，LVEF低于25%的患者具有高危险度。

3. 评估患者是否存在急性冠状动脉综合征　明显的充血性心力衰竭、严重心律失常以及瓣膜疾病等严重影响围术期生存率的因素。存在上述并发症的患者，围术期发生心梗、恶性心律失常、心源性休克等风险很高。

影响手术效果的危险因素如下：①年龄大于75岁；②女性，冠状动脉细小，吻合困难，影响通畅率；③肥胖；④LVEF<40%；⑤左冠状动脉主干狭窄>90%；⑥术前为不稳定性心绞痛，心力衰竭；⑦合并瓣膜病、颈动脉病、高血压、糖尿病、肾及肺疾病；⑧心肌梗死后7d内手术；⑨PTCA后急症手术；⑩再次搭桥手术，或同期施行其他手术。

三、术前准备

1. 冠心病二级预防用药　包括降压药、降脂药、控制心率的β受体阻滞剂均口服至手术当日晨，小口水送服；抗血小板药物是否停药及是否使用抗凝治疗需根据患者冠状动脉病变的严重情况和外科医生的要求进行个体化决策；对于病情不稳定继续服用阿司匹林、氯吡格雷等抗血小板药物的患者，术前需备血小板以防因血小板功能不全导致术中止血困难。

2. 对于冠心病患者　特别是存在急性冠状动脉综合征的患者，术前应采取各种措施来缓解患者紧张焦虑的情绪，包括精神安慰和镇静镇痛药物的使用；但对于合并心力衰竭或肺部疾病的患者，术前使用镇痛镇静药物时需注意药物的用量，并加强监测。

3. 对于存在心力衰竭的患者　术前应采取强心利尿等治疗纠正心力衰竭症状。

4. 术前准备过程　需监测并纠正电解质紊乱等情况，尤其需避免低钾血症和低镁血症。

5. 营养状况较差的患者　需加强营养支持治疗，纠正低蛋白血症和贫血。

6. 对于高血压和糖尿病患者　需调整降压药和降糖药的用量，使术前血压血糖控制平稳。

同时麻醉医生应特别关注心电图上的或病史中的异常心律，例如房心颤动或其他室上性心动过速（可能导致血流动力学不稳定或增加栓塞性神经并发症的发生）、左束支传导阻滞、PR间期延长（可能发展为更进一步的心脏传导阻滞）及完全性心脏阻滞（可能已经安置了起搏器）。应充分了解目前的抗心律失常治疗方法，麻醉前准备好相应的抗心律失常药物。

四、麻醉要点

1. 麻醉监测　标准的常规监测包括：有创动脉血压监测（通常采用桡动脉）、中心静脉压监测、五导联心电图监测、脉搏血氧饱和度监测、鼻温和肛温监测、术中动脉血气分析、ACT监测等。麻醉深度监测包括BIS和Narcotrend。对于存在肺动脉高压或右心室功能不全的患者可采用肺动脉导管监测，有条件的机构还可采用TEE和PiCCO等检查来监测术中的血流动力学指标，指导术中补液及血管活性药物的使用。同时TEE还能够早期发现心肌缺血的部位和范围，指导外科手术方案，评估心脏瓣膜功能。复杂的神经系统功能监测包括术中脑电图监测、多普勒脑血流图及脑氧监测等，但这些监测手段的使用与神经系统的改善并无直接相关性。

2. 麻醉方法及药物的选择　患者进入手术间后先建立心电图、脉搏氧饱和度、无创袖带血压监测，镇静吸氧，开放1～2条14G的外周静脉通道，并在局部麻醉下建立桡动脉有创监测。对于存在左冠状动脉主干严重病变或心功能不全的患者，需在麻醉诱导前放置主动脉球囊反搏装置。

目前仍没有确切证据证实某一种麻醉药物明显优于其他药物。所以无论采用七氟醚、异氟醚还是以丙泊酚为基础的静脉麻醉，只要血流动力学控制平稳都能够取得满意的麻醉效果。传统的心血管手术主要依赖于大剂量阿片类药物的使用，但大剂量长效阿片类药物的使用使患者术后麻醉苏醒缓慢，拔管延迟，术后并发症和医疗费用明显增加。目前的临床实践已经证实，使用中小剂量阿片类药物能够达到和大剂量阿片类药物相同的血流动力学效果。

3. 术中注意事项　手术开始后外科医生先取大隐静脉，此过程手术疼痛刺激较小，因此麻醉深度不宜过深，否则容易导致严重的心动过缓和低血压。如果同时取乳内动脉，劈胸骨的疼痛刺激较强烈，需达到足够的镇痛和麻醉深度，以避免心动过速和高血压导致心肌缺血。外科医生取乳内动脉时应将手术床升高并稍向左侧倾斜以便于外科医生操作；同时采用小潮气量、高通气频率的方式以减少胸膜膨胀对术野的干扰。

4. 体外循环　体外循环前需要对患者进行肝素化，肝素的剂量通常为3mg/kg，ACT需大于480s。同时要追加镇痛和肌松药，以弥补体外循环后药物分布容积增大及体外循环机器黏附造成的药物浓度降低。在主动脉插管前，采用TEE评估升主动脉或主动脉弓部有无钙化或游离粥样斑块，并确定它们的具体位置以指导插管的位置。主动脉插管时需适当降低血压，收缩压小于110mmHg，对于动脉粥样硬化严重的患者收缩压甚至要降得更低。在动静脉插管期间，由于容量丢失、心脏受压等因素，患者极易发生严重低血压、恶性心律失常等并发症，麻醉医生应密切关注患者的血流动力学情况，随时提醒外科医生。体外循环开始后停止机械通气，采用静态膨肺的方法减少术后肺不张的发生率；定期检查颈静脉的压力，查看患者的颜面部有无水肿，及时发现由于颈静脉梗阻导致的颜面静脉回流障碍；体外循环期间可以采用单次推注苯二氮䓬类药物或持续泵注丙泊酚，定期追加阿片类药物和肌松药物来维持麻醉深度。体外循环期间由于药物分布容积扩大、体外循环机器管壁对药物的黏附作用、机体温度降低导致药物代谢减慢等各种因素的影响，麻醉药物的药代动力学无法按照常规方法进行计算，因此术中加强麻醉深度监测对于避免麻醉过浅和术中知晓极为重要。

5. 心脏复跳前的准备　复查动脉血气分析，确保酸碱平衡及电解质在正常范围内，血细胞比容大于20%；肛温恢复至35℃以上；压力换能器重新调零；各种监护仪工作正常；准备好可能用到的各种血管活性药物，比如硝酸甘油、肾上腺素、去甲肾上腺素、胺碘酮等。

6. 体外循环停机前注意事项　复温完全，肛温大于36℃；电解质在正常范围内，血红蛋白在9g/dl以上；TEE检查示心腔内没有大量的气泡；容量基本正常，在使用或者未使用血管活性药物的情况下，心肌收缩力基本良好；无论是起搏心律还是自主心律，要求没有恶性心律失常；血流动力学基本平稳的情况下可以考虑脱离体外循环。体外循环停机后，给予鱼精蛋白拮抗体内的残余肝素。鱼精蛋白和肝素之比为（0.8～1.0）：1，之后根据ACT的情况决定是否追加鱼精蛋白。

7. 体外循环后麻醉管理　需要避免容量过负荷，避免左心室室壁张力过高导致心肌氧耗量增加；维持冠状动脉灌注压，对于术前存在心功能不全的患者，可能需使用正性肌力药物及缩血管药物来维持血压，部分患者甚至需要主动脉内球囊反搏来维持冠状动脉灌注压；避免过度通气、麻醉过浅等因素导致的冠状动脉痉挛，尤其是对于搭动脉桥的患者需泵注硝酸甘油或钙通道拮抗剂类药物以防冠状动脉痉挛；输注机血时需适当补充鱼精蛋白，但要避免鱼精蛋白过量导致桥血管血栓形成。

8. 冠状动脉搭桥手术中外科和技术性缺血并发症　如下所述。

（1）移植物近端或远端吻合不佳。

（2）失误导致冠状动脉后壁切口而形成冠状动脉夹层。

（3）冠状动脉缝闭。

（4）静脉移植物长度不够使血管在心脏充盈时受到牵拉。

（5）静脉移植物过长导致静脉扭结。

（6）静脉移植物血栓形成。

缺血的其他原因包括：①冠状动脉气体栓塞或粥样斑块碎片栓塞；②冠状动脉痉挛；③肺过度充气导致的静脉移植物牵拉或乳内动脉血流阻塞。心脏停搏液的残留、室壁瘤或心包炎可能导致在没有真正缺血的情况下出现ST段抬高。

9. 心肌缺血监测　心电图仍然是监测心肌缺血的标准方法。心脏手术患者使用的监护仪应能够同时查看两个导联的心电图，通常是Ⅱ导联和V_5导联，能同时自动分析ST段者更优。但对于心肌缺血的监测，心电图改变的敏感性低于TEE监测到的局部室壁运动异常。因此，在血管重建手术中可以采用TEE来动态观察心腔半径的缩短和心室壁厚度的增加，用以评价局部心肌是否存在缺血的情况。与其他方法相比，TEE通常可以提供更好的信息，这对脱离体外循环后患者的评估具有十分重要的价值。

五、术后注意事项

1. 保证氧供　如下所述。

（1）维持血压和心脏收缩功能，必要时辅用小剂量血管活性药物。同时保证足够的血容量，使CVP维持在满意的水平。应用小剂量硝酸甘油，防止冠状动脉痉挛，扩张外周血管。

（2）维持血红蛋白浓度，桥血管通畅的患者维持8g/dl即可满足心肌氧摄取率、混合静脉血氧张力及冠状窦氧张力。但对于心功能不全、年龄>65岁或术后出现并发症导致机体氧耗量增加时，血红蛋白浓度应维持10g/dl或更高。

（3）维持血气及酸碱度正常，充分给氧。积极治疗酸中毒、糖尿病及呼吸功能不全。

2. 减少氧耗　如下所述。

（1）保持麻醉苏醒期平稳，避免术后过早减浅麻醉，应用镇静镇痛药以平稳过渡到苏醒期。

（2）预防高血压和心动过速，必要时使用α受体阻滞剂（压宁定）、β受体阻滞剂（美托洛尔）、钙通道拮抗剂等药物。如果仍出现血压升高，试用小剂量硝普钠，但应注意术后患者对硝普钠较敏感，需慎重掌握剂量。控制心率，避免心动过速导致心肌缺血。

3. 早期发现心肌梗死　冠状动脉搭桥患者围术期心肌缺血的发生率为36.9%～55%，其中6.3%～6.9%发生心肌梗死。临床上小范围的心肌梗死往往不易被发现；大范围心肌梗死则可引起低心排综合征或恶性心律失常，其中并发心源性休克者为15%～20%，病死率高达80%～90%；并发心力衰竭者为20%～40%。早期发现心肌梗死具有重要性，其诊断依据有：①主诉心绞痛；不明原因的心率增快和血压下降；②心电图出现ST段及T波改变，或心肌梗死表现；③心肌肌钙蛋白（cTnI）、CK－MB、肌红蛋白（Myo）有重要的诊断价值。

4. 心律失常的防治　心律失常可加重血流动力学紊乱，使心肌氧耗量增加，氧供减少，易导致心肌及体循环灌注不足。因此术后及时纠正心律失常对于维持患者血流动力学平稳，减少术后并发症极为重要。当患者发生心律失常时，首先要去除心律失常的诱发因素，比如电解质紊乱、酸碱失衡、缺氧、二氧化碳蓄积、疼痛刺激、情绪紧张等。去除诱因后若心律失常仍持续存在，则根据患者心律失常的类型选用合适的抗心律失常药物。搭桥手术后器质性的心律失常通常为室性心律失常，可以选用胺碘酮治疗，先给予负荷剂量150mg在10min内缓慢注射，然后以1mg/min速度持续输注6h，再以0.5mg/min的速度输注18h进行维持。

5. 术后镇痛　心脏手术后伤口疼痛不仅会增加患者的痛苦，更有可能引起机体一系列的病理生理改变。例如：①患者取强迫体位，不敢呼吸，肺通气量下降，导致低氧血症和CO_2蓄积；②患者不能有效咳嗽排痰，易诱发肺不张和肺炎；③患者焦虑、烦躁、睡眠不佳，可使体内儿茶酚胺、醛固酮、皮质醇、肾素－血管紧张素系统分泌增多，从而导致高血压、心动过速、心肌耗氧量增加，引起心肌缺血；④引起交感神经兴奋，使胃肠功能受到抑制，引发腹胀、恶心、尿潴留等。综上所述，对于冠状动脉搭桥手术后的患者施行有效的镇痛具有极重要意义。

（阎小军）

第三节　瓣膜病麻醉

心脏瓣膜病是指由于炎症性、先天性、老年退行性、缺血性坏死或创伤等原因引起瓣膜的结构（如瓣叶、瓣环、腱索或乳头肌）或功能异常，从而导致瓣口狭窄和（或）关闭不全。心室或动脉根部严重扩张也可引起相应瓣膜的相对性关闭不全。

目前我国的心脏瓣膜疾病中以风湿性瓣膜病最为常见。在20～40岁的心脏瓣膜病患者中，约70%的患者为风湿性心脏病。成人风湿性心脏病中，1/3～1/2病例可无明显风湿病史。风湿性瓣膜病以累及左心瓣膜为多见，其中单独二尖瓣病变约占70%，二尖瓣合并主动脉瓣病变约占25%，单独主动脉瓣病变占2%～3%。

风湿性心脏病的发病率在逐年下降，而随着诊疗技术及外科技术的提高，感染性心内膜炎、白塞氏病、梅毒以及马方综合征等原因导致的瓣膜病变比例逐年增加。因此心脏瓣膜置换术仍然是心脏手术十分重要的一个部分。熟练掌握心脏瓣膜疾病的特点及其麻醉处理原则是心血管麻醉医生的基本技能之一。

一、瓣膜病分类

1. 二尖瓣狭窄　正常二尖瓣瓣口面积为4～6cm^2，瓣口长径为3～3.5cm。二尖瓣狭窄几乎都是继发于风湿性心脏病。风湿性瓣膜病的病变进展过程较长，患者通常在风湿热后10～20年甚至更长时间后才出现症状。自然病程是一个缓慢的进行性衰退的过程，首先是劳力性呼吸困难，然后发展为静息性呼吸困难，夜间阵发性呼吸困难，同时可伴有疲劳、心悸、咯血，以及扩大的心房和增粗的肺动脉压迫喉返神经引起声嘶等。随着二尖瓣狭窄病程的延长，左心房逐渐瘀血扩大，左心房壁纤维化及心房肌束排列紊乱，导致传导异常，可并发心房纤颤。心房颤动使左心室充盈进一步受限，患者的症状进一步加重；同时增大的心房内形成湍流，易导致血栓形成。血栓脱落可导致体循环栓塞的症状。

随着风湿性瓣膜病病程的进展，二尖瓣狭窄的严重程度可根据瓣口面积的大小分为轻度、中度和重度。①轻度二尖瓣狭窄：瓣口面积达到 1.5～2.5cm^2，此时中度运动可引起呼吸困难，患者处于无症状的生理代偿期；②中度二尖瓣狭窄：瓣口面积达到 1.0～1.5cm^2，轻中度的活动即可引起呼吸困难等症状。此时，由左心房收缩引起的心室充盈量占左心室总充盈量的 30%，因此房心颤动或其他原因（如甲状腺功能亢进、妊娠、贫血或发热等）引起的高心排血量状态均可引起严重的充血性心力衰竭。同时左心房压力逐渐升高，肺循环瘀血，肺动脉收缩、肺动脉内膜增生、肺动脉中层肥厚，最终造成慢性肺动脉高压，右心功能不全；③重度二尖瓣狭窄：瓣口面积 < 1.0cm^2，患者在静息状态下即可出现呼吸困难等症状。此时患者左心房压明显升高，休息状态下出现充血性心力衰竭的表现，同时心排量明显降低，可出现心源性休克。慢性肺动脉高压使右心室扩大，室间隔受压左移使左心室容积进一步减小；右心扩大可致三尖瓣相对关闭不全，出现三尖瓣反流，右心负荷进一步加重，进而出现右心功能不全，引起体循环瘀血症状。

2. 二尖瓣关闭不全　二尖瓣关闭不全根据病程的长短可分为急性二尖瓣关闭不全和慢性二尖瓣关闭不全：①急性二尖瓣关闭不全的常见病因包括心肌缺血导致的乳头肌功能不全或腱索断裂，感染性心内膜炎导致的瓣膜损伤等。急性二尖瓣关闭不全患者由于病程进展较快，短时间内左心房压力明显升高可致肺瘀血水肿；左心室容量超负荷使左心室舒张末压增高，代偿性交感兴奋使心率增快，外周阻力增加，这两者可增加心肌的氧耗量，加重心肌缺血；②慢性二尖瓣关闭不全的常见病因是风湿性心脏病，但风湿性二尖瓣关闭不全很少单独发生，通常合并有二尖瓣狭窄。风湿性二尖瓣关闭不全的发病也是一个缓慢而无症状的过程。患者在患病后的 20～40 年内可以很好地耐受该疾病，而没有临床不适主诉。但患者一旦出现明显的疲劳、呼吸困难或端坐呼吸等症状，则预示着疾病已进入晚期，未经诊治的患者可在 5 年内死亡。慢性二尖瓣关闭不全根据反流的程度和患者的症状又可分为轻度、中度和重度：①轻度二尖瓣关闭不全为无症状的生理性代偿状态。在这个阶段，随着病程的进展，左心室发生偏心性肥厚，左心室腔逐渐扩大。尽管左心室舒张末容积显著增加，但由于左心室扩大，左心室舒张末压基本维持在正常水平。左心室总每搏量的增加补偿了反流每搏量，因此前向每搏量也基本保持在正常水平。另外左心房体积增大，左心房内压接近正常水平，肺动脉压力也基本在正常范围内。但多数患者最终会出现心房颤动；②中度二尖瓣关闭不全为有症状的损害。持续增大的左心系统使二尖瓣瓣环进一步扩张而致反流量继续增大。此时左心室扩大和肥厚已无法代偿反流量导致的前向心排量减少，患者可出现疲劳、全身虚弱等心力衰竭症状。一旦反流分数超过 60%，患者将发生充血性心力衰竭。二尖瓣关闭不全患者 LVEF 通常较高，如果此类患者的 LVEF 值小于等于 50%，则提示患者存在明显的左心室收缩功能不全；③重度二尖瓣关闭不全为终末衰竭期。重度的二尖瓣反流可使左心房压明显升高，引起肺动脉高压，最终导致右心衰竭；持续而严重的前向心排血量损害可致心源性休克；左心室长期扩大、劳损致收缩功能不全，心肌纤维化，可引发心律失常，加重心源性休克。左心室功能持续恶化的患者，即使瓣膜手术后左心室功能也很难恢复。

3. 主动脉瓣狭窄　正常主动脉瓣口面积 3～4cm^2。主动脉瓣狭窄的常见原因包括风湿性心脏病、先天二瓣畸形或老年退行性变等。风湿性主动脉狭窄患者通常伴有关闭不全，患者可出现心绞痛、晕厥、充血性心力衰竭、猝死等临床表现。主动脉瓣狭窄根据瓣口面积和患者的症状也可分为轻度、中度和重度：①轻度为无症状的生理代偿期。患者的左心室收缩压增加，可高达 300mmHg，从而使主动脉收缩压和每搏量保持相对正常。但由于左心室射血阻力增加，左心室后负荷加大，舒张期充盈量增加，心肌纤维伸展、肥大、增粗呈向心性肥厚。此期，左心室舒张末压增高提示左心室舒张功能下降，顺应性降低；②中度为有症状的损害。当瓣口面积达到 0.7～0.9cm^2 时，可出现心脏扩大和心室肥厚，左心室舒张末容积和压力升高。但心室肥厚的同时，心肌毛细血管数量并不相应增加。左心室壁内小血管受到高室压及肥厚心肌纤维的挤压，血流量减少；左心室收缩压增高而舒张压降低，可影响冠状动脉供血，因此主动脉狭窄患者心肌氧耗量增加的同时，心肌的氧供却明显降低，严重患者可出现缺血性心肌损伤，进而导致左心室收缩功能受损，LVEF 下降。主动脉瓣狭窄患者左心室舒张末压明显升高，因此左心房收缩可提供高达40%的心室充盈量，患者出现房心颤动时可致左心室充盈不足，导致病情急剧恶化；③重度主动脉瓣狭窄为终末衰竭期。此时主动脉瓣指数降至0.5cm^2/m^2，LVEF 进一步降低，左心室舒张末压进一步升高。当患者的左心房压超过25～30mmHg 时，患者可出现肺水肿，充血性心力衰竭等症状。且患者通常会出现猝死。

4. 主动脉瓣关闭不全　主动脉瓣或主动脉根部病变均可引起主动脉瓣关闭不全。①急性主动脉瓣关闭不全可因感染性心内膜炎、主动脉根部夹层动脉瘤或外伤引起。突发的主动脉瓣关闭不全使左心室容量负荷急剧增大，左心室舒张末压升高；同时心室前向心排量减少，交感张力代偿性升高，产生心动过速和心肌收缩力增强，心肌氧耗量增加；患者舒张压降低，室壁张力增加，心肌氧供减少。因此，重症患者或合并基础冠状动脉病变的患者可能出现心肌缺血性损伤。前向心排量减少致心功能不全，液体潴留导致前负荷进一步增加，这种恶性循环可致左心室功能急剧恶化，需紧急手术治疗；②慢性主动脉瓣关闭不全60%～80%由风湿病引起，风湿病可使瓣叶因炎症和肉芽形成而增厚、硬化、挛缩、变形；主动脉瓣叶关闭线上有细小疣状赘生物，瓣膜基底部粘连，因此此类主动脉瓣关闭不全患者通常合并主动脉瓣狭窄。其他病因有先天性主动脉瓣脱垂、主动脉根部病变扩张、梅毒、马方综合征、非特异性主动脉炎以及升主动脉粥样硬化等。慢性主动脉瓣关闭不全根据病情严重程度可分为轻度、中度和重度：①轻度为无症状的生理性代偿期。主动脉瓣反流可致左心室舒张和收缩容量负荷增加，容量负荷的增加伴随着左心室壁增厚和室腔扩大，但左心室舒张末压维持相对正常。反流分数小于每搏量40%的患者基本没有临床症状；②中度为有症状的损害。当主动脉瓣反流量超过每搏量的60%时，可出现持续的左心室扩大和肥厚，最终导致不可逆的左心室心肌组织损害。当患者出现左心室心肌组织不可逆损伤时可表现为左心室舒张末压升高。左心室舒张末压超过20mmHg 时表明左心室功能不全。随后出现肺动脉压增高并伴有呼吸困难和充血性心力衰竭；③重度为终末衰竭期。随着病情的加重，左心室功能不全持续发展，最终变为不可逆。此期患者症状发展迅速，外科治疗效果差。由于严重的主动脉瓣反流，舒张压明显减低，引起舒张期冠状动脉灌注不足，患者可发生心绞痛。

5. 三尖瓣狭窄　三尖瓣狭窄多因风湿热所致，且多数与二尖瓣或主动脉瓣病变并存。表现为瓣叶边沿融合、腱索融合或缩短。其他还有先天性三尖瓣闭锁或下移 Ebstein 畸形。三尖瓣狭窄的病理生理特点为：①瓣口狭窄致右心房瘀血、右心房扩大和房压增高。病变早期由于静脉系统容量大、阻力低，缓冲量大，右心房压在一段时间内无明显上升；但随着病情的加重，静脉压明显上升，可出现颈静脉怒张，肝大，甚至出现肝硬化、腹水和水肿等体循环瘀血的症状；②由于右心室舒张期充盈量减少，肺循环血量及左心充盈量下降，可致心排出量下降而使体循环供血不足；③由于右心室搏出量减少，即使并存严重二尖瓣狭窄，也不致发生肺水肿。

6. 三尖瓣关闭不全　三尖瓣关闭不全多数属于功能性改变，常继发于左心病变和肺动脉高压引起的右心室肥大和三尖瓣环扩大，由于乳头肌、腱索与瓣叶之间的距离拉大而造成关闭不全；因风湿热引起者较少见。

7. 联合瓣膜病　侵犯两个或更多瓣膜的疾病，称为联合瓣膜病。常见的原因有风湿热或感染性心内膜炎，病变往往先从一个瓣膜开始，随后影响到其他瓣膜。例如，风湿性二尖瓣狭窄时，因肺动脉高压而致肺动脉明显扩张时，可出现相对性肺动脉瓣关闭不全；也可因右心室扩张肥大而出现相对性三尖瓣关闭不全。此时肺动脉瓣或三尖瓣瓣膜本身并无器质病变，只是功能及血流动力学发生变化。又如主动脉瓣关闭不全时，由于射血增多可出现主动脉瓣相对性狭窄；由于大量血液反流可影响二尖瓣的自由开放而出现相对性二尖瓣狭窄；也可因大量血液反流导致左心室舒张期容量负荷增加，左心室扩张，二尖瓣环扩大，而出现二尖瓣相对性关闭不全。联合瓣膜病发生心功能不全的症状多属综合性，且往往有前一个瓣膜病的症状部分掩盖或减轻后一个瓣膜病临床症状的特点。

二、术前准备

1. 心理准备 无论瓣膜成形术或瓣膜置换术都是创伤较大的大手术；机械瓣置换术的患者还需要终身抗凝，影响患者的生活质量。因此，术前要对患者详细地讲述病情、风险以及麻醉相关的有创操作，使之了解麻醉当天可能发生的事情，有充分的心理准备；同时鼓励患者，使之建立信心，减少术前焦虑和紧张。

2. 术前治疗 具体如下。

（1）术前尽量加强营养支持治疗，改善患者的全身情况。心力衰竭或肺水肿患者应用强心利尿药，使循环维持在满意状态后再接受手术。

（2）术前重视呼吸道感染或局灶感染的积极防治，若存在活动性感染灶，手术应延期进行。

（3）长期使用利尿药者可能发生电解质紊乱，特别是低血钾，术前应予调整至接近正常水平。

（4）术前治疗药物可根据病情酌情使用，如洋地黄或正性肌力药及利尿药可用到手术前日，以控制心率、血压和改善心功能；降压药和β受体阻滞剂使用至手术日晨，小口水送服。但应注意，不同类型的瓣膜病有其各自的禁用药，如β受体阻滞剂能减慢心率，用于主动脉瓣或二尖瓣关闭不全患者，可能会增加反流量而加重左心负荷；主动脉瓣严重狭窄的患者使用β受体阻滞剂可能会出现心搏骤停。二尖瓣狭窄合并心房纤颤，要防止心率加快，不宜使用阿托品；主动脉瓣狭窄患者不宜使用降低前负荷（如硝酸甘油）及降低后负荷（钙通道阻滞剂）的药物以防心搏骤停；术前合并严重病窦综合征、窦性心动过缓或严重传导阻滞的患者，为预防麻醉期骤发心脏停搏，麻醉前应先经静脉安置临时心室起搏器；对重症心力衰竭或严重冠状动脉病变的患者，在施行抢救手术前应先安置主动脉内球囊反搏，并联合应用正性肌力药和血管扩张药，以改善心功能和维持血压。

三、麻醉要点

1. 麻醉诱导 瓣膜病患者通常都有明显的血流动力学改变和心功能受损，麻醉诱导必须缓慢而谨慎。麻醉诱导前连接心电图、脉搏血氧饱和度，并在局部麻醉下建立桡动脉有创监测。诱导药的选择以不过度抑制循环、不加重血流动力学紊乱为前提：①对于病情轻到中度的患者可采用咪达唑仑、依托咪酯、芬太尼诱导；肌松剂可根据患者心率进行选择，心率不快者可用泮库溴铵，心率偏快者用阿曲库铵、哌库溴铵等；②对病情重、心功能Ⅲ～Ⅳ级患者，可采用依托咪酯、芬太尼进行诱导，给药时根据血流动力学情况缓慢加量。

2. 麻醉维持 可采用吸入麻醉，也可采用以静脉药物为主的静吸复合麻醉。对于心功能较差的患者，以芬太尼或舒芬太尼等阿片类药物为主，复合丙泊酚、异氟醚或七氟醚等麻醉药物。但麻醉过程中需加强麻醉深度监测，预防术中知晓。对于心功能较好的患者，可以吸入麻醉药为主，如合并窦房结功能低下者可加用氯胺酮。在体外循环前、中、后应及时追加静脉麻醉药以防麻醉过浅致术中知晓。静脉麻醉药可直接注入体外循环机或经中心静脉测压管注入。

（1）二尖瓣狭窄手术：体外循环前麻醉管理要点：①容量管理：一方面要保持足够的血容量，保证足够的左心前负荷，另一方面又要严控输入量及速度，以免左心房压继续升高导致急性肺水肿；此类患者体位改变对回心血量的影响十分明显，应缓慢改变体位；②心率管理：防止心动过速，否则舒张期缩短，左心室充盈进一步减少，可导致心排量明显下降；同时也要防止心动过缓，因为重度二尖瓣狭窄患者主要依靠心率适当加快来代偿每搏量的减少，若心动过缓，血压将严重下降；房心颤动伴心室率过快时，应选用洋地黄控制心率；③避免肺循环压力进一步升高；二尖瓣狭窄患者通常存在肺动脉高压，而低氧血症、酸中毒、高碳酸血症或使用氧化亚氮等因素可引起严重的肺血管收缩，进一步加重肺动脉高压，从而导致右心功能不全。右心心排量降低使左心房压降低，而室间隔左移左心室内压升高，因此左心室前负荷明显降低，从而引起体循环血压明显下降；④除非血压显著下降，一般不用正性肌力药，否则反而有害；有时为保证主动脉舒张压以维持冠状动脉血流，可适量应用血管加压药。

体外循环后麻醉管理要点：①人工瓣膜置换后，二尖瓣跨瓣压差降低，左心室充盈改善，但由于左心室长期处于容量减少状态，重症患者甚至存在失用性心肌萎缩，容量过负荷或心动过缓可致心室过度扩张，从而引起左心心力衰竭，甚至房室破裂；②在维持足够心排量的前提下尽量降低左心室舒张末压，适当使用强心药物增强心肌收缩力，维持适当的心率，减小左心室大小和室壁张力；③部分慢性房颤患者在体外循环后转复为窦性心律，应给予胺碘酮等抗心律失常药物或给予心房起搏以维持窦性心率。

（2）二尖瓣关闭不全手术：①适当的左心室前负荷对于保证足够的前向心排量非常重要，但容量超负荷可使左心房压升高，导致心力衰竭和肺水肿；②心率应维持在正常甚至较快的水平，否则容易引起左心室容量负荷增加，反流分数增加，前向心排量减少；③降低左心室后负荷有助于减少反流分数，因此术中要防止高血压，必要时可用扩血管药降低外周阻力；④可能需要用正性肌力药支持左心室功能。

（3）主动脉瓣狭窄手术：体外循环前的麻醉管理要点：①容量管理：左心室的心排量对于左心室前负荷十分依赖，适当的左心室前负荷对于维持正常每搏量而言十分重要，不恰当的使用硝酸甘油等扩血管药物可致回心血量骤降，从而引起心排量骤降，患者会出现严重的心肌缺血或脑缺血；但容量超负荷可使左心室舒张末容量和压力进一步升高，导致心力衰竭，也应该避免；②心率管理：最好维持在70～80次/分，心率过快或过慢患者都不能很好地耐受。但相对而言，稍慢的心率（50～60次/分）较偏快的心率（>90次/分）为好。因为主动脉瓣狭窄时，左心室射血分数对收缩期的长短十分依赖，心率过快时，左心室射血时间不足导致CO明显下降；室上性心动过速可使有效心房收缩丧失，左心室充盈受限，也可导致病情的急剧恶化；对心房退化或丧失窦性心律者应安置心房心室顺序起搏器；③体循环阻力：左心室射血的后负荷大部分来自于狭窄的瓣膜，因而基本是固定的，体循环压力下降对于减小左心室后负荷作用甚微。而冠状动脉灌注对体循环舒张压却十分依赖，加上主动脉瓣狭窄患者左心室肥厚，舒张末压升高，极易发生心内膜下缺血，因此术中应避免体循环压力下降。麻醉诱导时，要准备好去氧肾上腺素等α受体激动剂，积极纠正低血压以维持心肌灌注。

体外循环心肌保护及心脏复跳时的管理要点：①存在心肌肥厚的患者，体外循环期间心肌保护十分重要，要保证升主动脉阻断期间停搏液有效的灌注，必要时可采取顺灌+逆灌相结合；②心脏复跳时容易出现顽固性室颤，因此复跳前要求复温完全，充分排气，维持电解质、酸碱平衡和冠状动脉灌注压，必要时使用利多卡因、胺碘酮等抗心律失常药物。如果经过上述处理仍无法恢复正常节律，可采用温血半钾停跳液进行温灌注一次后再行复跳。

（4）主动脉瓣关闭不全手术：①保证足够的左心室前负荷。主动脉瓣大量反流患者左心室心排量依赖于左心室前负荷，因此瓣膜置换前要避免使用静脉扩张药物；②对于主动脉瓣关闭不全的患者，保持较快的心率有助于增加前向心排量。心率增开时，由于反流分数降低，左心室舒张末容积和舒张末压降低，因此心内膜下血流反而能够得到改善。90次/分的心率对于患者而言最为合适；③降低体循环阻力有助于降低反流量，改善心内膜下血供；④对于左心室明显扩张，甚至存在收缩功能不全的患者需给予β受体激动剂增强心肌收缩力。主动脉内球囊反搏在瓣膜置换前属于禁忌证。

四、术后注意事项

1. 二尖瓣狭窄　二尖瓣狭窄患者的左心室由于失用性萎缩，体外循环手术打击，术后早期收缩功能往往明显受损。因此，术后早期的管理依然是控制容量，避免左心室超负荷，同时维持适当的心率，避免心动过缓。如果患者存在明显的收缩功能不全，则加用正性肌力药物辅助度过恢复期。

2. 二尖瓣关闭不全　二尖瓣关闭不全的患者左心室容积扩大，因此术后需要有足够的血容量以保证心排量。但瓣膜置换后，左心室必须把每搏量全部泵入主动脉，失去了心房的缓冲作用，因此左心室的负荷增大。所以，体外循环后通常需要正性肌力药的支持，以增加左心室做功。房心颤动患者如果在体外循环后恢复窦性心率，则需要加用抗心律失常药物，快速房室顺序起搏，维持水电解质平衡，以维持窦性心律。

3. 主动脉瓣狭窄　术后早期，主动脉瓣梗阻消除，每搏量增加，肺毛细血管楔压和左心室舒张末压随即降低，但肥厚的心肌仍需要较高的前负荷来维持其正常的功能。若瓣膜置换成功，术后心肌功能一般能够迅速得到改善。

4. 主动脉瓣关闭不全 瓣膜反流得到纠正后，左心室舒张末容积和压力随即下降，但左心室肥厚和扩大依然存在，因此需要维持较高的前负荷以维持左心室的充盈。同时，术后早期左心室功能低下，可能需要正性肌力药的支持。

（阎小军）

第十章

腹部外科手术的麻醉

第一节　腹部疾病的病理生理

一、胃肠疾病的病理生理

胃肠道疾病主要包括胃肠道梗阻和穿孔，可引起严重的病理生理改变。幽门梗阻时反复呕吐不能进食，造成脱水和营养障碍，而且丢失大量胃酸，引起碱中毒。肠梗阻时由于呕吐及大量体液向肠腔渗出，造成细胞内、外液严重的水和电解质丧失，血容量减少及血液浓缩，而且由于肠壁通透性增加，肠腔内细菌容易进入门静脉及腹腔，造成泛发性腹膜炎，引起感染性休克和代谢性酸中毒。同样，胃肠道穿孔时胃肠内容物进入腹腔，化学性刺激和细菌性感染引起腹膜炎。另外，溃疡病穿透血管壁还可发生大出血、低血容量性休克。胃肠道疾病麻醉诱导过程中易发生呕吐或反流造成误吸，导致急性呼吸道梗阻、吸入性肺炎或肺不张等严重后果，应采取有效的预防措施。

二、胆道疾病的病理生理

胆道系统梗阻、感染或出血均需手术处理。胆道疾病往往引起机体的病理生理改变。胆总管或肝管梗阻，胆汁逆流入血，引起一系列中毒症状，表现为皮肤瘙痒、抑郁、疲倦、血压下降、心动过缓，甚至昏迷。胆汁淤积使肝脏弥漫性增大，功能损害，导致凝血功能障碍和低蛋白血症等。胆道梗阻若感染并发化脓性梗阻性胆管炎，易导致严重的感染性休克，胆总管切开减压后血压很快恢复。胆囊、胆道穿孔或损伤，胆汁进入腹腔造成化学性或感染性腹膜炎，大量体液（主要来自血浆）渗入腹腔，严重者可达全身血容量的30%，需大量输血、补液。胆道出血常由感染、肿瘤或损伤引起，病情复杂，既有大量失血，又并发黄疸或感染，而且止血困难。胆道有丰富的自主神经分布，牵拉胆囊或胆管可引起反射性冠状动脉痉挛，导致心肌缺血，甚至心脏停搏。胆道内压力增高或“T”形管冲洗时注射液体过快，可出现心律失常和血压下降，注射阿托品有减轻这种反射的作用。吗啡、芬太尼可引起胆总管括约肌和十二指肠乳头部痉挛，而促使胆道内压上升达30cmH_2O或更高，持续15～30min，且不能被阿托品解除，故麻醉前应禁用。胆道手术可促使纤溶酶活性增强，纤维蛋白溶解而发生异常出血。术中应观察出、凝血变化，遇有异常渗血，应及时检查纤维蛋白原、血小板，并给予抗纤溶药物或纤维蛋白原治疗。

三、门静脉高压症的病理生理

门静脉系统是腹腔脏器与肝脏毛细血管网之间的静脉系统。当门静脉压力高于25cmH_2O时，可表现出一系列临床症状，统称门静脉高压症。门静脉高压症多伴有严重肝功能障碍。其主要病理生理改变为：①肝硬化及肝损害；②高动力型血流动力学改变：容量负荷及心脏负荷增加，动、静脉血氧分压差降低，肺内动静脉短路和门、体静脉间分流；③出、凝血功能改变：有出血倾向和凝血障碍，原因为纤维蛋白原缺乏、血小板减少、凝血酶原时间延长、第Ⅴ因子缺乏、血浆纤溶蛋白活性增强；④低蛋白血症：腹腔积液、电解质紊乱、钠和水潴留、低钾血症；⑤脾功能亢进；⑥氮质血症、少尿、稀释性低钠、代谢性酸中毒和肝肾综合征。

四、胰腺疾病的病理生理

胰头癌和十二指肠壶腹癌术前皆有严重梗阻性黄疸、体质衰弱、营养不良和肝功能障碍。而且手术创伤大、时间长、术野渗出较多及血浆和细胞外液丢失严重，容易导致循环血容量减少、血液浓缩。部分胰腺切除应给予阿托品抑制胰腺外分泌及抑肽酶抑制蛋白分解酶分泌。全胰腺切除还应根据血糖水平给予胰岛素。术中可用果糖、山梨醇或木糖醇补充能量，并监测血糖，使血糖维持在 8.4～11.2mmol/L，必要时给予胰岛素。急性坏死性胰腺炎引起呕吐、肠麻痹、胰腺出血和腹腔内大量渗出，造成严重的血容量不足。脂肪组织分解产生的脂肪酸与血中的钙离子皂化作用引起低钙血症，需要补充一定的钙剂。此外，脂肪组织分解还释放一种称为心肌抑制因子（MDF）的低分子肽类物质，抑制心肌收缩力，加重休克。由于腹膜炎限制膈肌运动，以及血浆蛋白丢失使血浆胶体渗透压降低而导致间质性肺水肿，呼吸功能减退，甚至出现急性呼吸窘迫综合征。肾功能障碍也是常见的并发症，可用甘露醇或呋塞米进行预防。胰岛素瘤是胰岛 B 细胞异常增生，产生过多的胰岛素而引起的一种疾病。其特点为反复发作的空腹期低血糖综合征，空腹血糖测定均在 2.8mmol/L 以下。该肿瘤 84% 为良性，恶性占 16%。临床表现常有精神症状、饥饿、软弱无力、颜面苍白、出汗、心动过速及休克。摄入糖后可以缓解，但干扰术者对肿瘤切除的判断。

五、肝脏疾病的病理生理

肝脏是体内最重要的代谢器官，是各种药物、毒素代谢的场所。术前需要检查肝功能及凝血功能，并结合临床估计病情。肝功能严重障碍、人血白蛋白明显降低者，手术病死率极高。肝组织血液丰富，手术易出血，而且止血困难，常常需要阻断肝脏循环，常温下阻断不得超过 20min，低温麻醉可延长肝脏对缺氧的耐受时间。

六、腹腔镜气腹的病理生理

腹腔镜手术对机体内环境影响小、减轻创伤、降低手术并发症的发生率和死亡率，临床应用日益广泛。但是腹腔镜手术必须在气腹状态下实施，并需将患者置于特殊体位，导致机体病理生理改变。某些腹腔镜手术还可能造成不易发现的内脏损伤，以及失血量难以估计，使得麻醉处理更加复杂，麻醉风险增加。

1. 气腹对血流动力学的影响　腹腔镜手术中引起血流动力学变化的因素包括气腹、患者体位、麻醉、高 CO_2 血症、迷走神经张力增加和心律失常。腹腔镜手术首先需建立气腹，气腹可使心排血量降低 10%～30%。气腹压力低于 10mmHg 时，可压迫腹腔脏器使静脉回流量先短暂增加，随着腹内压进一步升高，下腔静脉受压，静脉回流受阻，血液潴留于下肢，心排血量减少，每搏量和心脏指数明显降低。这种现象在头低位时不太明显，但头高位则出现明显的低血压。当气腹压力达 15mmHg 时，外周血管阻力增高，左室后负荷增加，致使心肌耗氧量增高，有发生心肌缺血、心肌梗死或充血性心力衰竭的潜在危险。另外，腹内压升高还可引起迷走神经反射，使心率减慢。因此，气腹压力不应超过 20mmHg。还应注意的是向腹腔吹气时可引起心律失常，如房室分离、结性心率、心动过缓和心脏停搏，多发于开始吹气使腹膜快速张开时，这可能与刺激腹膜牵张感受器，兴奋迷走反射有关。

2. 气腹对呼吸功能的影响　CO_2 气腹可使动脉血 CO_2 分压进行性升高，建立气腹后 15～30min 达到高峰并维持下去。CO_2 吸收率 30min 内可达 70mL/min，而 30～75min 达 90mL/min。该吸收率受气腹压力的影响，当腹膜毛细血管受压其血流量减少时，则 CO_2 吸收量减少，但当气腹压下降、腹膜毛细血管重新开放时，CO_2 吸收再度增加。由于腹腔充气使膈肌抬高，肺受压造成肺顺应性降低，气道压升高，通气功能下降，使体内 CO_2 排出减少。这样可以出现高 CO_2 血症、酸中毒，甚至低氧血症。经腹膜吸收的 CO_2 一部分经肺排出，而未能排出的 CO_2 潴留在骨骼肌和骨内等处，术后逐渐排出，则有持续

高 CO_2 血症的危险。高 CO_2 刺激中枢神经系统，增加交感活性，引起心肌收缩力增加、心动过速和血压增高。另一方面，CO_2 的直接作用又可扩张末梢小动脉，抑制心肌收缩力，诱发心律失常甚至心搏骤停。

3. 气腹对肾脏功能的影响　CO_2 气腹可使尿量、肾血流减少，肾小球滤过率降至基础值的50%以下，明显低于开腹手术患者，可能引起肾脏功能损害。气腹终止后尿量即迅速增加。

七、腹部疾病的体液改变

腹部手术患者，尤其是急诊患者，术前常有严重的血容量丢失，除了禁食及不感蒸泄失水外，还有术前清洁洗肠、呕吐、腹泻、发热、腹腔内或肠腔内渗出及失血等。如肠梗阻时体液潴留在肠腔内可达几升；胆囊穿孔腹膜炎，体液渗出严重者可占全身血容量的30%；急性坏死型胰腺炎体液丢失更为惊人，发病后2h血浆损失达33.3%左右，6h后可达39%。另外，手术创伤及受侵袭的脏器表面水肿等也使大量功能性细胞外液进入第三间隙。腹部手术体液和血液的丢失常造成血容量显著减少。麻醉前应根据血红蛋白、血细胞比容、尿量、尿比重、血压、脉率、脉压、中心静脉压等指标进行评估，争取在麻醉前开始补充血容量和细胞外液，并纠正电解质及酸碱平衡紊乱，并做好大量输血的准备。如一经诊断有低血容量休克，应立即扩充血容量，尤其是失血性休克，更应快速输血、输液，同时必须尽快开始麻醉，绝不能片面强调抗休克而延误病情。

（王加佳）

第二节　麻醉前准备

麻醉前病情评估对于腹部手术麻醉十分重要，包括患者的意识、血容量、是否存在贫血、水和电解质及酸碱平衡紊乱、低蛋白血症、严重黄疸等。腹部手术患者病情相差很大，急诊患者有时生命垂危，麻醉处理不亚于心脏手术，所以，麻醉前必须正确估计病情，尽量纠正电解质紊乱和低血容量。

梗阻性黄疸患者的黄疸指数如果超过80单位，手术极为危险。择期手术前应争取先经皮经肝胆管穿刺引流术（PTCD）或胆囊造瘘引流，使黄疸指数控制在80单位以下，再行彻底手术较为安全。

门静脉高压患者术前必须进行系统的治疗，包括休息，高糖、高蛋白及高维生素饮食，输少量新鲜血或人体白蛋白，以改善贫血和低蛋白血症，使血红蛋白达到80g/L以上，血浆总蛋白和白蛋白分别达到60g/L和30g/L以上。门静脉高压症患者必须进行肝功能和出、凝血时间及凝血酶原时间等与凝血功能有关的检查。肝功能严重障碍、重度低蛋白血症者，手术死亡率极高。术前应先改善全身状况，控制腹腔积液，使血浆白蛋白提高至25~39g/L、血清胆红素降低在10~15mg/L以下、凝血酶原活动度高于40%~50%再行手术为宜。

急腹症手术麻醉的危险性、意外以及并发症的发生率均比择期手术高。饱胃、肠梗阻、消化道穿孔、出血或弥漫性腹膜炎患者，麻醉前必须进行有效的胃肠减压。治疗休克应重点针对脱水、血液浓缩或血容量不足进行纠正，以改善微循环和维持血压。术前要备足全血，以便于麻醉中进一步补足血容量。纠正电解质和酸碱失衡，血压维持在80mmHg以上，血细胞比容在0.30以上。大量出血患者应尽快手术，以免延误手术时机。

胆道疾病，尤其合并黄疸者，迷走神经极度兴奋，麻醉前必须给予足量阿托品以抑制其兴奋性，防止麻醉中迷走神经反射的发生。有胆绞痛者避免应用吗啡，以免使Oddi括约肌痉挛。精神紧张者可给咪达唑仑等镇静药物。

饱胃、上消化道出血及肠梗阻患者或未禁食患者，应先下胃管排出胃内液体及气体，可降低胃内压力，但不能排空固体食物。脱水、低血容量休克的患者应先开放静脉，输入平衡盐溶液、胶体或血液。对择期手术患者，经一夜禁食及不感蒸泄，至少需水500~1 200mL，如术前洗肠，更可丧失液体达数升，在麻醉前即应开始补充容量。低钾血症还可在1 000mL晶体液中加1~3g氯化钾滴入。

（王加佳）

第三节 麻醉方法及麻醉处理

腹部手术具有病种多样化、病情轻重不一及并存疾病特点不同，对麻醉方法与麻醉药物的选择，需根据患者全身状况、重要脏器损害程度、手术部位和时间长短、麻醉设备条件以及麻醉医师技术的熟练程度做出综合考虑。

局部浸润麻醉适用于腹壁、疝、阑尾炎及输卵管结扎术等简单手术。

连续硬膜外阻滞麻醉、蛛网膜下隙阻滞麻醉和脊硬联合阻滞麻醉：适用于中下腹、盆腔手术的麻醉，但对上腹部手术，难以完全阻断自主神经的脊髓上行通路，可能产生牵拉反射，而且对患者的循环、呼吸等方面也会产生一定的影响。因此，必须备好急救设备，预防和及时发现循环、呼吸紊乱和药物毒性反应的发生。尤其是应用哌替啶或咪达唑仑等辅助药后嗜睡的患者，更应密切观察呼吸、循环等生命体征。蛛网膜下隙阻滞麻醉适用于2～3h以内的下腹部、盆腔等手术。高平面阻滞对患者生理扰乱较大，且持续时间有限，所以，上腹部手术麻醉多被连续硬膜外阻滞麻醉所替代。脊硬联合阻滞麻醉：适用于下腹部、盆腔等手术。此种麻醉方法综合了蛛网膜下隙阻滞和连续硬膜外阻滞的优点，起效快，麻醉效果确实、肌肉松弛良好，而且不受手术时间的限制，目前已广泛应用。新型蛛网膜下隙阻滞麻醉穿刺针如Sprotte和Whitacre针的针尖呈铅笔尖形，且带侧孔。此类穿刺针与传统的锐头穿刺针相比，穿刺时是钝性分开而不像后者是切断硬膜纤维，因此，蛛网膜下隙阻滞麻醉后头痛发生率减少（<1%）。

全身麻醉：全身麻醉在技术和设备条件充分满足的情况下，麻醉效果的满意率和可控性都优于硬膜外麻醉。全身麻醉有利于术中呼吸、循环管理，满足比较复杂、侵袭范围大或长时间的手术，并能通过控制麻醉深度，维持患者循环和呼吸功能稳定，是目前普外科手术，尤其是中上腹部手术最常采用的麻醉方式。腹部手术患者并存冠心病、呼吸功能不全曾认为是全身麻醉的禁忌证，适合连续硬膜外阻滞麻醉。事实上，高位硬膜外阻滞麻醉常限制呼吸肌运动，不利于通气，而且内脏牵拉反射不能完全受到抑制，尤其一旦出现低血压，使冠状动脉灌注不足，可诱发心绞痛。相比之下，全身麻醉可充分供氧，保证通气，改善冠脉血氧状况及维持呼吸功能。麻醉诱导及维持可选择对循环功能影响很小的药物，如依托咪酯、咪达唑仑、芬太尼、肌肉松弛药及较低浓度的吸入麻醉药，既保证患者安全，又使手术操作顺利。

全身麻醉联合连续硬膜外阻滞应激反应轻，血流动力学平稳，减少全身麻醉用药，术后清醒快，而且苏醒期间有良好镇痛。术后还可实施患者硬膜外自控镇痛（PCEA）。胸段高位硬膜外阻滞还能改善冠脉血供，可使冠状动脉阻力下降20%～25%，血流量增加18%。一项Meta分析表明，胸段硬膜外阻滞能降低30%的病死率和33%的心肌梗死。因此，全身麻醉联合胸段高位硬膜外阻滞对于冠心病患者实施腹部手术也许是最佳选择。但是要注意掌握硬膜外用药浓度和用量，避免低血压。

（王加佳）

第四节 胃肠道手术的麻醉

胃肠道手术为常见的手术类型，用于处理消化道病变。其特点为术前往往需要长时间的肠道准备，有些特殊患者（如炎性肠病、肠梗阻）禁食禁水的时间更长。因此在麻醉处理上需要充分考虑该特点。对于胃肠道急诊患者，由于往往存在肠梗阻，因此在插管时应该按照饱胃患者处理。

一、术前访视

胃肠道患者的术前访视除了需要了解一般情况外，还需要重点评估患者的循环状态以及代谢紊乱。

1. 循环状态　注意患者禁食禁水时间以及肠外营养时间，检查近期的血常规、肝肾功能检查结果，根据情况决定是否需要术前输血、输注白蛋白。对于并发肝脏疾病患者，还应该注意患者的凝血情况，必要时进行纠正治疗。对于存在脾抗状态的患者，还应该注意血小板计数，必要时输注血小板，同时术前准备足够的血小板。

2. 代谢紊乱　由于胃肠道引流，往往导致患者代谢紊乱，术前应该进行积极的纠正和优化。

3. 急诊手术患者　目前胃肠道急诊患者数量有增多的趋势，而且往往已经出现感染性休克症状。除一律按照饱胃患者处理外，还应该按照感染性休克的患者对待。

二、术中管理

对于胃肠道患者，采用全身麻醉和气管插管技术。对于某些短小手术（例如疝修补术），可以使用硬膜外技术。

对于择期手术患者，通常采用经口快诱技术。在插管之前，需要评估患者的饱胃状态，必要时放置胃管，在插管前进行吸引，减轻胃潴留程度。对于急诊胃肠道疾病患者，一律按照饱胃患者进行麻醉诱导。放置胃管、使用去极化肌松剂、避免加压通气，环状软骨压迫等。如果此时仍然发生误吸，可在插管后进行气管内吸引，用少量生理盐水进行气管内冲洗，术后返 ICU 加强治疗，以便减少误吸相关的并发症。但是总体来说，如果一旦发生误吸，患者的预后往往不良，因此对急诊胃肠道患者必须提高警惕。

麻醉的维持可以采用吸入和静脉麻醉，但是如果患者循环不稳定，首选吸入药。对于存在胃肠道梗阻的患者，不得使用 N_2O。

由于胃肠道手术的术野往往较大，因此造成的液体丢失也多于其他手术。在书中进行液体管理时，除了一般补液量，还应该计算患者胃肠道术野的丢失量，但是一切液体复苏都应该以循环状态进行指导，例如中心静脉压、尿量以及乳酸水平，不应该生搬计算公式。除了液体管理外，还应该定期进行血气检测，以评估电解质水平以及循环灌注状态，指导下一步治疗。

三、术后管理

危重患者、发生误吸的患者往往需要在 ICU 进行加强治疗，以便改善预后。

胃肠道患者的切口往往比较大，术后疼痛发生率高，因此建议对此类患者使用 PCA 镇痛。我科常用配方为吗啡，还可以选择舒芬太尼，具体剂量需要根据患者的一般情况来决定。不建议对这些患者使用 NSAIDs 药物，避免胃肠道溃疡、出血等不良反应的发生。此类患者术后发生恶心、呕吐的概率较高，可嘱外科医师常规使用止吐药物。

四、常见胃肠道手术

1. 疝修补术　疝常见于老年患者以及既往腹部手术患者。常用麻醉方法为硬膜外麻醉，对于存在硬膜外操作禁忌的患者，可以使用全身麻醉，此时首选喉罩通气。如果手术时间过长（病变复杂、外科医师技术不熟练等），气管内插管为安全的气道管理方式。如果选择全身麻醉，在患者苏醒期应该避免呛咳的发生，以防止补片的膨出。

2. 阑尾切除术　阑尾切除术一般采用硬膜外技术，穿刺间隙选择 $T_{11\sim12}$，或者 $T_{12}\sim L_1$，阻滞平面应该达到 T_6 水平，以减轻探查过程中对内脏的牵拉所造成的疼痛。

3. 胆囊切除术　胆囊周围迷走神经分布密集，因此在胆囊周围操作时往往出现胆－心反射，引起心动过缓，严重者会引起血压下降，此时可以使用阿托品进行对抗。

4. 胃切除术　胃切除术包括胃的良、恶性病变。根治性胃癌切除术时间往往较长，因此液体的管理至关重要。除了一般的麻醉监测外，必要时需要建立有创监测（动脉监测、中心静脉监测）指导治疗，而且中心静脉还可以用于术后肠外营养以及化疗。

5. 炎性肠病　炎性肠病多见于年轻患者，这类患者往往长期使用激素或者免疫抑制剂，因此在术前访视时应该重点了解这些药物的不良反应的程度。炎性肠病患者体重往往低于标准体重，如果使用丙泊酚维持麻醉时，TCI 技术可能无法达到预期的麻醉深度，此时建议使用吸入药物维持麻醉。同时由于此类患者白蛋白水平往往偏低，因此会对相关药物（肌松、镇痛药物）的代谢产生影响，在麻醉过程中应该引起重视。

6. 肠道肿瘤切除术 肠道肿瘤切除术多采用开腹方式，但是也有一部分外科医师采用腹腔镜下肿瘤切除术（如 Dixon 或者 Miles 术式）。如果采用腹腔镜，需要注意气腹对患者呼吸、循环功能的影响，警惕皮下气肿等并发症的发生。

（王加佳）

第五节 肝胆胰手术麻醉

一、肝胆胰手术的麻醉特点

（1）肝胆胰具有重要的生理功能，参与人体营养物质的消化、吸收、代谢；合成血浆蛋白和凝血因子；清除有毒物质和致病微生物；参与机体免疫功能；分泌多种激素，调节消化系统和全身生理机能。肝胆胰疾病必然导致相应的生理功能紊乱及全身营养状态恶化。为保证手术麻醉的安全性，减少术后并发症，麻醉前应根据患者病理生理改变以及伴随疾病的不同，积极调整治疗，以改善全身状况，提高对手术和麻醉的耐受性。

（2）肝硬化食管胃底静脉曲张，可继发大出血。除表现呕血、便血外，胃肠道可潴留大量血液，失血量难以估计。麻醉前应根据血红蛋白浓度、血细胞比容、尿量、尿比重、血压、脉率、脉压、中心静脉压等指标评估体液状态，补充血容量和细胞外液量，并做好大量输血的准备。注意维持有效循环血量、保持血浆蛋白量、维护血液氧输送能力、补充凝血因子。此外，呕血还有被误吸的可能，一旦发生，可导致急性呼吸道梗阻、吸入性肺炎或肺不张等严重后果，麻醉时应采取有效的预防措施。

（3）严重腹胀、大量腹腔积液、肝脏巨大肿瘤患者，当术中排出大量腹腔积液，搬动和摘除巨大肿瘤时，腹内压骤然下降易发生血流动力学及呼吸的明显变化。麻醉医师应依据病情做好防治，并避免缺氧、二氧化碳蓄积和休克。

胆道疾病多伴有感染、梗阻性黄疸和肝损害。麻醉时应注意肝肾功能的维护、出凝血异常及自主神经功能紊乱的防治。

（4）腹腔内脏器官受交感神经和副交感神经双重支配，内脏牵拉反应与此类神经有密切关系。肝胆胰手术的椎管内麻醉要阻滞内脏神经交感神经支时，阻滞平面应达 $T_4 \sim L_1$，但迷走神经支不能被阻滞，牵拉内脏容易发生腹肌紧张、鼓肠、恶心、呕吐和膈肌抽动，不仅影响手术操作，且易导致血流动力学剧变。为消除内脏牵拉反应，可辅用内脏神经局部麻醉药封闭或应用镇痛镇静药。良好的肌肉松弛也是腹部手术麻醉不可忽视的问题。

（5）肝胆胰的急诊手术，如急性胆囊炎、化脓性胆管炎、胆汁性腹膜炎及肝破裂等，病情危重，麻醉前往往无充裕时间进行综合性治疗。麻醉医师应尽可能在术前短时间内对病情做出全面估计和准备，选择适合于患者的麻醉方法和麻醉前用药，以保证患者生命安全和手术顺利进行。

二、麻醉药对肝功能的影响

（一）吸入麻醉药

吸入麻醉药可影响肝脏血流（包括肝动脉和门静脉血流），而静脉麻醉药和阿片类药对其影响较小。许多测量技术被用来评估肝脏和门静脉血流，最常使用的方法是血浆吲哚菁绿的清除率。大多数麻醉药可通过降低心排量而减少门静脉血流（portal blood flow，PBF），但是可增加肝动脉血流（hepatic arterial bloodflow，HABF），虽然这不足以使肝总血流量（total hepatic blood flow，THBF）恢复正常。大多数研究的一致性结论是所有吸入麻醉药均可降低平均动脉压（meanarterial pressure，MAP）和心输出量，其中氟烷和恩氟烷与异氟烷和七氟烷相比作用更明显，氟烷也降低肝脏氧输送和肝静脉血氧饱和度。吸入麻醉药还可通过降低心输出量、MAP 和肠系膜交感活性影响肝血管供给而不同程度地改变门静脉和肝动脉血管阻力。除了对血管的影响之外，在肝功能方面（如血清转氨酶水平），氟烷比异氟醚的影响大。

吸入麻醉药所致肝脏血流的改变部分是由自主调节机制介导以维持稳定的THBF。这种生理适应过程称之为肝动脉缓冲反应（hepatic arterial bufferresponse，HABR），在严重低血容量、大型腹部手术或是重度失血时机体通过增加HABF代偿PBF的降低，从而维持肝总血流量的稳定。氟烷可干扰这一反应，而七氟烷及异氟烷则维持HABR。七氟烷还可进一步抑制肝动脉收缩从而能更加有效地维持HABR。七氟烷在维持HABF、肝氧输送和氧输送/消耗比方面与异氟烷相当甚至优于异氟烷。此外，研究证实暴露于异氟烷或地氟烷后常规肝功能检查结果无明显变化。

与健康志愿者和手术患者的研究不同的是，有关麻醉药对严重肝脏疾病患者肝功能影响的研究很少。少数研究表明地氟烷和异氟烷不会改变成年慢性肝病手术患者的围术期肝功能检查结果，与氯胺酮和氟烷相比，异氟烷可更有效地维持肝硬化大鼠的肝脏血流。鉴于氟烷对肝脏血流和肝功能的不利影响，严重肝脏疾病患者应避免使用氟烷。由于目前可替代的吸入麻醉药种类繁多以及氟烷使用的整体减少，上述问题已经成为历史。鉴于氟烷潜在的肝毒性，许多专家认为无论是在健康人还是严重肝功能不全患者中使用氟烷都是不合理的。

惰性气体氙气于1951年首次被提出具有麻醉特性。氙气具有非易燃易爆、低毒性、无致畸性，且血气分配系数低于所有吸入麻醉药（仅为0.115），诱导起效快，恢复迅速，被认为是一种理想的吸入麻醉药。氙气对左心室功能、全身血管阻力及全身血压均无明显影响。其人体血流动力学特征类似于丙泊酚。人体研究发现与异氟烷比较，氙气可较少引起低血压且对左心室功能无影响。同时动物研究表明与静脉麻醉药相比，氙气可增加脑灌注，且对其他局部器官灌注如肝脏灌注无影响，不改变HABF、不影响心输出量，因此理论上对THBF无影响（不同于其他吸入麻醉药），且不影响肝功能检查结果。但是至今仍需更大规模的基于肝功能正常及异常患者的临床实验研究来证实氙气在急慢性肝疾病患者中的使用安全性，而此种研究目前还难以实现。

总之，吸入麻醉药对肝脏血流和肝功能的影响较为复杂，不仅与麻醉药自身特性有关，同时也受患者其他相关因素的影响，如肝功能不全的严重程度、高龄、手术应激和腹部手术操作。但是七氟烷、地氟烷和异氟烷稳定肝脏血流的作用始终强于氟烷和恩氟烷。有关新型吸入麻醉药对严重肝脏疾病患者肝脏血流的影响有待于大规模的前瞻性研究。

（二）静脉麻醉药

与吸入麻醉药相比，有关静脉麻醉药对肝功能影响的资料较少。早期研究表明依托咪酯和硫喷妥钠可通过增加肝动脉血管阻力、降低心输出量和血压来减少肝脏血流，氯胺酮即使在大剂量使用的情况下对肝脏血流的影响也很小。利用敏感放射标记微球技术检测动物器官血流，发现丙泊酚可增加肝动脉和门静脉循环而增加THBF，表明丙泊酚具有显著的内脏血管舒张作用。在某些动物模型中，即使MAP降低THBF仍保持稳定，而另一些研究则发现MAP升高而平均肝脏血流反而降低，这提示了丙泊酚的种属特异性。与氟烷相比，丙泊酚更有利于保持内脏和肝脏的氧输送平衡。有限的临床和实验资料显示，当动脉血压稳定时，静脉麻醉药对肝脏血流仅存在轻微影响并且对术后肝功能无明显损害。

（三）中枢神经阻滞剂

脊髓麻醉或硬膜外麻醉对肝脏血流和肝功能的影响并非一定由麻醉药物引起。早期人体研究显示，高位脊髓或硬膜外麻醉时肝脏血流降低，全身动脉血压也降低。其他动物研究发现高位硬膜外阻滞时PBF降低而HABF稳定，由此导致THBF降低。通过使用血管升压药物（如多巴胺或麻黄碱）来恢复PBF或是输液来维持正常动脉血压可逆转上述不利变化，并可维持肝脏血流的稳定。由此推断，低血压所致肝脏血流的降低继发于内脏血流的减少，因此导致PBF降低。

三、肝功能不全和肝胆管疾病对麻醉药药代动力学的影响

肝脏疾病时由于蛋白结合力的改变、人血白蛋白及其他药物结合蛋白水平的降低、腹腔积液及全身

水含量增加所致分布容积的改变，以及肝细胞功能异常所致代谢减弱，均可显著影响药物代谢及药代动力学。此外，镇静药和阿片类药物可增加严重肝病患者的此种影响，甚至诱发或加重肝性脑病。长期饮酒所致肝酶诱导作用的降低也可影响肝硬化患者使用药物的最终效果。

肝疾病对药物分布的影响不仅取决于药物的清除途径，同样也取决于肝功能不全的严重程度。肝脏药物清除率由诸多因素决定，包括：肝脏血流、肝酶活性及效力、血浆蛋白结合率、胆汁淤积所致肝肠循环和肠内药物代谢的改变，以及门体分流对部分药物的清除等。此外，肝脏疾病对药物清除的影响随肠内、肠外药物的不同而异。通常严重肝病会影响高摄取药物的代谢（如利多卡因和哌替啶），因为此时药物的清除主要依赖于肝脏血流或是门体分流。相反，低摄取药物如地西泮的代谢主要受蛋白结合力的影响，未结合药物得到清除；或是受肝脏内部清除力及代谢的影响，随肝细胞功能障碍的严重程度增加而降低。但是血浆蛋白降低导致游离药物比率的增加可减轻肝脏代谢水平的下降所致的影响，从而最终仅轻微改变药物的作用。另外游离药物比率的增加可使更多药物分布于组织间（并可潜在增加药物的分布容积），加上肝代谢水平的降低，可延长药物的半衰期。因此严重肝病患者的药代动力学十分复杂。

（一）阿片类药物

严重肝硬化患者吗啡代谢明显降低，导致其消除半衰期延长，口服吗啡的生物利用度增加，血浆蛋白结合率下降，镇静及呼吸抑制作用增强。虽然肝外代谢途径可能有助于肝硬化患者吗啡的清除，但给药时间间隔仍需延长1.5～2倍，口服给药剂量需减少。同样哌替啶的清除率也降低50%，半衰期延长一倍。此外，由于对去甲哌替啶清除率的下降，其蓄积作用可使严重肝脏疾病患者出现神经毒性反应。

芬太尼是一种高脂溶性的合成阿片类药物，因其快速再分布特性，单次静脉给药作用时间短暂。反复或持续给药可出现蓄积导致作用时间延长。由于芬太尼主要通过肝脏代谢，严重肝病患者的清除时间将延长。

舒芬太尼是一种作用更强的合成阿片类药物，同样主要在肝脏代谢且可与蛋白高度结合。虽然持续给药和蛋白结合率的降低对舒芬太尼的影响与芬太尼类似，肝硬化患者单次给药的药代动力学却无明显变化。

阿芬太尼是一种短效阿片类药物，其作用较芬太尼弱，同样主要经由肝脏代谢且蛋白结合率高。但是与芬太尼和舒芬太尼不同的是，阿芬太尼在肝硬化患者体内的半衰期几乎延长一倍，且体内游离比率更高，由此可延长作用时间、增强药物效果。

瑞芬太尼是一种具有酯链结构的合成阿片类药物，可被血液及组织中的酯酶快速水解，具有高清除率、快速清除的特点，其恢复时间几乎与使用剂量和给药持续时间无关，清除不受肝功能不全的影响。研究表明，严重肝病患者或是肝移植患者的瑞芬太尼清除亦不受影响。

（二）镇静催眠药

硫喷妥钠的肝脏摄取率低，因此在肝脏疾病患者体内的代谢和清除将受到显著影响。但是肝硬化患者硫喷妥钠的清除半衰期无明显改变，可能与其体内分布容积广泛有关，因此这些患者使用标准剂量硫喷妥钠的作用时间不会延长。相反，其他高脂溶性静脉麻醉药（包括美索比妥、氯胺酮、依托咪酯和丙泊酚等）经肝脏代谢，肝脏摄取率高，因此在严重肝病患者体内清除率将会降低。尽管具有上述药代动力学特性，但因分布容积的增加可延长半衰期并影响恢复时间，依托咪酯在肝硬化患者体内的清除率无改变。美索比妥和丙泊酚无论是单次给药或持续输注，在肝硬化人群的清除动力学特征类似于普通人群。但是肝硬化患者丙泊酚的间断性给药可使其平均临床恢复时间延长。终末期肝病患者对咪达唑仑的清除率下降导致其半衰期延长。鉴于蛋白结合率的降低以及游离比率的增加，可以预测严重肝病患者使用咪达唑仑可延长其作用持续时间并增强其镇静效果，尤其在大剂量使用或长期输注的情况下。类似的变化同样见于地西泮。

右旋美托咪定是一种具有镇静和镇痛作用的α_2肾上腺素能受体激动剂，主要经肝脏代谢，肾脏清除率低。通常与肝功能正常的患者相比，不同程度肝衰竭患者对右旋美托咪定的清除率降低、半衰期延长且脑电双频谱指数降低。因此严重肝功能不全患者使用右旋美托咪定应调整剂量。肾功能障碍患者使用右旋美托咪定后，虽然药代动力学无改变，但由于蛋白结合率的改变而导致镇静作用时间延长。肝功能不全患者同样会因蛋白结合率的改变而延长镇静作用时间。

总之，尽管肝硬化患者绝大多数静脉麻醉药的代谢均受到影响，其对镇静镇痛药物药代动力学的影响却很小。鉴于严重肝脏疾病患者使用地西泮后临床作用增强和持续时间延长，无论在手术室还是加强监护病房，出现药物蓄积、作用时间延长及肝性脑病发生的风险增加，故反复或长期使用时需十分谨慎。

（三）神经肌肉阻滞剂

有关肝硬化对肌松药药代动力学和药效动力学的研究较为广泛。甾类肌松剂维库溴铵主要经肝脏清除，肝硬化患者对其清除率降低，消除半衰期延长，肌松作用延长。酒精性肝病对维库溴铵的影响不明确，其清除率和消除半衰期无明显改变。罗库溴铵起效较维库溴铵快，经肝脏代谢和清除，肝功能不全可使其分布容积增加，消除半衰期和肌颤搐恢复时间延长，虽然首次给药后神经肌肉功能恢复不受肝脏疾病影响，但严重肝功能不全时首次大剂量或反复多次给药可显著延长罗库溴铵作用时间。

肝硬化患者药物分布容积增加，也同样使泮库溴铵消除半衰期延长。非器官依赖性代谢肌松剂如阿曲库铵（非特异性酯酶水解）和顺式阿曲库铵（Hofmann 清除）在终末期肝病患者的消除半衰期和临床作用时间与正常患者类似。阿曲库铵与顺式阿曲库铵的共同代谢产物 N－甲基罂粟碱主要经肝脏清除。尽管其在肝移植患者体内的浓度增加，临床相关的神经毒性反应并未见报道。唯一通过血浆胆碱酯酶清除的米库氯铵在肝硬化患者体内的代谢亦有改变。与肝功能正常患者相比，肝衰竭患者使用米库氯铵可致肌颤搐恢复时间显著延长，清除半衰期延长以及体内残留时间延长。上述变化与肝硬化患者体内血浆胆碱酯酶活性降低相关。胆碱酯酶活性的降低导致米库氯铵清除减少。严重肝病患者使用米库氯铵时需调整输注速度。与米库氯铵类似，严重肝病患者由于血浆胆碱酯酶水平下降，琥珀酰胆碱的作用时间也延长。

总之，肝硬化及其他严重肝病显著降低维库溴铵、罗库溴铵和米库氯铵的清除率，延长神经肌肉阻滞剂的作用时间，尤其是在反复使用或长期输注的情况下。阿曲库铵和顺式阿曲库铵的清除不依赖肝脏，因此在终末期肝脏疾病患者使用时无须调整剂量。

四、肝胆管术后并发症的危险因素

接受肝脏和非肝脏手术患者术后肝功能不全或肝衰竭的术前危险因素仍不明确，目前仍缺乏前瞻性研究，此类患者术后肝功能不全相关危险因素的评估主要考虑：①无症状的术前肝酶检查结果升高：此时应详细询问病史，仔细行体格检查，并进行重复和深入的实验室检查以进一步明确诊断；②急性肝炎、肝脂肪变性、慢性肝炎和肝硬化：目前公认急性肝炎（无论是病毒性、酒精性还是药物性）是择期手术后患者肝功能衰竭和死亡的危险因素，择期手术均应推迟至肝细胞功能不全缓解；慢性肝炎对麻醉和手术造成的风险程度主要取决于肝脏合成功能障碍的严重程度，若手术不可避免，围术期应谨慎处理，维持肝脏灌注，避免诱发肝衰竭和肝性脑病的危险因素。目前肝硬化仍被认为是接受非肝脏手术患者的主要危险因素，Child－Turcotte－Pugh（CTP）分级（表 10－1）C 级是择期手术的禁忌证；③潜在诱发术后肝功能不全的手术类型：肝叶切除术是导致术前肝功能不全患者肝衰竭的公认的危险因素之一。大多数肝癌患者存在慢性肝炎或肝硬化引起的肝功能不全，由于这些患者肝脏储备能力的降低而不得不减少切除的肝组织，从而避免损伤活性肝组织及导致肝衰竭，后者是术后死亡的最常见原因。由于门静脉高压、凝血功能异常以及既往腹部手术造成的血管高度粘连等因素，接受肝癌肝叶切除术的肝硬化患者围术期出血较常见。此类患者术前行吲哚菁绿 15min 滞留实验或直接肝静脉压力梯度测定有助于判断预后。

表10－1　改良的Child－Pugh评分

参数	改良的Child－Pugh评分*		
	1	2	3
白蛋白（g/dl）	>3.5	1.8～3.5	<2.8
凝血酶原时间			
延长时间（s）	<4	4～6	>6
INR	<1.7	1.7～2.3	>2.3
胆红素（mg/dl）**	<2	2～3	>3
腹腔积液	无	轻～中度	重度
脑病	无	Ⅰ～Ⅱ级	Ⅲ～Ⅳ级

注：*：A级＝5、6分；B级＝7～9分；C级＝10～15分。

**：对于胆汁淤积疾病（如原发性胆汁性肝硬化），胆红素水平与肝功能受损程度不相称，需予以修正，修正值为：1分＝胆红素<4mg/dl，2分＝胆红素4～10mg/dl，3分＝胆红素>10mg/dl。

五、肝胆胰手术的麻醉方法

1. 全身麻醉是最常用的方法　优点：良好的气道保护，可维持充分通气，麻醉诱导迅速，麻醉深度和持续时间可控。缺点：气道反射消失，诱导及苏醒期反流误吸的风险增加，血流动力学干扰大。

2. 区域麻醉技术，包括硬膜外麻醉、神经阻滞　优点：患者保持清醒可交流，保留气道反射，交感神经阻滞使肠道供血增加，肌松良好，减少全身麻醉药物对肝脏的影响，在无低血压情况下对肝脏无明显影响，可通过保留硬膜外导管提供良好的术后镇痛。缺点：局部麻醉药中毒的风险，需要患者的合作，阻滞失败可能需要改行全身麻醉，出凝血异常或穿刺部位有感染者禁用，高平面胸段硬膜外阻滞可能影响肺功能。单纯腹腔神经丛阻滞不完全阻断上腹部感觉，患者常不能忍受牵拉内脏。

3. 全身麻醉复合硬膜外麻醉　全身麻醉复合硬膜外阻滞取其两者优点，优点：硬膜外的使用可以产生良好的镇痛肌松作用，减少全身麻醉药用量，从而减轻了全身麻醉药对肝脏的影响和心肌抑制作用，缩短苏醒时间，降低术后恶心发生率，减少术后呼吸系统并发症，改善术后早期肺功能，且便于术后镇痛，有利患者恢复。缺点：术中低血压时需与其他原因鉴别诊断，硬膜外穿刺给予试验量等延长了手术等待时间。

六、常见肝胆胰手术的麻醉

（一）肝硬化门脉高压症手术的麻醉

肝硬化后期有5%～10%的患者要经历手术治疗。主要目的是预防和控制食管胃底曲张静脉破裂出血和肝移植。肝脏是体内最大的器官，有着极其复杂的生理生化功能，肝硬化患者肝功能障碍的病理生理变化是全身性和多方面的。因此麻醉前除需了解肝功能的损害程度并对肝储备功能充分评估和有针对性的术前准备外，还要了解肝功能障碍时麻醉药物体内过程的改变，以及麻醉药物和操作对肝功能的影响。

1. 门脉高压症主要病理生理特点　门静脉系统是腹腔脏器与肝脏毛细血管网之间的静脉系统。当门静脉的压力因各种病因而高于18mmHg（25cmH_2O）时，可表现一系列临床症状，统称门脉高压症。其主要病理生理改变为：①肝硬化及肝损害；②高动力型血流动力学改变：容量负荷及心脏负荷增加，动静脉血氧分压差降低，肺内动静脉短路和门－肺静脉分流；③出凝血机能改变：有出血倾向和凝血障碍。原因为纤维蛋白原缺乏、血小板减少、凝血酶原时间延长、第Ⅴ因子缺乏、血浆纤溶蛋白活性增强；④低蛋白血症：腹腔积液、电解质紊乱、钠水潴留、低钾血症；⑤脾功能亢进；⑥氮质血症、少尿、稀释性低钠、代谢性酸中毒和肝肾综合征。

2. 术前肝功能评估　肝功能十分复杂，肝功能实验检查也比较多，但仍不能反映全部肝功能。目前认为血浆蛋白特别是白蛋白含量以及胆红素是比较敏感的指标，一般采取这两种实验，并结合临床表现，作为术前评估肝损害的程度指标。

3. 麻醉前准备　门脉高压症多有程度不同的肝损害。肝脏为三大代谢和多种药物代谢、解毒的器官，麻醉前应重点针对其主要病理生理改变，做好改善肝功能、出血倾向及全身状态的准备。

（1）增加肝糖原，修复肝功能，减少蛋白分解代谢：给予高糖、高热量、适量蛋白质及低脂肪饮食，必要时可静脉滴注葡萄糖胰岛素溶液。对无肝性脑病者可静脉滴注相当于0.18g蛋白/（kg·d）的合成氨基酸。脂肪应限制在50g/d以内。为改善肝细胞功能，还需用多种维生素，如每日复合维生素B，6～12片口服或4mg肌内注射；维生素B_6 50～100mg；维生素B_{12} 50～100μg；维生素C 3g静脉滴入。

（2）纠正凝血功能异常：有出血倾向者可给予维生素K等止血药，以纠正出凝血时间和凝血酶原时间。如系肝细胞合成第V因子功能低下所致，麻醉前应输新鲜血或血浆。

（3）腹腔积液直接反映肝损害的严重程度，大量腹腔积液还直接影响呼吸、循环和肾功能，应在纠正低蛋白血症的基础上，采用利尿、补钾措施，并限制入水量。有大量腹腔积液的患者，麻醉前应少量多次放出腹腔积液，并输注新鲜血或血浆，但禁忌一次大量放腹腔积液（一般不超过3 000mL/次），以防发生休克或肝性脑病。

（4）纠正低蛋白血症：如总蛋白<45g/L，白蛋白<25g/L或白/球蛋白比例倒置，术前给予适量血浆或白蛋白。

（5）纠正水、电解质、酸碱平衡紊乱。

（6）抗生素治疗：术前1～2d应用，抑制肠道细菌，减少术后感染。

4. 麻醉选择与处理　主要原则是应用最小有效剂量，维持MAP，保护肝脏的自动调节能力，避免加重肝细胞损害。

（1）麻醉前用药：镇静镇痛药均在肝内代谢，门脉高压症时分解代谢延迟，可导致药效增强、作用时间延长，故应减量或避用。对个别情况差或肝性脑病前期的患者，可无须麻醉前用药或者仅给予阿托品或东莨菪碱即可。大量应用阿托品或东莨菪碱可使肝血流量减少，一般剂量时则无影响。

（2）术中管理：重点在于维持血流动力学稳定，维持良好的肝血流灌注以保持肝氧供/耗比正常，保护支持肝脏的代谢，避免低血压、低氧、低碳酸血症对肝脏的缺血性损害。对于肝胆系统疾病的患者，全身麻醉行序贯快速诱导十分必要。因为肝硬化进展期患者腹腔积液存在和腹内压增加以及胃肠运动减弱均使误吸危险增加。

经鼻或经口置入胃管对于食管静脉曲张患者必须小心地操作，以免引起曲张血管出血。有的临床研究认为食管静脉曲张麻醉的患者下胃管后并未增加出血并发症，如果胃管对于胃内减压或经胃管给药确实必要，则应该是可行的。

（3）术中监测：包括动脉压、中心静脉压、肺动脉压、$SaPO_2$、尿量、血气分析等。维持良好通气，防止低氧血症，肝硬化患者存在不同程度动脉氧饱和度下降，主要由于肺内分流，腹腔积液引起低位肺区通气血流比例失调。

动脉直接测压有利于肝功能不良患者血压监测和抽取血标本。建立中心静脉通路既可测定中心静脉压，又可用于给药。而肺动脉置入漂浮导管可考虑针对肝功能严重受损的患者，因其病理生理学类似脓毒血症状态，血管张力低下致体循环压力降低和高动力性循环。肺动脉置管有利于确定低血压原因，指导容量替代治疗和血管活性药物支持治疗。此外，肺动脉置管对于合并急性胆囊炎和急性胰腺炎的危重患者对呼吸衰竭和肾衰竭的处理也是有用的。而进行经食管超声心动图监测对于凝血功能异常和食管静脉曲张患者应列为禁忌。有创监测也有利于术后ICU监测和治疗（如治疗低血容量、脓毒症导致的呼吸衰竭、肾衰竭或肝肾综合征以及凝血病等）。

术中还应进行生化检查（包括血糖、血钙、血细胞比容、PT、PTT、血小板计数、纤维蛋白原、D－二聚体等），当长时间手术、大量失血或怀疑DIC时更为必要。体温监测和保温对于肝病患者也很重要，因为低温可损害凝血功能。

（4）术中输液及输血的管理：术中可输注晶体液、胶体液和血液制品。输注速度要根据尿量、中心静脉压及肺动脉楔压监测来调节。肝硬化患者可并发低血糖症，特别是酒精中毒性肝硬化者术中根据血糖变化输注葡萄糖液。此外肝功能不全患者对枸橼酸代谢能力下降，大量快速输血时易发生枸橼酸中毒，术中应监测钙离子浓度，适当补充氯化钙或葡萄糖酸钙。大量输血还会加重凝血功能的改变，需要加以监测。

5. 术后管理　加强生理功能监测，维持重要器官功能正常；预防感染；静脉营养；保肝治疗，防止术后肝功能衰竭。

（二）经颈静脉肝内门体分流术（TIPS）的麻醉

TIPS 是一种经皮建立肝内门脉循环和体循环连接的手术，常用于治疗终末期肝病。TIPS 可降低门静脉压，减少门脉高压引起的并发症，如静脉曲张破裂出血和顽固性腹腔积液。通过肝内放置可扩张血管支架来实现 PBF 向肝静脉的分流。

虽然大多数患者仅需镇静就可完成 TIPS，但是由于手术时间延长，肝硬化患者腹腔积液所致肺功能障碍和肝肺综合征引发低氧血症在镇静后潜在的呼吸抑制作用，以及误吸的可能，一些医生在择期手术患者倾向于选择全身麻醉。除了麻醉方式的选择外，术前补充足够的血容量也是必需的，特别是在伴有静脉曲张破裂出血的患者。此外接受 TIPS 手术的肝硬化患者常伴有严重凝血功能紊乱而需术前治疗。

TIPS 手术过程中可出现一些并发症，需要麻醉医师干预治疗。在血管穿刺过程中可出现气胸和颈静脉损伤。超声引导下的颈静脉穿刺可降低上述并发症的出现。此外心导管插入过程中可因机械性刺激诱发心律失常。在肝动脉穿刺时由于肝包膜的撕裂或肝外门静脉穿刺可引起大出血，麻醉医师要做好急性、危及生命大出血的急救准备。

（三）肝叶切除术的麻醉

肝叶切除患者的术前准备涉及手术风险评估，主要通过 CTP 分级或终末期肝病模型（MELD）评分来进行。上消化道内镜检查、CT 扫描和（或）MRI 常用于发现食管静脉曲张。严重血小板减少或严重静脉曲张是围术期主要风险因素，因此只有在上述情况处理后方可行手术治疗。若患者存在明显贫血和凝血功能紊乱，术前也应纠正。有关麻醉药物和剂量的选择应当结合患者基础肝功能不全的程度以及肝叶切除所致术后可能存在的肝功能不全的程度来决定。

尽管目前公认术中存在大出血风险，且术中应当严密监测以及建立快速输血通道，但是在肝叶切除术中的整体液体管理仍存在争议。一些医疗中心认为在手术早期应当充分予以液体和血液制品，以增加血管容量，从而对突发性失血起缓冲作用，而其他医疗中心则支持在手术过程中维持较低中心静脉压以最大限度地减少肝固有静脉、肝总静脉以及其他腔静脉的血液丢失，上述血管常常是术中最易出血的部位。此外适度的头低脚高位可降低肝内静脉压，该体位可维持抑或增加心脏前负荷和心输出量，并可降低断裂肝静脉出现空气栓塞的风险。对于术前无肾功能障碍的患者，术中采用后种补液方法对术后肾功能并无明显影响。

尽管肝叶切除患者的术后管理与其他腹部手术患者的术后管理类似，但是仍需注意几个方面的问题。静脉液体中应当补充钠、钾磷酸盐，以避免严重的低磷酸血症并有助于肝脏再生。由于经肝脏代谢药物清除率的降低，术后镇痛药物和剂量的选择非常重要。

（四）胆囊、胆道疾病手术的麻醉

1. 麻醉前准备　具体如下。

（1）术前评估心、肺、肝、肾功能。对并存疾病特别是高血压、冠心病、肺部感染、肝功能损害、糖尿病等应给予全面的内科治疗。

（2）胆囊、胆道疾病多伴有感染，胆道梗阻多有阻塞性黄疸及肝功能损害，麻醉前都要给予消炎、利胆和保肝治疗，术中术后应加强肝肾功能维护，预防肝肾综合征的发生。阻塞性黄疸可导致胆盐、胆固醇代谢异常，维生素 K 吸收障碍，致使维生素 K 参与合成的凝血因子减少，发生出凝血异常，凝血酶原时间延长。麻醉前应给维生素 K 治疗，使凝血酶原时间恢复正常。

（3）阻塞性黄疸的患者，自主神经功能失调，表现为迷走神经张力增高，心动过缓，麻醉手术时更易发生心律失常和低血压，麻醉前应常规给予阿托品。

（4）胆囊、胆道疾病患者常有水、电解质、酸碱平衡紊乱、营养不良、贫血、低蛋白血症等继发性病理生理改变，麻醉前均应作全面纠正。

2. 开腹胆囊、胆道手术的麻醉选择及处理　可选择全身麻醉、硬膜外阻滞或全身麻醉加硬膜外阻滞下进行。硬膜外阻滞可经胸$_{8-9}$或胸$_{9-10}$间隙穿刺，向头侧置管，阻滞平面控制在胸4～12。胆囊、胆道部位迷走神经分布密集，且有膈神经分支参与，在游离胆囊床、胆囊颈和探查胆总管时，可发生胆－心反射和迷走－迷走反射。患者不仅出现牵拉痛，而且可引起心率下降、反射性冠状动脉痉挛、心肌缺血导致心律失常、血压下降。应采取预防措施，如局部内脏神经阻滞，静脉应用哌替啶及阿托品或氟芬合剂等。吗啡、芬太尼可引起胆总管括约肌和十二指肠乳头部痉挛，而促使胆道内压升高，持续15～30min，且不能被阿托品解除，故麻醉前应禁用。阿托品可使胆囊、胆总管括约肌松弛，麻醉前可使用。胆道手术可促使纤维蛋白溶酶活性增强，纤维蛋白溶解而发生异常出血。术中应观察出凝血变化，遇有异常渗血，应及时检查纤维蛋白原、血小板，并给予抗纤溶药物或［凝血］因子Ⅰ处理。

胆管结石分为原发性胆管结石和继发性胆管结石。原发性系指在胆管内形成的结石，主要为胆色素结石或混合性结石。继发性是指结石为胆囊结石排至胆总管者。主要为胆固醇结石。根据结石所在部位分为肝外胆管结石和肝内胆管结石。肝外胆管结石多位于胆总管下端，肝内可广泛分布于两叶肝内胆管。肝外胆管结石以手术为主。围术期抗生素治疗，纠正水、电解质及酸碱平衡紊乱，对黄疸和凝血机制障碍者加用维生素K。

阻塞性黄疸常伴肝损害，全身麻醉应禁用对肝肾有损害的药物，如氟烷、甲氧氟烷、大剂量吗啡等。恩氟烷、异氟烷、七氟烷或地氟烷亦有一过性肝损害的报道。麻醉手术中因凝血因子合成障碍，毛细血管脆性增加，也促使术中渗血增多。但研究表明，不同麻醉方法对肝功能正常与异常患者凝血因子的影响，未见异常变化。

3. 腹腔镜手术的麻醉处理　随着腹腔镜技术的提高，腹腔镜下肝胆胰手术逐渐增多。特别是腹腔镜下胆囊切除术，由于术后疼痛轻、损伤小、恢复快，几乎可取代开腹胆囊切除术，但有5%患者因为炎症粘连解剖结构不清需改为开腹手术。

腹腔镜手术麻醉所遇到的主要问题是人工气腹和特殊体位对患者的生理功能的影响。二氧化碳气腹是目前腹腔镜手术人工气腹的常规方法。

（1）二氧化碳气腹对呼吸循环的影响

1）对呼吸的影响：主要包括呼吸动力学改变、肺循环功能影响以及二氧化碳吸收导致的呼吸性酸中毒等。

通气功能改变：人工气腹造成腹内压升高，引起膈肌上移，可减小胸肺顺应性和功能残气量，同时由于气道压力升高引起通气，血流分布异常。

$PaCO_2$上升：二氧化碳气腹使二氧化碳经过腹膜吸收及胸肺顺应性下降导致肺泡通气量下降均可引起$PaCO_2$升高。$PaCO_2$升高引起酸中毒，对组织器官功能有一定影响，但人工气腹所致$PaCO_2$升高一般可通过增加肺泡通气量消除。

2）对循环功能的影响：主要表现为心排血量下降、高血压、体循环和肺循环血管张力升高，其影响程度与气腹压力高低有关。

（2）术前评估：腹腔镜手术患者的术前评估主要是判断患者对人工气腹的耐受性。一般情况好的患者能够较好地耐受人工气腹和特殊体位变化，而危重患者对于由此而引起的呼吸和循环干扰的耐受能力则比较差。心脏病患者应考虑腹内压增高和体位要求对于血流动力学的影响，一般对缺血性心脏病的影响程度比对充血性或瓣膜性心脏病轻。相对禁忌证包括颅内高压、低血容量、脑室腹腔分流术后等。

（3）麻醉选择：腹腔镜胆囊手术选用气管内插管控制呼吸的全身麻醉最为安全。近年来，谨慎选用喉罩通气，特别是双管喉罩代替气管插管进行气道管理，使全身麻醉苏醒期质量得到提高。麻醉诱导和维持原则与一般全身麻醉相同，可选用静脉、吸入或静吸复合麻醉药物维持麻醉。异丙酚因其快速苏醒，术后不良反应较少，是静脉麻醉药的首选。异氟烷具有扩血管作用，可拮抗气腹引起的外周阻力升高，对腹腔镜胆囊切除术更为有利。应用肌松药控制通气，可改善二氧化碳气腹对呼吸功能的影响，降低 $PaCO_2$ 使其维持在正常范围。麻醉中应用阿片类镇痛药目前仍有争议。原因是阿片类药物可引起 Oddi 括约肌痉挛，继发胆总管内压升高。但是阿片类药物引起的 Oddi 括约肌痉挛发生率很低（<3%），而且这种作用可被纳洛酮拮抗，因此目前并没影响阿片类镇痛药物的应用。

（4）术中监测：术中监测主要包括动脉压、心率、心电图、SpO_2、呼气末 CO_2，对心血管功能不稳定者，术中可监测中心静脉压和肺动脉压。必要时行血气分析，及时发现生理功能紊乱，及时纠正。

（5）术后处理：腹腔镜手术对循环的干扰可持续至术后，因此术后应常规吸氧，加强循环功能监测。此类手术，术后恶心呕吐发生率较高，应积极预防和治疗。

4. 麻醉后注意事项　具体如下。

（1）术后应密切监测，持续鼻管吸氧，直至病情稳定。按时检查血红蛋白、血细胞比容及电解质、动脉血气分析，根据检查结果给予调整治疗。

（2）术后继续保肝、保肾治疗，预防肝肾综合征。

（3）对老年人、肥胖患者及并存气管、肺部疾病者，应防治肺部并发症。

（4）胆总管引流的患者，应计算每日胆汁引流量，注意水、电解质补充及酸碱平衡。

（5）危重患者和感染中毒性休克未脱离危险期者，麻醉后应送术后恢复室或 ICU 进行严密监护治疗，直至脱离危险期。

（五）胰岛素瘤手术的麻醉

胰岛素瘤是因胰腺 B 细胞瘤或增生造成的胰岛素分泌过多，引起以低血糖症为主的一系列临床症状，一般胰岛素瘤体积较小，多为单发无功能性，胰岛素瘤也可能是多发性内分泌腺瘤病（MEN）的一部分。

1. 病理生理　胰岛素瘤以良性腺瘤最为常见，其次为增生，癌和胰岛母细胞瘤少见，位于胰腺外的异位胰岛素瘤发生率不到胰岛素瘤的1%，多见于胃、肝门、十二指肠、胆总管、肠系膜和大网膜等部位。胰岛素瘤也可能是 MEN－1 型的一部分，后者除胰岛素瘤外，尚可伴有垂体肿瘤、甲状旁腺肿瘤或增生。胰岛素瘤的胰岛素分泌不受低血糖抑制。

2. 临床特点　中年男性多见，可有家族史，病情呈进行性加重。其临床表现为低血糖症状（如头晕、眼花、心悸、出汗），此类患者神经精神异常极为常见，甚至出现麻痹性痴呆、中风、昏迷。禁食、运动、劳累、精神刺激等可促进其发作。临床上多有 Whipple 三联征：即空腹发病，发病时血糖低于2.2mmol/L，静脉注射葡萄糖立即见效。空腹血糖常常低于2.8mmol/L。

3. 麻醉前准备　对于术前明确诊断的患者，术前准备主要目的是预防低血糖的发生，可采取下列措施。

（1）内科治疗包括少量多餐和夜间加餐，以减少低血糖症的发生。也可选择二氮嗪、苯妥英钠、生长抑素、糖皮质激素治疗。

（2）术前可用二氮嗪准备，剂量为每日200～600mg，术中可继续使用二氮嗪以减少低血糖发生的可能性。

（3）术前禁食期间，根据患者平时低血糖发作情况，必要时补充葡萄糖，以免发生严重低血糖。但应在手术2～3h 前补充葡萄糖，用量不宜过大，以免影响术中血糖检测结果。

（4）急性低血糖的处理同前，快速补充葡萄糖以控制或缓解低血糖症状。低血糖发作时，轻者可口服适量的葡萄糖水，重者需静脉输注50%葡萄糖液40～100mL，必要时可重复，直至症状得到缓解。

4. 手术麻醉特点　手术切除是胰岛素瘤的根治方法。胰腺位于上腹深部，加之胰岛素瘤较小不易寻找，麻醉方式应能满足手术切除及探查等操作的需要，维持适当的麻醉深度和良好肌松程度。全身麻醉及硬膜外阻滞麻醉均可用于此类患者。肿瘤定位困难或异位肿瘤需行开腹探查者以选择全身麻醉为宜。应选择对血糖影响小的药物，并且在全身麻醉期间注意鉴别低血糖昏迷。对于精神紧张、肥胖、肿瘤多发或定位不明确的患者全身麻醉更为合适。硬膜外阻滞麻醉可满足手术要求，对血糖影响小，保持患者清醒可评价其神志改变，但硬膜外阻滞必须充分，否则可因手术刺激引起反射性血压下降、恶心呕吐，同时应控制麻醉平面，以免造成呼吸抑制、血压下降。

5. 术中血糖监测和管理　胰岛素瘤切除术中应监测血糖变化，其目的是及时发现处理肿瘤时的低血糖和肿瘤切除后的高血糖，以及判断肿瘤是否完全切除。

（1）一般认为肿瘤切除后血糖升高至术前 2 倍或切除后 1h 内上升至 5.6mmol/L，即可认为完全切除。

（2）肿瘤切除后 1h 内血糖无明显升高者，应怀疑有残留肿瘤组织存在，应进一步探查切除残留的肿瘤组织。

（3）术中应避免外源性葡萄糖引起的血糖波动，以免不能准确反映肿瘤切除与否。

（4）为防止低血糖的发生，术中应间断测定血糖水平，根据测定结果输注少量葡萄糖，应维持血糖在 3.3mmol/L 以上，肿瘤切除后如出现高血糖，可使用小量胰岛素控制。

（5）保持足够的通气量，维持正常的 PaO_2 和 $PaCO_2$，避免过度通气出现继发性脑血流减少，减轻因低血糖造成的脑组织缺氧性损害。

（六）急性坏死性胰腺炎手术的麻醉

循环呼吸功能稳定者，可选用连续硬膜外阻滞。已发生休克经综合治疗无效者，应选择全身麻醉。麻醉中应针对病理生理特点进行处理：①因呕吐、肠麻痹、出血、体液外渗往往并存严重血容量不足，水、电解质紊乱，应加以纠正；②胰腺酶可将脂肪分解成脂肪酸，与血中钙离子起皂化作用，因此患者可发生低钙血症，需加以治疗；③胰腺在缺血、缺氧情况下可分泌心肌抑制因子（如低分子肽类物质），抑制心肌收缩力，甚至发生循环衰竭，应注意防治；④胰腺炎继发腹膜炎，致使大量蛋白液渗入腹腔，不仅影响膈肌活动，且使血浆渗透压降低、容易诱发肺间质水肿，呼吸功能减退，甚至发生急性呼吸窘迫综合征（ARDS）。麻醉中应在血流动力学指标监测下，输入血浆代用品、血浆和全血以恢复有效循环血量，纠正电解质紊乱及低钙血症，同时给予激素和抗生素治疗。此外，应注意呼吸管理，维护肝功能，防治 ARDS 和肾功能不全。

（王加佳）

参考文献

[1] 杨爱民．眼科全身麻醉实施的浅议．民营科技，2016（7）：28.
[2] 孙增勤．实用麻醉手册．第6版．北京：人民军医出版社，2016.
[3] 卿恩明，赵晓琴．胸心血管手术麻醉分册．北京：北京大学医学出版社，2011.
[4] 邓小明，姚尚龙，于布为，等．现代麻醉学．北京：人民卫生出版社，2014.
[5] 郭曲练．普外科及泌尿外科手术麻醉．北京：人民卫生出版社，2011.
[6] 吴新民．产科麻醉．北京：人民卫生出版社，2012.
[7] 古妙宁．妇产科手术麻醉．北京：人民卫生出版社，2014.
[8] 田玉科．小儿麻醉．北京：人民卫生出版社，2013.
[9] 傅志俭．疼痛诊疗技术．北京：人民卫生出版社，2014.
[10] 张友干，谢顶仁．癌痛麻醉药品使用手册．北京：人民军医出版社，2011.
[11] 高崇荣，樊碧发，卢振和．神经病理性疼痛学．北京：人民卫生出版社，2013.
[12] 李德爱．临床疼痛药物治疗学．北京：人民卫生出版社，2015.
[13] 韩济发，樊碧发．疼痛学．北京：北京大学医学出版社，2012.
[14] 吴新民．麻醉学高级教程．北京：人民军医出版社，2015.
[15] 张欢．临床麻醉病例精粹．第2版．北京：北京大学医学出版社，2014.
[16] 杭燕南．当代麻醉学．第2版．上海：上海兴界图书出版社，2011.
[17] 刘进．麻醉学临床病案分析．北京：人民卫生出版社，2014.
[18] 北京协和医院．麻醉科诊疗常规．北京：人民卫生出版社，2012.
[19] 黄宇光．北京协和医院麻醉科诊疗常规．北京：人民卫生出版社，2012.
[20] 郑宏．整合临床麻醉学．北京：人民卫生出版社，2015.
[21] 韩晓玲．神经外科手术麻醉的研究进展．继续医学教育，2016，30（1）.
[22] 房晓．浅谈麻醉药物的管理和使用．中国现代药物应用，2016，10（8）.
[23] 邹萍坤．全身麻醉患者的麻醉复苏期临床观察与特殊护理体会．航空航天医学杂志，2015，26（12）.
[24] 王森．唇腭裂手术麻醉．北京：人民军医出版社，2015.